本书受森林对PM$_{2.5}$等颗粒物的调控功能与技术研究(201304301)资助出版

森林疗养漫谈
FOREST THERAPY

南海龙　刘立军　王小平
周彩贤　马　红　等　　☒编著

中国林业出版社

图书在版编目(CIP)数据

森林疗养漫谈 / 南海龙等编著.
-- 北京 : 中国林业出版社, 2016.10 (2021.3重印)
ISBN 978-7-5038-8731-4

Ⅰ. ①森… Ⅱ. ①南… Ⅲ. ①疗养林－疗养学 Ⅳ. ①R49

中国版本图书馆CIP数据核字(2016)第229503号

责任编辑　何　蕊　刘香瑞

出版发行　中国林业出版社
　　　　　(100009 北京西城区德内大街刘海胡同 7 号)
邮　　箱　luckyhr@163.com
电　　话　(010) 83143580
印　　刷　河北京平诚乾印刷有限公司
版　　次　2016 年 10 月第 1 版
印　　次　2021 年 3 月第 2 次
开　　本　889mm×1194mm　1/16
印　　张　18.25
字　　数　280 千字
定　　价　80.00 元

改革开放三十多年来，我国经济社会快速发展，国民的生活水平不断提高，生活、学习和工作的条件不断改善。然而，伴随着经济高速发展，环境问题和生活压力随之而来，越来越多的人处于亚健康状态。另一方面，中国已经进入老龄化社会，截至 2015 年，60 岁以上老年人口达到 2.2 亿，占总人口的 16.1%。全国卫生总费用突破 4 万亿元。健康管理和养老问题已成为国家和个人最为关注的话题。

森林作为陆地生态系统的主体，具有巨大的健康管理空间和健康产品开发潜力。利用森林"力量"，追求健康生活古已有之，国人有"宁栖野树林"的情怀，海外则有奥尔梅克文明起源于密林深处的传说，这些都体现着人类利用森林改善身心健康和寻找心灵栖息地的诉求。随着科学研究的深入，林学、心理学和医学在健康管理领域交叉在一起，形成了森林医学。"森林疗养"作为一种新理念在德国、日本和韩国等发达国家逐渐发展起来，借助自然环境开展健康管理和拓展养老空间的做法逐步被认可并得到推广。

"十二五"期末，我国森林面积已占国土面积的 21.63%，我国森林资源种类丰富，地形和气候各有特点，森林的生态服务功能潜力巨大。引进"森林疗养"概念，探索我国森林疗养的方法和路径，提升森林的服务功能，既能增加林区就业岗位、提高居民收入、促进林业

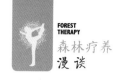

行业转型升级，为国有林区、林场改革探索一条新路径，更重要的是，它还能为国民的健康管理和养老服务探索出一条新的实践途径，实现生态环境全民共建，生态产品全民共享的发展目标。

　　森林疗养理念引入我国之后，短短几年时间，在全国各地掀起了森林疗养热潮。北京、四川、湖南等省市都在积极探索开展森林疗养的方法和路径，围绕森林医学而产生的新名词、新概念也不断涌现。以实践研究为基础，向公众推广科学的森林疗养概念和方法，已成为一项迫在眉睫的任务。北京市园林绿化局组织编写了《森林疗养漫谈》一书，阐述了森林疗养相关概念和理论，介绍了国内外先进实践经验和发展前景，同时重点针对公众的兴趣点和疑虑做出了回应，深入浅出、娓娓道来，具有较强的知识性和可读性。此外，本书还囊括了作者亲身策划的森林疗养活动案例，极具独创性和实践参考价值。作为国内第一部森林疗养专著，不仅可以帮助读者增加森林疗养相关知识，相信对读者自主开展健康管理也大有裨益。

　　目前，北京市已经完成了首届森林疗养师的集中培训和执业资格考试，国内第一个森林疗养基地——北京松山森林疗养基地的认证示范工作也在进行中。相信在社会各界的共同关注和努力下，森林疗养的研究会更深入，业态会更完备、行业发展会更规范，这一切将促进我国森林资源的保护和增加。希望以《森林疗养漫谈》出版为契机，营造全社会共同探索和实践森林疗养的良好氛围，激发国民投身森林资源保护与植树造林的热情。

　　　　　　　　　　全国绿化委员会副主任

　　　　　　　　　　中国林学会理事长

　　　　　　　　　　2016 年 10 月 10 日

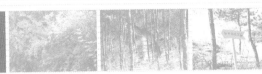

"厕所快没纸了，众筹出本书吧"，这是森林疗养微信公众号每篇推文之后我们的一句笑谈。经过一年的努力，我们真的"攒"了一本书。按照我同事一年前的建议，书名就叫《森林疗养漫谈》，这会是怎样一本书呢？

这本书将是"国内森林疗养的第一手资料"。此前我们翻译出版的《森林医学》，在国内掀起了森林疗养热潮。不过《森林医学》偏重于基础研究，很多读者看了之后直言"头痛"，对于如何开展森林疗养还是一头雾水。对于《森林疗养漫谈》，我觉得"第一手资料"的定位是比较准确的。首先，本书内容立足于工作思考，有从国内外收集的资料、有我们自己的分析研判，也有工作经验分享。书中不只有研究，更多的是实践。其次，本书确实是不权威的"资料"，文中的是非对错还请读者自己判断。细心的读者也许能够发现，有些内容前后有些出入，这反映了作者对森林疗养认识的不断深入。

这本书将体现出"集体思考的魅力"。森林疗养微信公众号开办以来，截至2016年8月11日，我们共发出了307篇推文。北京林业大学程小琴老师对其中内容进行整理、筛选和分类，收集了200多篇有价值的文章。这些文章大部分是树先生写的，文章虽由是一个人整理，但是智慧来源于树先生所在的团队。除此之外，本书还收录了李道兴、吴建平、龚梦柯、张亚京等作者的文章，我们在书中每篇文章都特意保留了原作者的署名。

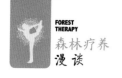

《森林疗养漫谈》出版后，我们探索的脚步不会停歇，也许明年的这个时候，我们还会推出《森林疗养漫谈Ⅱ》。欢迎喜欢森林疗养的你，一起加入我们的行列，尽早实现全社会"关心健康，关注森林疗养"的愿景。

作者

2016 年 8 月

目 录

Contents

1

森林疗养到底是什么

森林疗养是什么？一直到今天，仍有许多研究学者对其外延、内涵进行着界定与探索。而明确森林疗养、森林康养、森林浴等概念的异同，对其后期深入研究与推广都具有重要意义。

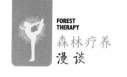
1.1 森林疗养的"前世今生"

树先生

森林疗养源于 kneipp 疗法

日本的森林疗养源于德国。在日本，上原严最初引进森林疗养时，主要参考了德国的 Kneipp 疗法。Kneipp 疗法是以 Sebastian Kneipp 神父名字命名的，Kneipp 神父是自然保健先驱，他在 19 世纪对自然疗法进行了全面革新，为我们留下了全新的治疗理念，这种理念主要适用于预防保健和慢性病症治疗。

kneipp 疗法最初以水疗为主

最初，偶尔在森林中散步，只是 Kneipp 疗法的一部分。在第一次工业革命之后，森林疗养才逐渐作为 Kneipp 疗法的主要部分，在欧洲国家推广开来。其实在欧洲，Kneipp 神父被誉为水疗之父。据说 Kneipp 在年轻时染上了不治之症，连医生都放弃了对他的治疗。Kneipp 坚持每周三次冷水浴，后来竟恢复了健康。再后来，Kneipp 依靠自己的一系列理论，在一场瘟疫中治愈了很多人。从此，他名声大噪，慕名而来的人越来越多。现如今，Kneipp 疗法已被德国的医生广泛使用，并被纳入了医疗保险支付范围。

"墙里开花墙外香"

20 世纪 90 年代，上原严将森林疗养的理念引入日本，并开展了大量研究和实践。到 2004 年，这种独自研究状况出现了转机。日本林野厅注意到了上原严的研究成果，想把森林疗养理念作为森林多功能利用的理论依据，于是主导成立了森林疗养研究会。日本国土绿化推进机构的副理事长秋山智英出任森林疗养研究会的会长。秋山智英本人就是全民森林浴的提倡者，他有意将森林疗养作为森林浴的有效延伸。日本森林综合研究所、日本医科大学等很多机构的研究者都踊跃参与了进来，针对森林治愈效果，从心理和生理方面进行了一系列研究，并取得了突破性成果。哈佛大学毕业的李卿博士，就是在这个时候，加入森林疗养证实研究团队的。

森林疗养在中国

国家林业局国际合作中心刘立军主任是"日本通"，同时也是林业国际合作的前辈，热衷于引进国际新理念。2009 年，他从日本带回了一本叫《森林医学》的书。北京市林业碳汇工作办公室原主任王小平先生看到这本书后，敏锐地认识到森林疗养是林业发展的新方向，迅速组织人力把《森林医学》翻译成中文。我们最初接触森林疗养就是从这本书开始的。2010年到2015年这五年间，我们办公室邀请国外专家开展了多次培训，也数次"走出去"实地考察，在森林疗养基地建设、认证和运营管理，森林疗养师培训和考核，森林疗养证实研究成果梳理等方面，都做了充足的准备，下一阶段，只需要你和我们一起去实践了。

1.2　千人千面的森林疗养

树先生

森林疗养的应用范围非常广泛，从婴儿到老人，从正常人健康管理到疾患人群康复治疗，从精神障碍到躯体障碍，森林疗养都能够适用。也许是因为这个原因，每个人心中的"森林疗养"是不一样的，不同机构主导的"森林疗养"体系会有明显的不同。在日本山梨县，人们对森林疗养的理解是这样的：

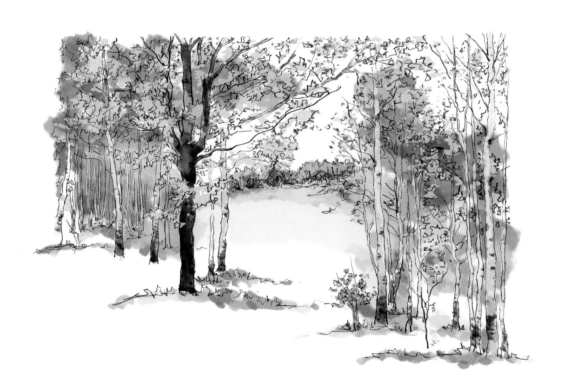

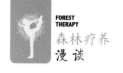
森林疗养的适用对象

从病征的角度考虑，森林疗养适用于"日常疲劳和压力的缓解""身体状况欠佳和预防生活习惯病""心血管、呼吸系统、神经系统、消化功能障碍、失眠、躯体障碍等疾病的康复"。另外，森林疗养对精神世界的治疗效果被广泛认可，"更年期等统合失调症、人格障碍、抑郁症、自闭症、虐待或突发打击的后遗症等"也适用于森林疗养。

森林疗养的层次

根据访客的目的和身心状况，山梨县政府把森林疗养区分为休养、保养和疗养三个层面（表 1-1）。但日语语境所说的休养、保养和疗养，与汉语语境的词义有一定差距，山梨县政府把缓解日常疲劳、消除精神紧张称之为休养；把轻度身体异样的恢复、预防生活习惯病称之为保养；而把治疗疾病称之为疗养。

表 1-1　山梨县森林疗养

层次	森林疗养活动	指导者
休养	在森林中散步	不需要
	在森林公园中享受森林浴	不需要
	向导带领下的森林漫步	森林向导
	参加森林公园主办的自然体验教育	自然讲解员
	向导带领下的森林漫步	森林向导
保养	参加疗养效果被证实的森林疗养课程	森林疗养师
	参加医生主持的森林健康面谈	医生
疗养	在医生指导下的森林活动	医生、森林疗养师

1.3　说说森林疗养的"近亲"

树先生

在德国巴伐利亚州南部的高原地带，有一座叫巴登·威利斯赫恩的小城。从州府慕尼黑出发，坐火车只需一个小时就能到达。小镇人口只有 1.5 万，每年要接待超过 7 万客人。巴登·威利斯赫恩是科耐普疗法的发祥地，对于相关从业人员来说，巴登·威利斯赫恩就是心中圣地麦加。

科耐普疗法是自然疗法的一种，国内关于科耐普疗法的介绍并不多。这种疗法是 19 世纪科耐普神父（1821—1897）提出来的，使用科耐普疗法是非常明确的医疗行为，目前已经能够适用于健康保险。德国有专门从事科耐普疗法的医生和疗养师，他们获得相关资质是需要通过国家资格考试的。德国国内有 64 所科耐普疗法基地。在这些基地中，森林漫步作为一种治疗课程而存在。实际上，科耐普疗法是由水疗法、植物疗法、运动疗法、食物疗法和调和疗法五个部分组成。

（1）水疗法。水疗法是科耐普疗法这棵大树的主干，要做全身浴、半身浴和脚部浴。让身体交替接触冷水和温水，通过水温和水压的刺激，改善心脏和血液循环机能，增强抵抗力。

（2）植物疗法。植物疗法主要是将香料或草药作为入浴剂使用。除此之外，也通过饮用、食用和涂抹等方法，让植物的有效成分缓慢被身体各部分吸收。另外，这种植物疗法也有芳香效应，可以刺激神经系统。

（3）食物疗法。食物疗法只是提供简单的、营养和能量平衡的饭菜。这看起来是理所应当的，但是很多人并不能遵守，因此食物疗法才变得重要。食物疗法不是吃一些稀有的食材，而是以当地当季的食材为主。随着人们年龄增加，新陈代谢速度会下降，食物疗法会根据人的年龄做不同调整。

（4）调和疗法。调和疗法听起来很难，其实让患者过上稳定节奏的生活即可，在规律的生活中，让精神和身体得到调整。科耐普疗法强调的就是精神和身体的调和，不希望哪方面特别好或特别坏，身心平衡就是健康。

（5）运动疗法。对于运动疗法，科耐普疗法强调"快乐地持续运动"。在巴登镇的科耐普疗法菜单中，有每天 2 小时森林漫步这种课程。并且当地修建了专门用于森林漫步的步道，也有很多愿意做森林向导的人。森林漫步步道是用碎木屑铺设而成的，可以光着脚走，途中还有一些涉水环节。但是科耐普疗法中的运动并不只是森林漫步，还有很多运动方式，运动地点也不只是在森林。但是森林漫步不仅有运动作用，漫步过程中还可以重新发现自己，让精神趋于稳定。

所以，如果把科耐普疗法作为森林疗养的源头，也许并无不妥。但是将科耐普疗法和森林疗养等同来看，那恐怕是存在误解了。在森林疗养体系中，除了森林漫步之外，还有芳香疗法、作业疗法、森林体操、森林呼

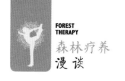

吸法、心理疏导等环节。因此，作为自然疗法，森林疗养和科耐普疗法是并列存在的。

1.4 图解森林疗养

树先生

森林疗养是利用特定森林环境和林产品，在森林中开展森林休息、森林散步等活动，实现增进身心健康、预防和治疗疾病目标的替代治疗方法。

它有三个基本要素（图1-1）

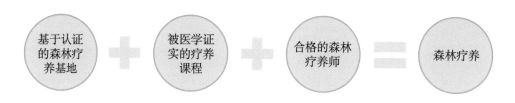

图1-1 森林疗养基本要素

它包含四个层次的内涵（图1-2）：

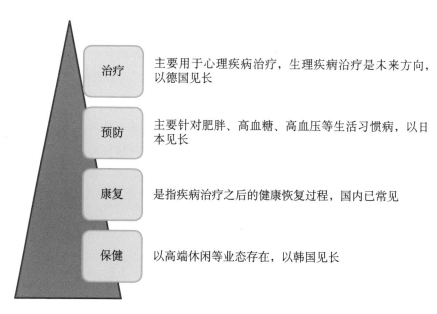

图1-2 森林疗养内涵

它包括七种形式的森林活动（图 1-3）：

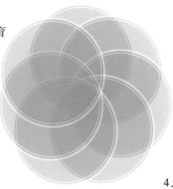

1．以森林浴为代表的游憩疗法

2．以体验森林经营、木工制作和园艺制作为代表的劳动疗法

7．通过在森林中实施教育活动，改善孩子厌学状况

3．利用森林中特有地形和自然条件的气候疗法

6．森林中的拓展训练，通过林中的集体活动，以同伴间相互影响的方式，实现个人成长

5．以科学搭配本地食材代表的食物疗法，主张药食同源的中医应发挥重要作用

4．利用从森林中提取精油的芳香疗法

图 1-3　森林疗养包括的森林活动

1.5　森林疗养和森林浴有什么不同

树先生

森林疗养在日本和德国称之为森林疗法，在韩国称之为森林休养，在我国台湾地区称之为森林调养。称谓虽有区别，但本质相同，其基本含义是"利用特定森林环境和林产品，在森林中开展森林休息、森林散步等活动，实现增进身心健康、预防和治疗疾病目标的替代治疗方法"。森林疗养是在森林浴基础上提出来的，是森林浴的进一步发展。不同的是森林疗养需要对森林环境进行认证，疗养课程需要得到医学证实，一般需要森林疗养师现场指导。对森林环境进行认证是为了确保疗养环境的有效性；疗养课程是为了解决在什么样的森林中、开展什么样的活动、对身体有什么影响的问题；森林疗养师的职责是确保森林疗养的科学性、安全性和趣味性。

目前，与健康有关的话题包含健康生活方式、保健和治疗三个层面，而

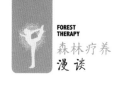
森林疗养正是介于保健和治疗两个层面的过度区域。

森林疗养的治疗属性主要集中在心理疾病领域。认知障碍、自闭症等心理疾病患者长期或定期进行森林疗养，其精神和情感表现为安定化，恐慌行为减少，交流行为增加。日本称这类森林疗养为"疗育"，欧美和日本均有大量疗育效果的证实报告。此外，森林疗养对治疗部分生理疾病也具有重要意义，早在100年前，德国通过森林疗养来治疗肺结核。随着证实研究的进一步发展，森林疗养对肿瘤等疾病的治疗机理也有望得到解明。

森林疗养的预防属性主要针对生活习惯病。生活习惯病是在城市紧张生活中，由不良生活习惯所造成的亚健康状态，包括肥胖、高血糖、高血压、过敏、头痛、抑郁、男性勃起功能障碍等。据调查，北京地区平均每10个成人中，就有5个人受生活习惯病困扰。生活习惯病大多因为压力而产生，由心理问题传导为生理病态，而森林疗养可以有效调节生活压力，因此预防生活习惯病效果显著。日本相关研究表明，每月进行三天两夜的森林疗养，可以有效地预防生活习惯病。

森林疗养的康复属性是指疾病治疗之后的健康恢复过程。人与森林有一种天然亲和感，森林里的溪流和植物光合作用可释放大量负氧离子，为病人提供了符合康复要求的身心环境。近年森林康复机构在各地不断兴起，2010年，第一个模拟原始森林环境的"室内森林环境康复中心"在上海现身；2014年，北京协和医院在大兴安岭建设了第一家森林康复医院，森林疗养有望为病人康复带来春天。

森林疗养的保健属性以高端休闲业态存在。政府、公众和研究机构都非常关注森林保健功能，研究表明，森林中高浓度的负氧离子可起到调节中枢神经、降低血压、促进内分泌功能等作用，而植物芬多精则可杀死细菌和真菌，增加自然杀伤细胞活性，提高人体免疫力。现阶段，公众对森林保健功能已有一定认识，养老产业与森林疗养相结合的实践项目也取得了显著成效，随着对森林保健功能研究的不断深入，森林疗养的保健属性将得到充分开发和利用。

1.6　森林疗养与森林康养之争

树先生

在不到一年时间里，四川省"森林疗养"工作突飞猛进，大有后来居上的趋势。但是这项工作不叫"森林疗养"，而被称之为"森林康养"。森林康养工作由四川省林业厅两位厅长亲自挂帅，相关工作得到了省委书记王东明的批示，"森林康养发展规划"也成为四川省"十三五"发展专项规划之一。国家林业局在制定"十三五"发展规划时，也借鉴了森林康养的概念。说实话，这样一系列成就，让我们倍感"羡慕嫉妒恨"。那么，森林疗养和森林康养有什么区别？相关工作叫"森林疗养"好，还是叫"森林康养"好呢？2015年11月24日，国家林业局召集北京和四川相关工作负责人，专门开了一次讨论会。

（1）概念范畴不一样。我们对森林疗养的定义是，"利用森林开展预防、保健和康复等健康管理"。中国管理科学院孙抱朴先生对森林康养的定义是，"依托森林生态资源，开展森林游憩、度假、疗养、养老等活动"。由此可见，森林康养的范畴更大，包含森林疗养。但是人们不难发现，除了森林疗养之外，森林游憩、度假等内容并无新意，森林疗养是森林康养这个概念的源头和核心。

（2）时间可以检验一切。工作需要一个名字，现在就判定哪一个称谓更有利于推动工作还为时尚早，也许时间是检验一切的好办法。如果你想推广相关工作，我们建议你从四个方面考虑称谓问题。第一是从业态角度，如果想把森林旅游等内容用一个概念来打包，森林康养可以是一个选项；如果想突出森林的预防保健工作，最好使用森林疗养。第二是从传承角度，任何新事物都会经历从科研到科普，从示范到推广的过程。如果在推广过程中更换了概念，这对公众来说是一种欺骗，也势必造成混乱。第三是公众接受程度，如果你用百度分别搜索，"森林疗养"有2540000条记录，"森林康养"有246000条记录，前者是后者的10倍。第四是未来发展方向，德国的森林疗养适用于医疗保险，这也是国内森林疗养的发展目标之一，如果与游憩等相关内容打包，这个目标会变得渺茫。

当然，这只是我们的一家之言，公众的意见对行业决策者更为重要。

1.7 森林疗养与康养的异同点

森林

森林疗养与森林康养有相同之处，但是森林康养的说法是国人发明的，而且迎合了目前我们国家的现状。党的十八届五中全会提出了"健康中国"

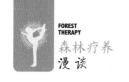

的口号，与之不谋而合，无论内容如何，也不管这是否是一种政治需要或者炒作，似乎都会博得从政人员的厚爱，但是我们需要从大局出发，正确理解和解释森林康养。

就森林疗养与森林康养不同点而言，我认为，首先森林疗养它是一种理念，而森林康养只是一种概念，两者虽然相近，但也有很大的不同，不同点在于：理念着重于思想、意识形态，概念一般指本质属性，是一种物质的存在。我们是语言学家也不是哲学家，对此也不想做过多的研究。我们的粗浅认识就是理念是一种精神，是灵魂，也是一项事业的核心和基本；概念是一种表象，是灵魂的附体，而又产生了一些变化，是一种引申和外延，由此也可以看出二者的境界是不同的。其次是二者的性质和目的不完全相同，森林疗养以森林医疗为主，主要目的是针对疾病的预防，压力的缓解，病体的康复。而森林康养以娱乐为主，目的是休闲、养生、游憩、休养、休假，当然这也是关系到了人体的健康，但是二者的靶向目的是有区别的。三是对象群体不完全相同，森林疗养的对象群体是亚健康人群、老年人和病体康复群体，而森林康养适合所有群体。四是设施设备不完全相同，在森林疗养基地以步道和人的休息场所为主要形式，步道设计精细，事前检测、事后对比检测，同时辅助有其他定向的疗养方式，如温泉、瑜伽、餐饮等，而森林康养则可以包罗万象。五是根本性的区别，森林疗养是以森林医学为出发点和落脚点，必须以医学为基准，以实验数据为依据；而森林康养则不需要医学的佐证和数据。还有就是目前还没有人确定它的英文称谓是什么。以上是我们现阶段对森林疗养和森林康养的理解和认识。

有人这样形容森林康养的概念：以丰富多彩的森林景观、沁人心脾的森林空气环境、安全生态有机的森林食品、内涵浓郁的生态文化等为主要资源和依托，辅助相应的养生休闲及医疗、康体服务设施，开展以修身养性、调适机能、延缓生命衰老为目的的系列经常性健康行为方式与活动的统称。具体包括：森林游憩、度假、保健、养老等。有人这样定义它：森林康养是人类在森林内的一种经常性的健康养生状态和行为。

由此可以看出，森林疗养与森林康养的异同之处。只要是人类在森林中的相关活动基本上都涵盖了康养的范畴，而以医疗为目的的成分只是其中的一部分。所以有人说，在一个森林康养基地里可以有若干个疗养基地。大的范畴比较好理解，因为目前很多的诸如度假村大都雷同，只是在里面加入了森林疗养的成分，使之有了更吸引人眼球的新意。

1.8　一张图帮你厘清方向

树先生

林业、旅游和医疗卫生三个领域存在交集，由此产生了众多概念，让公众眼花缭乱。今天我们用一张图（图1-4），来说明这些概念的所属范畴。

（1）林业和旅游之间的交集，被称为森林旅游，这一点应该不会存在争议。

（2）旅游和医疗卫生之间的交集，被称为康养。国家旅游局已经发布

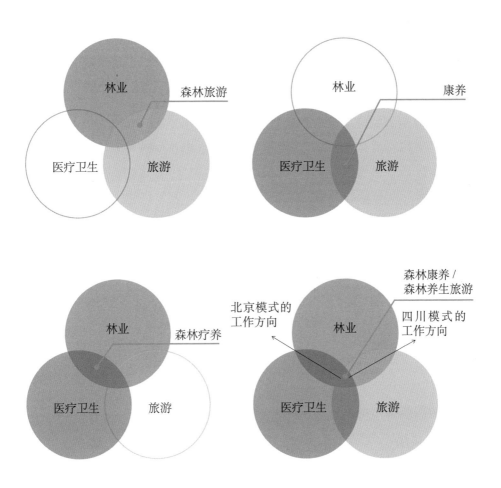

图1-4　有关森林疗养的概念范畴

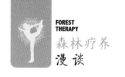

了一系列国家"康养"技术规程,"康养"这一概念已经得到了业界的广泛认可。

(3)林业和医疗卫生之间的交集,被称为森林疗养。国外主要发达国家都是这样定义的,考虑到国际交流问题,我们也需要这样定义。

(4)林业、旅游和医疗卫生三者之间的交集,应该叫什么呢?从上述被认可的概念来推论,称之为"森林康养"或"森林养生旅游"比较合适。

所以,正确含义的"森林康养"是包含在森林疗养范畴之内的。从四川玉屏山的业态来看,经营者是从森林旅游出发,以"森林康养"为工作目标。而北京模式是从森林养生旅游为起点,以"森林疗养"为工作目标,重点关注森林和医疗卫生的关系。这两种模式代表两个不同方向,不存在孰优孰劣的问题。

1.9　森林疗养与自然教育的异同

蒲公英

从日韩两国的经验来看,森林疗养工作受限于森林体验和森林教育的发展水平,从体验到疗养是一个渐进过程。北京市首届森林疗养师培训班的学员,大多数具有自然教育工作背景,在接触森林疗养之初,就想弄清楚两者之间的异同。以下是蒲公英先生的观点:

二者均强调五感体验。视觉、听觉、触觉、嗅觉、味觉作为传统认可的五种感知方式,通过"体验于外,感受于内"传递链接个体与环境的互动。

二者均需与环境建立联结。协助受众主体与自然建立联系,让环境在这种联系中自然地发挥作用。让受众群体自己去体验感受,获得体验感官反馈。

二者均使用辅助手段。森林疗养通过各种疗法进行感官体验并时效化,自然教育通过艺术创作进行体验。森林疗养需要适当改造干预环境状态,自然教育需要最大程度减少干预环境。

体验的终极目的不同。森林疗养是体验并呈现疗效,自然教育是体验并付诸行动。

体验内容的设计原则不同。森林疗养倾向舒缓,自然教育倾向激发。森林疗养强调身体需求,自然教育强调环境需要。

体验的靶向群体不同。森林疗养是亚健康特殊靶向群体,为了自己。自然教育是全员化，为了自然。

体验主体角色定位不同。森林疗养中人与环境之间是平等的，自然教育中人与环境之间是从属的。

对实施环境的要求不同。森林疗养要求特定环境，自然教育仅需一般环境。森林疗养需要特定时间，自然教育随时随地。

2 森林疗养需要什么

随着森林疗养不断普及与推广，国内疗养基地的建设也如火如荼地进行着。通过对国内外优秀案例的积累分析，我们总结了一系列森林疗养所需元素，以供参考。但未来如何打造一个更加高品质、高水平的森林疗养基地，仍需要我们不断地探索。

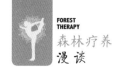

2.1 发展森林疗养，你需要做哪些工作

树先生

我们一直想把国内外森林疗养的经验汇集在一起，为大家所用。资料整理久了，渐渐发现，国外能借鉴的东西越来越少，而国内的宝库越挖越多。比如"森林疗养"这个词，最初开展森林疗养工作之时，我们是翻译为"森林疗法"的，后来在国家林业局对外合作项目中心刘立军主任的坚持下，才改称"森林疗养"。但森林疗养这个词，却不是我们的独创。资料显示，江苏省江阴市的园林绿化部门，同期也提出了发展森林疗养，相关资料发表《中国林业》上。结合这篇资料，我们将发展森林疗养需要做的基础工作，呈现给诸位。

（1）掌握本地森林疗养资源的特性。掌握本地的森林疗养资源，要根据生物学原理，进行适当调查和监测。比如，在拟开展森林疗养的场所，芬多精和负氧离子什么时间段分泌得多？什么时间段有最适合疗养的温湿度？科学地确定这些时间，才能充分利用森林资源进行疗养，并获得最佳疗养效果。另外，森林中树木组成非常多样，林分类型很多，不同树种会释放哪些分泌物？不同林分类型对人体有哪些好处？这都需要进行简单监测。总之，对森林疗养资源特性掌握得越全面，森林疗养活动就能安排得越丰富，制订疗养方案也越具有针对性。

（2）与医疗保健部门建立合作关系。森林疗养适用症，主要包括神经系统、免疫系统和内分泌系统的疾病。森林疗养对呼吸系统的疾病（支气管类、气喘病、肺结核）也有明显作用，但某些时间段的某些森林，会加重呼吸系统疾病。无论是神经、免疫、内分泌还是呼吸，没有专业人士的介入，很难有理想的疗养效果。国外一般是在医疗保健部门推荐下，患者才会去尝试森林疗养，接受森林疗养师的指导，在规定的场所、规定的时间，用规定的方法进行活动。之前我们也提起过，疗养之前要进行体检，并建立疗养档案，这些工作也需要医疗保健部门的参与。

2.2 做好森林疗养，需要三个多样性

树先生

在林场和自然保护区之中，很多单位的经营者打算引入森林疗养。有些

经营者不了解森林疗养要求，导致工作无处下手。其实做好森林疗养，需要具备三个多样性。

（1）第一是要有多样的森林环境。丰富的植被、水系、历史和文化遗存等资源，是开展森林疗养的基础条件。只有森林环境足够多样，才能具备丰富的疗养资源，这是确保疗养效果的重要前提。比如，森林漫步这类课程需要步道中设定一些目标，或是一片漂亮的白桦，或是一棵巨大的树，总要有一些不平淡的资源，能刺激体验者的生理和心理状态发生改变。当然，森林疗养基地是需要严格认证的，早期日本森林疗养基地的认证标准并不高，一般只要申请就给予认证。但现在发现存在很大问题，对现有森林疗养基地进行再认证的呼声很高。

（2）第二是要有多样的课程。这里所说的课程，实际上就是为体验者安排的疗养活动。一般不同的人群有不同的需求，年轻女性或许关心高质量放松；中年男性或许想改善身体的亚健康状态；处于更年期的人或许更想摆脱失眠和焦虑状态。应对不同的需求，需要设计和准备不同的课程。最终反映在体验者身上的，应该是个性化的服务，这也是森林疗养的魅力之所在。

（3）第三是要有多样的人才。一方面，多样的课程需要多样的森林疗养师。森林疗养涉及心理疏导、芳香疗法、瑜伽、作业疗法、森田疗法等很多课程，森林疗养师很难同时精通这么多门课程；另一方面，森林疗养基地作为一个完整的实体，运营管理也需要多样的人才，需要有擅长做市场的人，也需要擅长酒店管理的人。

2.3　森林疗养需要哪些设施

树先生

森林疗养为公众提供的是一种健康管理服务，完成这种服务需要有专业人士指导，也需要依靠一些必要设施。刚接触森林疗养的经营者，往往只关心森林疗养基地应该怎么建设。实际上，决定森林疗养服务质量的关键因素是人，是作为森林疗养师的人。我们建议经营者在关注硬件建设的同时，更多关注人才培养和森林疗养课程编制等软件建设。说起森林疗养基地建设，这是一项系统工程，用一两篇文章很难说清楚。今天，我们只是从森林疗养师策划课程角度出发，简单梳理了实施一次森林疗养课程，大致需要哪些设施。

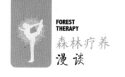
　　来到森林之前，大部分体验者会做充足准备，有些人甚至会准备两个包。其实我们希望体验者能够放下负重，全身心地感受森林，所以入口处需要设置自动行李寄放设施。另外，为了方便森林疗养师向体验者介绍疗养课程，入口处还应该设置必要的标志。

　　在健康面谈环节，体验者和森林疗养师需要做深入沟通，外部环境应该满足让双方都静下心来这一基本要求。面谈不一定要在室内，但一定注意空间的私密性，桌椅等辅助设施要足够舒适，最好能够提供饮品。

　　进入森林之后，首先要通过伸展运动来调整身心状态。一位森林疗养师外加助手，最多能够同时服务八名体验者，所以在入口内侧需要设置能够容纳十人同时做运动的小广场。

　　步道是森林疗养的主要设施，通过步道串起森林中最佳的疗养资源。步道路面以软质铺装为主，要创造出多种质感，给光脚的体验者带来不同物理刺激。考虑老弱病残体验者需求，必要路段步道两侧需要加装扶手。当然，步道的宽度、长度和坡度还要满足运动疗法的基本要求。

　　北方大部分森林较为干旱，为了创造出雨后森林的清新感，可以考虑枝条浴或雾化设施。枝条浴是用人工方法，让水柱喷到树枝上，引起水花四溅，可以增加空气中的负氧离子和芬多精浓度。雾化设施可以增加负氧离子浓度，但未见报道能够增加芬多精浓度。

　　在森林冥想、森林瑜伽和身体扫描环节，实木平台最受体验者欢迎。在平台附近需要设计物品寄存设施，方便森林疗养师拿取瑜伽垫。做完这些偏静态的森林疗养课程，起身后也许有一些寒意，最好设计能够提供热饮的设施。

　　如果考虑森林经营、森林手工等作业疗法需求，在作业活动场地周边，要设计工具房等辅助设施。除了互动性森林疗养课程之外，设计一些让体验者安心的独处设施也非常重要，这能够满足内观疗法需求。

　　考虑赤脚体验者的清洁需求，赤脚体验路段的终点需要安装冲洗设施，添加手部浴水池。在水资源丰富的地区，还可以增加更多的水疗设施。另外，林中还应该设计一定密度的避险设施，方便体验者躲避山洪、暴风雨和雷电等恶劣天气。

　　以上只是安排一次森林疗养课程需要的设施，大约可以满足 3 ~ 4 小时的森林疗养课程。

2.4　森林疗养要有舒适的居住环境

树先生

在大部分人心中，没有木屋别墅和温泉，就不是森林疗养。与住宿相结合，利用优质森林环境和充裕时间，慢慢改善生理和心理状况，这是森林疗养特有的方式。在住宿设施方面，与普通酒店相比，森林疗养有三个不同之处。

一是房间内通常没有电视，利用 WiFi 上网也必须受一定限制。现代人高度依赖信息，很多人几分钟不看手机，就会感觉烦躁不安。像这种手机和网络依赖心理及其所引发的生理病态，均属于生活习惯病的一部分。而矫正生活习惯病，必须改变体验者的生活方式。

二是房间内部注意自然装修装饰材料的使用，充分利用自然素材的疗养效果。木材和木制品在森林疗养中发挥着重要作用，不仅是部分木材的具有特殊挥发物，与其他材料相比，木材本身就容易让人亲近。对体验者来说，朴素的自然装饰品可能比昂贵的油画更具有吸引力。

三是森林疗养住宿设施的舒适性要高于普通酒店，不会让体验者因为房间不满意而产生不快心理，进而影响疗养效果。

2.5　森林疗养中的"坐观场"

树先生

在"森林浴"时代，森林中步行是人们利用森林保健机能的主要形态。后来，通过森林疗养基地认证实验，人们发现"坐观"也存在良好的身心放松和压力削减效果。而且这种静态的森林疗养方式，人体的生理和心理变化更为明显。如果是在森林中步行，再平缓的步道也会多少有一些运动因素，心率和内分泌活动变化究竟是森林引发的？还是运动引发的？就很难说清楚。如果是坐观的话，静静地坐在森林中，眺望森林中的景色，听着潺潺水声和鸟鸣声，嗅着忽有忽无的森林味道。这种情况下发生的心理和生理改变，应该是单纯的森林疗养效果。

坐观场是森林疗养步道设计的重要因素，一般会尽量选择步道上最有魅力的森林景观作为坐观场。坐观场四周需要一定的开阔空间，设置长椅的话，至少要能坐下 3～5 个人，这是坐观场的最小面积单位。如果是水青冈和五角枫林中的森林疗养步道，坐观场最好选在有水青冈大树和能尽情欣赏红叶

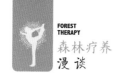
的地方；如果是溪流旁边的栎树林，坐观场最好选在能看见溪流和栎树林带的地方。研究发现，森林中的静态坐观时间以 15 分钟为宜，15 分钟即可有明显的身心改善效果。

对于接受过森林疗养认证的步道，每条步道都会有森林疗养效果的实验数据。在设计坐观场的时候，可以把森林疗养步道认证的实验数据、芬多精和负氧离子的实测数据，通过标牌展示在坐观场的周围。一方面，访客利用森林疗养步道的时候，就可以对本次森林疗养活动的效果有一个数量化的认识；另一方面，森林疗养师引导访客的时候，也可以在坐观场对森林疗养的效果进行详细说明。

2.6　什么样的森林适合建设疗养基地

树先生

从起源来说，森林疗养基地既不应是原始森林，也不应是公园，而是经过近自然化改造的森林。原始森林缺少必要设施，发生意外伤害的概率高；公园缺少野性，都市气息过浓，客人无法发现疗养地与城市的差异，没有更换环境的欣喜感，影响疗养效果。

从树种来说，不同树种的挥发物肯定不同，不同挥发物对人体的影响也是有差异性的。目前还缺乏不同树木挥发物和人体生理响应的研究，所以对树种还不能一概而论。一般来说，蚊蝇密度低、林地卫生好的森林更适合开展森林疗养。对心理放松效果来说，不同树种的影响不明显，而密度影响较大。密度过大，林子阴暗，给人以压抑感；密度过低，阳光直晒，疗养效果也大打折扣；一般森林郁闭度在 0.7 左右比较理想。

从林分结构来说，复层林是林业工作者长期追求的目标，但对开展森林疗养没有优势。森林疗养需要有较好的通视度，以增加访客的安全感，一般通视距离在 50 ～ 100 米较为合适。在可及度方面，为了保护森林土壤，森林疗养基地不鼓励客人离开步道进入森林，但是在远眺、冥想和瑜伽等活动场所，需做必要清理，保证访客能够进入森林并确保安全。

2.7　森林疗养基地所讲究的"三安"

树先生

目前，国外已建成的森林疗养基地多属于放松型，对心理因素的考量多，对生理因素的考量少，追求舒适的最大化，以发挥森林的预防和保健功能为目标。归纳起来，放松型森林疗养基地建设的核心原则包括"三安"。

一是安全。说起"森林"，很多人会联想到"冒险"，大多数人对森林都或多或少的存在着恐惧感。营造安全的氛围，保证体验者的安全，这是森林疗养基地的首要要求。森林中的不安全因素较多，但是容易控制。对于毒虫、毒蛇和野兽，要在选址和疗养步道规划时规避；对于有毒植物，森林疗养师应及时提醒体验者；对于落石、落枝等意外伤害因素，可以通过加强基地运营管理来解决。

二是安静。安静是森林疗养基地的基本要求，选择森林疗养的人，往往需要与熟悉的城市生活做一次隔离，远离各种现代噪音，在城市喧嚣之外静下来。但是，这里所说的安静，并不是声学意义的安静。据调查，虽然夏季森林中蝉鸣超过 40 分贝，但在大多数人的印象中，森林是安静的。

三是安心。森林疗养基地不会让客人产生任何不必要的紧张感，在设施建设和活动设置的每个细节，都以客人能够安心为最优方向。所以说，森林疗养基地建设得是否专业，"安心"原则是最有效的标准。实际上，安心不容易觉察，不安倒是很容易体会的，"安心"原则也最考验设计师的智慧。比如，设计一条跨越小溪的玻璃桥，对于欣赏景色是最有利的，但是恐怕不会给森林疗养体验者带来安心的感受。

2.8　哪些因素影响森林疗养效果

树先生

为了达到良好的森林疗养效果，我们不仅要了解体验者状态，还要了解森林环境的"状态"；不仅要制定具体的健康管理目标，还要制定适合的森林疗养课程来实现目标。实际上影响森林疗养效果的因素很多，很多学者都有自己独到的见解。

上原严认为，影响森林疗养效果的因素主要有四个方面，森林环境、森林疗养课程、体验者身心状态以及森林疗养活动与目标的一致性。上原严发现，在森林环境中，树种、树龄、树高、枝条高度、林分密度、林下植被、经营状况、地形、气候和季节性等因素都会影响森林疗养效果。总体上来看，与城市嘈杂的环境相比，明亮健康的森林环境可以获得比较舒适的身心疗愈效果。其次，在实施森林疗养课程过程中，活动安排是否明确、课程本身是

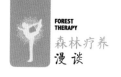

否具有吸引力以及体验者是否有能力完成课程，这些因素也会影响森林疗养效果。还有，包括情绪状态、个人喜好、体验动机和森林经历等方面在内，体验者的身心状态也是影响森林疗养效果的重要因素。如果身体不舒服、心情不好或是对森林有恐惧记忆，都会影响森林疗养效果。最后，森林疗养课程与体验者的个人期望越契合，森林疗养效果越好。

2.9 如何做好调查、问卷和面访

蒲公英

森林疗养的对象是人，主要作用于心理，通过使之释放、舒缓的方式，实现对身心的调理或疗愈。所以，有针对性的方案靶向设计，是确保疗效的关键。作为最复杂的生物体，人体差异尤其是心理差异大，心理需求复杂多变。如何了解和掌握个体的生理状况、心理状态及需求倾向呢？通常做法是通过调查、问卷与面访的方式进行。

目前我们国家还没有对个人健康信息建立统一的数据库，但是随着医保覆盖率的不断提升以及电子诊疗档案的发展，逐渐具备了获取疗养对象相关病历信息的基本条件。但是，调查或者调取疗养对象信息涉及两个问题。第一，调查权或调取权。按照目前有关规定，除了相关政府部门基于履行管理职能或者律师依照相关利害关系人委托，可通过特定的流程手续调取或调查外，只有患者本人或者其委托的亲属可调取本人的医患病历资料。森林疗养师在制订疗养方案时获取疗养对象资料信息时存在调查权的局限。第二，疗养对象本人提供或授权调取。这里面涉及疗养对象的隐私保护或者心理顾虑。一方面需要进行必要的解释说明并明确介绍对隐私的保护处理措施，消除其顾虑；另一方面了解掌握疗养对象医患信息的目的、范围及程度。在获得对方认可的情况下进行。

调查或调取信息应涵盖疗养对象的基本居民信息（年龄、性别、民族、居住地、出生地）、从业信息(工种、年限、职业特点、职业习惯、工作环境、工作接触环境等)、医患信息（既往病史、治愈状况、病情状态、身体状态、疗愈经历、家族病史）、生活信息（作息习惯、饮食习惯、饮食嗜好、爱好兴趣、生活态度、血型性格、生活环境、家庭状态、理财方式、消费习惯等），调查或调取是对既有状态的综合了解。

问卷是为了弥补调查或调取的信息不足及获取涉及森林疗养所需的专业

信息(环境感知、观察判断习惯、减压习惯与方式等)。问卷的设计需要简明、内容表述有趣、不宜繁琐，否则易增加疗养对象的焦虑和不耐烦感。

面访（面谈）是森林疗养个体方案制订的开始，通过调查和问卷基本对疗养对象的状况可以进行判断。但调查尤其是问卷，会让部分疗养对象产生压力或焦虑。面谈沟通一方面是为了增进信任，使之在一种宽松的心情和氛围中进行疗养；另一方面通过观察进行细节性体察判断，并为之推荐合适的森林疗养师，对预设方案进行意见交换和有针对性的调整，甚至有必要对调查和问卷情况进行介绍或解释。所有的准备工作的前提是避免焦虑、压力和挑战耐心。如果产生了负面消极因子，则通过轻松的面谈、环境设计和心理安抚、愉悦的交谈化解或消除。

这一切做完之后，美妙的森林疗养体验就可以开始了。

2.10 做好森林疗养的五条建议

树先生

（1）要实践，不要空谈。为什么日本的森林医学证实研究水平会高于欧美？可能是对森林的治愈力，日本人几乎人人不信，而欧美人几乎人人相信，在欧美没有开展这种研究的必要性。现阶段，既然已经明确了森林的治愈力，如果你认同理念，接下来需要迈开双腿，到森林中去实践。对于我们来说，证实森林疗养课程、编制森林疗养菜单以及培养森林疗养师，这些工作都应该在实践中完成。

（2）要结伴而行。个人体力、健康情形存在差异，结伴而行或许有一定困难。但是森林疗养不追求运动量，宜慢不宜快，结伴而行的难度不应该被高估。据日本的一项统计，单独登山者遇险人数为667人，其中安全救出比例为44.1%，而56.7%的结伴登山者遇险后被安全救出；遇险后死亡比例，单独登山者为24%，结伴登山者仅为11%（2009年）。

（3）不要来去匆匆。有人这样形容，"森林浴"就像洗澡，洗得太快的话，总会洗不干净。德国人的森林疗养是用"周"来计算时间的；日本研究表明，至少三天两晚，森林疗养才会有显著效果。对于我们来说，周五晚上集合、周一早上返回，这种两天三晚的日程也许是现实和有效果的。来到森林，不能只是站在林区公路上观赏，要走到森林深处，每天在森林深处的时间要达到3个小时。

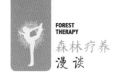

（4）多和森林交流。体验森林疗养，是为了健康，而不是简单娱乐。在有限时间内，请安静地和森林交流，接受森林的抚慰。如果同行人之间总是聊家常、讲段子、嬉笑怒骂的话，森林疗养效果会大打折扣。

（5）要持之以恒。体验森林疗养的人，有些也许是出于好奇，有些也许是觉得时髦，这些都不是正确态度。森林疗养应该成为生活的一部分，需要制订计划，定期体验，这对维持身心健康是必要的。和去医院一样，完整的个人健康记录也不可或缺。每次森林疗养之后，森林疗养师要把每个人的疗养情形完整记录下来，形成系统的健康档案，并作为安排下次森林疗养课程的参考。

2.11 做好森林疗养的几个小窍门

树先生

（1）倾听体验者的愿望。不能在没有询问体验者意见情况下，便贸然将体验者带入森林。倾听体验者的愿望、询问体验者对森林的期望是什么、想要做些什么，这些是非常重要的。

（2）准备适宜的课程。对于森林疗养，每个体验者所希望的内容是不同的，有想要恢复精神的、有想要活动身体、有想要消除大肚腩的、有想要放松的、也有想要充分休息的，需要根据每个人的愿望，准备运动、放松、作业和辅导等课程。应该尽量为体验者多设置一些选项，而不是强制要求体验者必须做什么。通过自主选择课程，促进体验者更加主动配合，让体验者获得一种选择课程的满足感。

（3）不同森林环境满足体验者不同要求。选择合适的森林环境非常重要，向想做运动的人推荐合适的步道，向想要干活的人推荐可以劳动的森林环境，向想要充分休息的人提供安静的森林环境等，要以不同森林环境满足体验者不同要求。

（4）充足的事先准备。事先对森林疗养课程进行详细调查，例如，森林环境是否发生了变化、是否有倒树和树枝、道路的坍塌情况、路边灌草的割除情况、蜂巢位置等，保证体验者能舒适地进入森林中。森林疗养师在带体验者进入森林之前，自己至少要对所有课程演习一次。

（5）控制体验者人数。大多数情况下，森林疗养师和体验者不是一对一的，集体体验森林疗养的情况很多。如果一次性地二三十人进入森林，会产生传递"时差"，难以彻底传达意思，也很难注意到每个体验者的表情变化。最理想的情况是一组体验者控制在 8 名以下，最好为偶数，因为有些课程需要 2 人配合完成。

（6）对于特殊人群采取特殊措施。有些人非常"讨厌森林"，如果以森林疗养的名义，将这部分人强行带入森林是毫无意义的。森林与海洋、草原等自然环境一样，终归是体验者的选项之一。另外，还有很多人讨厌蚊子、水蛭、虫子和熊等。这需要事先向体验者说明，森林能够使多种生物栖息，资源丰富，富于生命力，讲清楚森林环境的两面性，控制不利因素。

（7）理解和接受。从课程开始到结束，理解并接受体验者的真实状态是非常重要的。所谓"接受"，是指实事求是地接受体验者。但是，这个接受，其实是最难处理的问题之一。并不是只有爽朗的人参加森林疗养，会有各种各样的人来到森林疗养基地，例如焦虑型、攻击型、任性型、为所欲为型、抱怨型、过分依赖型、特别拘泥的人、彻底怀疑的人等。森林疗养师首先要接受上述人士，并考虑能够满足他们想法与要求的森林疗养课程，以诚相待。有时，森林疗养过程也许会给森林疗养师留下一段很糟的回忆。但是，当森林疗养师感觉很糟时，疗养对象的情绪也许会出乎意料地好起来。

（8）遵守社交礼仪。与体验者接触时，遵守礼仪也非常重要。郑重平和的说话方式、不轻视对方、保密等是必须做到的。一边嚼口香糖一边交谈、毫无顾忌地吸烟等都令体验者无法容忍。

（9）紧急情况的处理方法。确保掌握最低限度的急救方法，课程之前要说明注意事项，卫生间问题也要充分考虑，要安排好紧急情况下快速撤离森林的路径。

3

森林疗养与医疗医院的关系

森林疗养一直以来就与医疗机构密切相关，有关"森林医院"治愈病人的新闻也时有所闻，但如何更好地把森林资源与医疗系统相结合，打造更加系统化、专业化的森林疗养基地，我们仍然有很长的路要走。

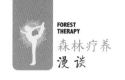

3.1 医疗机构如何看待森林疗养

树先生

森林疗养离不开医疗机构的参与。1998 ～ 1999 年，为了调查分析全国医疗构利用森林空间的实际情况，探讨林业部门与医疗机构合作的可能性，研究如何利用森林应对人口老龄化，日本林野厅调查了全国 119 家医疗机构，调查结果如下：

一是 50% ～ 70% 的医疗机构表示期待能够利用森林进行医疗、疗养和预防生活习惯病，这个比例并不低。

二是和对森林疗养的高度期待相反的是，全国实际利用森林的实例非常少，在森林公园开展户外活动的医疗机构也仅为 23%。谈起理由，85% 的机构认为森林缺少必要设施，46% 的机构认为缺少专业人才，31% 的机构认为不能使用保险是限制因子。

三是了解"无障碍森林"的医疗机构仅为 34%，相关宣传有待加强。

四是科耐普（Kneipp）疗法是德国利用森林的经典案例，72% ～ 91% 的医疗机构看好科耐普（Kneipp）疗法。

五是医疗机构还认为，作为森林疗养的理想场所，不仅要有良好的自然环境，最好还能和小动物接触。

3.2 森林医院会是什么样子

树先生

2014 年，我们刚筹划建设森林疗养基地时候，便有媒体朋友误以为我们要建设"森林医院"，其实森林疗养基地绝不是大家想象中的医院。但是随着森林医学研究的深入，治疗层面的森林疗养案例正在逐渐增多，也许有一天，国内真的会出现一批森林医院。那么，未来的森林医院会是什么样子呢？

在未来的森林医院内，医生会巧妙利用树木芬多精的释放差异。例如，冷杉释放出来的芬多精对金黄色葡萄球菌和百日咳杆菌有较好的抑制作用，而槲树释放出来的芬多精对结核杆菌和肠伤寒菌有较强的杀灭作用，医生可以按照病征把病人安置在不同的树林中治疗。现在国外已经出现了这种森林医院，并且还产生了冷杉疗法、槲树疗法、桉树疗法和橡树疗法等一批以树种命名的新疗法。

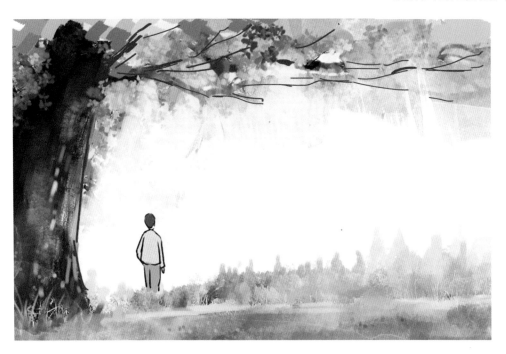

　　但是，只掌握树木挥发物的正面作用是不够的，还要对树木挥发物的负面影响有充分了解。比如，现有一些研究认为，如果在针叶林中开展森林疗养，呼吸道疾病患者不宜选在春末和 11 月份，肾病患者夏季不宜长期滞留，高血压、缺血性心脏病及支气管性气喘患者忌树脂高峰期的六七月份出游。完全掌握适应情况和禁忌之后，也许森林医院会很快普及开来。

　　作为林业人，我们更关心"森林医院"的森林如何经营。未来森林医院的治疗工具主要依托不同树种，林分种类越多，医生能利用的工具越多；树种组成越简单，治疗工具的靶向性就越好。所以"乔灌草结合""针阔混交"这些看似复杂的林分，将不适合用作森林疗养，反倒是纯林会更具有优势。

　　我们经常听说这样案例，有人身缠痼疾，几乎被医生宣判死刑，到森林里住上一段时间后，竟奇迹般地痊愈了。在未来的森林医院内，这样的事情将不再是个案。

3.3　森林疗养基地和疗养院

树先生

什么是疗养院？

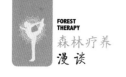

"就是吃得好、住得好、玩得好的地方吧。"

什么是森林疗养基地呢？

"就是建在森林中疗养院吧，是不是？"

以上是我和我父亲的对话，我父亲虽然没去过疗养院，但是他对疗养院和森林疗养的认识，也许代表了绝大多数人的观点。为了理清森林疗养基地和疗养院的概念，借鉴疗养院建设、运营和理疗经验，我们打算找几家典型疗养院，做一次深入调研。实地调研之前，我们翻阅了一些资料，与大家一起分享。

疗养院输在了"经营"。中国的疗养院是计划经济的产物，建设和运营主要模仿前苏联。在我有限的记忆中，以前能去疗养院，往往是被社会认可的人物，比如，先进工作者和劳模等。到1998年，中国依然保有800所各类疗养院，疗养床位12万张，相关从业人员超过10万人，这些疗养院主要由工会、老干部管理部门、军队和民航部门管理。但是最近20年内，疗养院走下坡路的趋势愈发明显。在市场机制下，大部分工矿企业不再安排职工到疗养院疗养，疗养院失去了计划经济体制下的客源。一些疗养院经营不善，服务质量差，却简单自我定位为"吃得好、住得好、玩得好的地方"，对公众没有吸引力。另外，疗养院与医疗系统脱节，理疗人才流失严重，逐渐失去了疗养专业特色，这也是造成疗养院自身发展困难的主要原因。

森林疗养基地不是森林中的疗养院。准确地说，疗养院是用物理治疗方式，并配合饮食、体操等方法，以帮助人恢复健康的机构。大多数疗养院提供的物理治疗方式是水疗、光疗、电疗和声疗等项目，少数疗养院也有"森林浴"这种项目。但是基于证实研究开展"森林疗法"或"森林疗养"的疗养院，尚未见报道。而森林疗养基地所开展的理疗项目，绝大部分是与森林资源或森林环境相结合的。所以说，即使疗养院建设在森林之中，也不是真正意义的森林疗养基地。

3.4 住什么样的病房康复快

树先生

如果为森林疗养找几个"源头"的话，Roger S. Ulrich 应该算是一个。Ulrich 是查莫斯工业大学（Chalmers University of Technology）的教授，他涉足专业非常广阔，包括建筑学、园林设计、环境心理学、行为学等多个学科。

Ulrich 的特长是基于证实研究开展健康空间设计，他发表了很多文章，包括 1984 年前后发表的数篇 Science。以 10 年前国内的行情，能在 Science 或 Nature 上发表一个"豆腐块"，都是评院士的重要资本。

Ulrich 最著名的一项研究，是关于植物对住院病人康复的影响。在美国某个医院，Ulrich 调查了 1972 ~ 1981 年胆囊切除手术病人的恢复情况。这个医院中，房间的大小、窗户和家具配置基本一致，但是从窗户看到的景色是不一样的，有的能看见几棵大树，有的只能看见砖墙。Ulrich 将入住这些房间的病人按照年龄和性别区分成 23 组数据，并且剔除了未成年、70 岁以上、有并发症和有精神障碍病人的数据。

从入住到退院的天数来看，入住到能看见大树房间的病人平均是 7.96 天，入住到只能看见砖墙房间的病人平均是 8.70 天，这之间的差异是非常显著的。从护士的记录来看，入住到能看见大树房间的病人消极情绪少，镇痛剂的使用量也比较少。Ulrich 在总结时认为，把砖墙换为温馨街区可能就会有不同的结果，但是植物具有某种程度的治愈作用，他建议设计病房窗户时，要考虑让病人看到一些景色。

Ulrich 早期还做过很多关于森林疗养的生理和心理实验，摸清了森林疗养对血压、心率、皮肤抗电击能力、肌肉紧张、脑波和情感变化等影响的基本规律，为发展森林疗养做出了重要贡献。

4

森林中的自然条件

对森林的过度胆怯或过度迷信都会使"森林医院"无法发挥作用。只有更科学地认识森林，才能更好地利用森林，营造更加高质量的森林疗养环境。

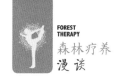

4.1 真实的森林，会不会吓住你

树先生

北京林业大学的林学专业学生有一项特别"福利"，大三暑假，学校会组织学生去伊春林区实习一个月。"人迹罕至的小兴安岭，茫茫的红松原始林，没准还能碰见一只熊"。我当学生的时候，会特别期待实习，那种期待的心情，现在都能够想起来。不是每一个学生都能够去小兴安岭的，在进入林区之前，校医院会为学生注射"森林脑炎疫苗"。如果对疫苗过敏，那就只能去风险相对较低的长白山了。

在东北林区，森林脑炎是一种易发的传染病。传疫媒介是硬蜱，当地人称之为"草爬子"。草爬子叮人的时候，会把整个头钻进肉里，不停地吸血，直到肚子撑圆，就像红色灯泡长在人的皮肤上。被草爬子叮咬后，感染森林脑炎的几率是万分之一。但是我们到林区的第一天，我就从身上拔掉了12只草爬子。自己算了一下，感染森林脑炎的几率已经是千分之一了。说实话，当时确实有点担心，因为我知道疫苗作用是有限的。

森林脑炎只是森林疫源性疾病的一种，人埃立克体病、莱姆病、回归热、出血热等疾病也是常见的森林疫源性疾病。森林疫源性疾病的病原体就藏在森林之中，如果毫无防范地进入森林，就会面临被感染的风险。我们发展森林疗养，不仅利用森林的益处，更要控制可能带来的风险。那人们如何控制风险呢？以森林疫源性疾病为例，其实大部分森林疫源性疾病都是蜱媒传播，体验者一定要做好自身防护，或是选择合适季节。据当地有经验的林业工人介绍，草爬子活动的季节性强，主要集中在五、六月份，从七月开始就很少活动了。另外，经验丰富的森林向导非常重要，森林向导应该了解"什么季节，在什么样森林，有什么样风险"。

4.2 森林里有瘴气吗

树先生

七擒孟获是电视剧《三国演义》中的一个故事，人们至今历历在目。为了征服南中蛮夷部落，蜀军不慎误入有瘴气的森林，结果将士成片倒地，就像一氧化碳中毒一样。这使人对南方森林充满恐惧，"除了毒蛇猛兽，原来森林中的瘴气也能要人命啊"。可瘴气究竟是什么呢？发展森林疗养又该如何克服这一不利因素呢？

中国有关瘴病的记载超过 2000 年，之前人们普遍认为，瘴病是由感染山峦毒气引起的，所以才有"瘴气"一说。不过古代所记载的瘴病，似乎不是一种特定疾病，而是多种地域性疾病的统称，其中包含花粉过敏、高原反应和恶性疟疾等成分。现代医学界有关研究采取了简化策略，通常把瘴病视为恶性疟疾。而疟疾的病原体早在 1880 年就被科学家所确认，是存在于疟疾病人血液中的疟原虫，传播媒介主要是蚊虫叮咬，并不是所谓的"瘴气"。加强个人防护，防止蚊虫叮咬，即可有效预防疟疾。另外，包括青蒿素在内，乙氨嘧啶、氯喹、伯氨喹都是特效的抗疟药物，不过这些药物在中国可能用不着，疟疾流行地区目前只剩下非洲撒哈拉以南和东南亚的部分地区。

看来疟疾是不用担心的，但是南方山林中是否存在湿热蒸郁能致人疾病的气体呢？比如，热带原始森林里动植物腐烂后生成的毒气。动物尸体腐化分解后，会产生的多胺类化合物，俗称尸碱。尸碱可致人体中毒。但是森林环境是开放的，如果不是洞穴这种极特殊地形，有害气体是不容易驻留的。最近我们查阅了大量文献，除森林火灾引起的一氧化碳聚集外，未发现任何森林中有关致人疾病气体的报道。

4.3 去森林中吸氧，你省省吧

树先生

德国疗养地医疗非常有名，是全世界争相学习效仿的对象。日本森林疗法协会提出的森林疗养基地认证，就是参考了德国疗养地认证的成功经验。不过森林疗养基地认证略显繁琐，其实德国疗养地认证极其简明，核心内容只有四项，一是当地具有特殊治疗素材和治疗手法；二是气候、景观和污染控制等自然环境条件达标；三是具有合格的疗养设施；四是治疗效果为循证医学 (EBM) 所认可。

说起治疗素材，五感刺激、负氧离子、芬多精、地形变化、森林小气候和药用植物都是森林疗养常用的治疗素材。也许有些人会问，森林不是"天然氧吧"吗？森林的富氧环境能否作为治疗素材呢？对于这个问题，前几日我们做了一些功课。

一般情况下，空气含氧量为 20.95% 左右，当然这个含氧量是体积百分数。2012 年，在贵州省黔南布依族苗族自治州，中国林业科学院李玉敏团队研究发现，该州森林环境空气中氧气平均含量为 21.19%，仅比正常空气氧气浓度高

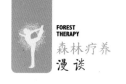

0.24%，氧气浓度最高的森林，也仅超出正常水平 0.59 个百分点。2014 年，在福建省旗山国家森林公园，中国林业科学院王成团队研究发现，森林中空气含氧量呈"昼高夜低"的变化规律，最高值出现在下午 3 点（约为 22.5%），最低值出现在凌晨 1 点（约为 21.4%），但是其间变动不超过 7%。

森林对空气含氧量有一定影响，但要是和海拔的影响比起来，就显得微乎其微了。随着海拔的升高，空气中氧气的体积百分数不会发生太大变化，但是高海拔地区空气稀薄，实际氧气含量会显著降低。在 3000 米海拔高度，空气含氧量只有平原地区的 60% 左右。另一方面，在平原地区，空气含氧量降到 15% 时，大部分人才会有所反应；而呼吸 40% ~ 60% 含氧量的空气时，人们才有不一样的舒适感。所以森林所引起的含氧量变化，对人体几乎没有太大影响。

总体说起来，森林这个"天然氧吧"，空气质量是不错，但是氧气确实没你想象那么多。

4.4 哪些气候环境更适合疗养

树先生

在德国，关于传统自然疗法的研究和实践非常兴盛，形成了著名的慕尼黑学派。作为自然疗法的基础，气候医学（medizinische klimatologie）是其中研究重点领域，很多成果可以为我们所借鉴。

我们已经知道，气候给人类健康带来各种影响。受纬度、海拔、水系和山岳等因素影响，特殊地理位置具有特殊气候环境。从气候医学的角度出发，气候环境可以分为海洋性气候、低地气候、中山气候和高山气候四种类型。海洋性气候、中山气候和高山气候存在能够提高身体活性的刺激因素，如强风、低温、强紫外线等，能够减轻人体负荷，适合作为疗养基地。但是低地气候温度和湿度偏高，大部分又分布在大城市及其周边地区，空气污染物浓度高，并且不容易消散。低地气候环境中，人体负荷大，总体来讲不太适合作为疗养基地。

（1）海洋性气候环境。海洋性气候环境的刺激因素是强风、低温和强紫外线，能够锻炼和提高身体机能。海洋性气候的过敏原和空气污染物质少，也不闷热，并且能够保持合适湿度，这些都属于保护性因素，对于改善呼吸机能、缓解呼吸道和皮肤过敏反应、减轻循环系统负荷都有一定作用。但是发热、急性感染、光照会加重的皮肤类疾病等，不适合在海洋性气候环境下疗养。

（2）中山气候环境。中山气候环境是指海拔 300 ~ 1000 米的地方，一般是小高山或丘陵，并且存在大面积森林。中山气候环境热负荷小、空气清新、山谷风循环不停，气温年变化和日变化都比较小，夏天闷热的时间也比较短。同时，由于树木的存在，减弱了风和光照的强度，植物挥发的水蒸气可以保持合适的相对湿度，安静的森林中充满了植物杀菌素。这样的气候环境，几乎适用于所有疾病的疗养。只是存在花粉、真菌孢子、室内尘埃等过敏原，对于过敏性哮喘、花粉症要格外注意。

（3）高山气候环境。高山气候环境是指海拔 1000 米以上的地方，没有大气污染源和过敏原，空气清新、湿度低，没有酷暑。另一方面，高山气候环境氧气含量低，存在强紫外线、低温和强风等刺激性因素。高山气候对皮肤疾病、呼吸道疾病、运动不足、骨质疏松和季节性抑郁症都有良好的疗养效果。需要注意的是，由于气压低，水分蒸散快，需要及时补充水分。另外，海拔超过 2000 米时，对心血管疾病和老年人要特别注意。一般海拔超过3000 米，就不再适合疗养了。

4.5　森林里有什么

蒲公英

芬多精——它是森林精灵

微风中清新的感觉来自它缓缓的萦绕，那是植物释放到空气中的挥发性物质即植物杀菌素(芬多精)的作用。它集中在森林的中心，分布于地面附近。1930 年左右由俄罗斯胚胎研究院 B.P.TOKin 博士发现并命名。博士发现当高等植物受伤时，会散发出"芬多精"，以杀死其周围环境的其他生物。如果将阿米巴之类的原生动物或伤寒、霍乱、白喉等的病原菌放在新鲜的碎叶旁边，经过数分钟后，这些病原菌都会被杀死殆尽，因此可以证明，植物具有防御真菌或细菌的系统。聪明的植物在进化竞争中演化出了化学、物理的防御方式、治愈方法。但人家不是为了我们人类衍生的，所以有的挥发性物质对人体是有害的。例如夹竹桃释放的丙烯醛。

负离子——它是森林使者

负离子（负氧离子）在森林巡视，它与湿度正相关与温度负相关。复层森林浓度最大，有水的森林尤其是流水的地方浓度最大，针叶林浓度大于阔叶林，反之亦然。怪不得房产开发商以森雾为小区卖点呢。

空气中的正负离子，按照迁移率的大小分为大、中、小三种离子。小粒径的

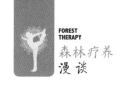
离子具有良好的生物活性，易于透过血脑屏障，进入人体发挥其生物效应。广西长寿之乡巴马有个百魔洞，因负氧离子浓度高，以至于许多人付费来此呼吸。

活性成分——它是森林鬼魅

作为世界上最长寿的生物体，树木为应对微生物及昆虫的攻击，进化出的复杂化学品对人类治愈疾病提供了原料。例如，预防蛀齿及耳朵感染的木糖醇，抗致癌的木酚素，治疗病痛的树胶松焦油等。

森林还有更多未知新奇的事物等着大家来发现、发掘。

4.6 有关"负氧离子"的几个关键问题

树先生

2016 年 1 月 14 ~ 15 日，森林疗养技术培训会在湖南长沙举行，10 余位专家从不同角度介绍了森林疗养的相关知识。中南林业科技大学罗明春教授讲解了"负氧离子的空间分布与开发利用"，我们深受启发，所以重新整理几个关键问题，与诸位分享。

负氧离子和空气负离子是一回事吗

空气中，分子在高压或强射线作用下能够发生电离并产生自由电子，自由电子与中性气体分子结合后，就形成带负电荷的空气负离子。空气中绝大部分自由电子是被氧气分子所捕获的，所以我们常常用负氧离子来代称空气负离子。

空气中的正离子哪儿去了

有负必有正，空气中分子外层电子逸出后，就形成带正电的阳离子，这种阳离子容易被极性水分子捕获；如果是在高压电场下，正离子会被高压负电极所吸收中和。正离子数与负离子数的比值被称为单极系数，单极系数能够反应空气的清洁程度。学术界也通常用单极系数来表达正离子数量，单极系数越小正离子浓度越低。人工发生负氧离子治疗疾病时，单极系数要求低于千分之一。

负氧离子浓度多高才会有益健康

世界卫生组织曾发布过相关数据：清新空气的负氧离子标准浓度为每立方厘米不低于 1000 ~ 1500 个。空气中负氧离子浓度达到每立方厘米 5000 ~ 5 万个，能增强人体免疫力；达到每立方厘米 5 万 ~ 10 万个，能消毒杀菌、减少疾病传染；达到每立方厘米 10 万 ~ 50 万个，能提高人体自然痊愈能力。

负氧离子能够治愈哪些疾病

从国内公开发表的学术论文来看，负氧离子能够降解有害气体、调节人体生理机能、消除疲劳、改善睡眠等；在临床方面，负氧离子主要用于刺泡皮炎、高血脂、高血压、面部褐斑、痤疮和支气管炎的治疗。但是负氧离子的寿命非常短暂，在清洁空气中仅能存在几分钟；如果遇到烟雾、尘埃等污染物，马上会被吞噬掉。人工发生负氧离子治疗疾病时，人体目标部位和发生器出口距离控制在40厘米之内，才能获得有效治疗浓度。即便负氧离子能够人工发生，但是高质量森林环境仍有不可替代的地位，这也是森林疗养的魅力所在。

4.7 空气中的"维生素"

树先生

对森林疗养的作用因子，有人曾做过这样的比喻，植被的绿色是天然"镇静剂"，芬多精是最好的"抗菌剂"，而负氧离子就是空气中的"维生素"。1889年德国科学家Elster和Gertel发现负氧离子以来，负氧离子和健康的关系愈发密切，负氧离子在临床治疗中的地位也逐步被肯定。

负氧离子是怎么产生的

在宇宙射线和强电场作用下，某些空气分子能释放出电子，被释放出的电子和氧气分子结合，就成为负氧离子。植物尖端放电是负氧离子主要来源之一，很多研究证实负氧离子密度与植物数量正相关。此外，瀑布、海浪和暴风雨环境下，所形成的水雾也带有负电荷，容易与空气结合形成负氧离子。

负氧离子有什么作用

负氧离子像食物中的维生素一样，对人体生命活动有着十分重要的影响。负氧离子进入体内，能增强大脑皮层功能，促进新陈代谢，提高肌体免疫力，对情绪、记忆、生长发育等均有一定影响。在临床方面，负氧离子主要用于改善睡眠、调节血脂和增强心脏功能、辅助治疗呼吸系统疾病、刺激造血功能等方面。

哪里负氧离子多

负氧离子密度能够全面衡量空气质量的好坏，如果负氧离子密度高，空气中污染物浓度自然会很低。空气中负氧离子的多少，受地理条件影响而含量不同，田野、海滨、湖泊、瀑布和森林中含量较多。因此，当人们进入森林中的时候，头脑清晰，呼吸爽快。

什么时候负氧离子多

负氧离子浓度受空气温度和相对湿度这两个气象因子影响，每天的变化规律大致是当日午夜到次日早晨较高，下午较低；每年的变化规律大致是夏秋季

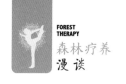
高，冬春季低。但是在一些特殊的森林环境中，这种时间变化规律并不显著。

4.8 绿视论

树先生

我们需要 25% 的绿视率

对于绿视率这个名词，做园林的人并不陌生。当我们身处一个特定的环境中，眼睛会看到天空、绿地、建筑物和地面等很多东西，绿视率就是指眼睛看到绿色面积占整个视野面积的百分数。绿视率这一概念是从环境心理学角度提出的，主要用来反映人们对环境绿化的感知。试验证明，不同的绿视率会给人们带来不同的心理感受，当绿视率达到 25% 时，心理就可以感觉到非常舒适，并表现在生理活动上。

绿色能够降低疲劳、缓解紧张

森林的绿色是一种柔和舒适的色彩，给人以凉爽的感觉，能够对大脑皮层产生良好刺激，从而降低身体温度，减缓脉搏，匀称呼吸，稳定血压，最终使疲劳得以调整，使紧张得以改善。根据我们之前在松山的实验，进入森林以后，脉搏每分钟可减少 4 ～ 8 次。另有研究表明，静静地注目 1 小时绿色，皮肤温度能够降低 1 ～ 2℃。皮肤温度降低表示人体散热增加，也反映出新陈代谢机能有明显变化。

森林疗养中的绿色因素

在森林疗养过程中，作用因子包含芬多精、负氧离子、森林小气候等诸多方面。绿颜色发挥的作用究竟占多大比例，现阶段还不得而知。但是进入森林后，如果不仰首望天的话，映入眼帘的绿色可不止 25%。据日本森林综合研究所的研究，行走在森林中，绿视率可达到 45% ～ 90%。另外，绿色和青色吸收的太阳辐射约占可见光部分 60%，而林下太阳辐射强度仅为城市的 1/5，所以森林能够营造柔和的光环境，使人感觉视物清晰。长时间室内工作后，回身望一眼窗边的绿色，眼睛疲劳顿时缓解很多，这也许是我们每个人对绿颜色最直观的感受。

4.9 海拔多高最适合运动

树先生

很多国家把森林疗养称为"森林疗法"，可见森林疗养的精髓是"法"，是利用森林开展健康管理的方法。你会发现，长期生活在林区的伐木工人未必能够健康，而居住在"疗养胜地"的人也有很多短命的。很多人虽然身处良好生态环境之中，但是没有掌握正确的健康管理方法。说起森林疗养的方法，现在大部分森林疗养课程是偏静态的，森林漫步也好、森林冥想也好、森林身体扫描也好，都不会产生大量体热。如果产生大量体热的话，很多森林疗养预期效果是无法实现的。那么问题来了，能不能开发出一些偏动态的森林疗养课程呢？大部分森林分布在山区，森林疗养又如何利用山区的海拔优势呢？

（1）800 米以下。海拔 800 米以下的地方空气密度较大，气压较高，运动会对人体机能造成较重负担。很多城市人发现自己运动之后小便发黄，这和体液蒸散有关，但身体负荷过大也是重要原因之一。所以除非特别需要，在海拔 800 米以下森林，不宜设计运动量较大的森林疗养课程。

（2）800～2000 米。最适合人类运动的海拔高度是 800～2000 米。氧气含量低，运动时血氧饱和度低，胆红素的抗氧化作用得到增强，减轻了细胞氧化压力，最终能够减少过氧化脂的产生和遗传因子的损伤。在这种海拔高度开展森林疗养活动的话，应针对有运动需求疾病，适当提出一些偏动态的森林疗养课程。

（3）2000～2500 米。海拔 2000～2500 米是运动员高原训练的最佳高度，海拔 2500 米的含氧量只有海边的 80%。氧气少了对心肺功能的要求就提高了，这对锻炼心肺功能非常重要。但是长期生活在平原地区的中老年人和孕妇，突然到达 2000 米以上高度，会对身体健康造成不利影响。

（4）2500 米以上。一般人只能适应氧分压 20% 的减少，超过此值就会引发身体不适。海拔 2500 米以上森林，大气压力低，氧气含量少，容易出现呼吸困难等高山反应，不宜开展森林疗养活动。

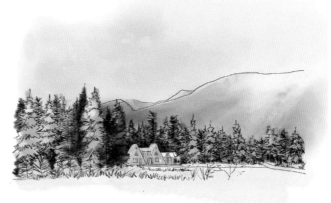

5

植物的妙用

在中国这样一个全民认可"药食同源"的国度，植物的运用古已有之。在森林疗养基地中，我们可以利用其得天独厚的资源，在了解相关植物的保健、治疗功能的情况下，将其广泛应用于森林疗养实践，提高森林疗养服务质量。

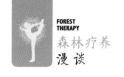
5.1 柿子叶里有"黄金"

树先生

从 2000 年开始，全国以"柿叶"为毕业论文主题的研究生多达 69 人，全国学术期刊刊登的"柿叶"研究成果接近 1000 条。柿叶里面究竟有什么？为什么科学家如此热衷于研究柿叶？其实柿叶中的活性物质很多，总结起来中主要包含 V_c、黄酮和多酚三类。黄酮类化合物能够抗氧化、活血止血和治疗心脑血管疾病；多酚类化合物能够抗癌、抗老化和防晒美容；值得一提的是，新鲜柿叶中 V_c 含量为 2723.75 毫克 /100 克，是柿果的 10 倍、苹果的 65 倍、柑橘的 52 倍。实际上，人类早就了解柿叶的保健功能，在实际利用方面积累了丰富经验，可以广泛应用于森林疗养实践。

柿叶养生便当

日本人爱吃柿叶寿司，爱用柿叶作料理的垫盛物。据说用柿叶包裹食物，不仅有助于食物保鲜，吃饭时也不必用手直接接触食物，干净卫生。日本人的这一爱好，为中国企业带来了商机。2007 年，广西恭城县与日本企业合作，成功打入日本寿司柿叶包料市场，成为农产品出口的新亮点。2008 年，福建省武夷山市的闽北柿子叶也成功出口日本，据说十分抢手。森林午餐是深受体验者欢迎的森林疗养环节，如果能制作一份用柿叶包裹的精致便当，对于森林疗养服务来说，应该是质的提高。

柿叶草本茶

国内有些地方保留着喝柿叶茶的习惯，柿叶茶具有预防心血管疾病、抗菌消肿等多种功能，尤其适合"城市文明病"人饮用。山东有人按照柿叶茶制作的传统工序，开发了大众化的保健饮品。这种柿叶茶每年 7 ~ 9 月采摘叶片，据说这时的柿叶宽厚，黄酮已形成，V_c 含量高，采摘也不影响果实生长。如果在森林漫步间隙，顺手制作一杯色泽黄绿、甜绵适口、清香自然的柿叶草本茶，肯定能够为访客带来不一样的森林疗养体验。

柿叶贵妃浴法

韩国将"自然长流水"作为自然休养林的重要标准，德国视温泉和冷泉为疗养地医疗的治疗素材，可没"水"的森林又该如何增加亮点呢？"药浴"是森林疗养基地的一个选项。说起药浴，森林中的很多植物都可以作为入浴剂。柿叶含有丰富丹宁酸和多酚，用柿叶泡澡，不仅可以起到杀菌、清洁、紧实皮肤的作用，还能有效减少黑色素沉积，具有抗老化和防晒功效。这种既简单又有季节感的美容方法，可不是树先生在胡诌，这是唐代杨玉环女士美容秘籍，你不妨也尝试一下。

5.2　不怕剥皮的树

树先生

俗话说，"人活一张脸，树活一张皮"，可有一种树，恰恰不怕剥皮，那就是栓皮栎。栓皮栎韧皮部外面有一层厚厚的木栓层，可以剥下来用作绝缘、隔热、隔音材料，据说 NBA 球馆的高级软木地板就是用栓皮栎制作的。北京地区的栓皮栎纯林不多，总体感觉栓皮栎纯林里厚厚一层落叶，并且灌草较少。从森林疗养角度出发，这种林分不仅适宜体验者活动，也预示着树木化感作用强，也许对人体会有一些特殊作用。

栓皮栎的树皮、壳斗和果实均可药用，具有止咳涩肠等功效。2000 年，沈阳药科大学周立红团队研究发现，栓皮栎叶片提取物具有明显抗炎活性，主要活性物质为羽扇豆醇、β - 谷甾醇、胡萝卜苷、木栓酮和蒲公英赛醇等。

民间有个偏方，用栓皮栎枝干煎剂来治疗食管癌、肺癌和乳腺癌等。1999 年，河南新乡医学院应用栓皮栎糖浆对晚期癌肿病人进行过临床研究。栓皮栎糖浆对食管癌前期病变有阻断作用，能增强巨噬细胞的吞噬功能，提高血清溶菌酶的含量，显著增强机体的免疫功能，从而缓解晚期肿瘤病人症状。

西北农林大学雷亚芳团队对栓皮栎软木地板挥发成分研究发现，二羟基马来酸、百里香酚及相应的醛、酯和烷等化合物构成了软木地板特殊香味的主要成分，而百里香酚所具有的广谱抗菌、镇静镇痛、增强免疫力等作用是被广泛认可的。

栓皮栎分布广泛，从辽宁到广西，从山东到甘肃都能见到。但是有关栓皮栎和人体健康的研究，目前只能检索到以上三项。这些研究还徘徊在初级阶段，今后如何服务于森林疗养实践，还有很多工作要做。

5.3　教你做一杯松针草本茶

树先生

我们通常所说的松树，是松科松属（Pinus）植物的统称，常见的有油松、

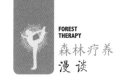

白皮书、华山松、黑松、樟子松、马尾松和红松等。松树分布广泛，是我国主要的造林树种，在北京地区，油松林约占人工林面积的1/5。发展森林疗养也离不开松树，《本草纲目》记载，松脂、松节、松针、松花都具有特殊的医疗保健功效。

说起"松针"，传统中医认为，松针具有祛风、活血、安神、明目、解毒、止痒和去疲劳的功能。近年来，松针被广泛应用于风湿、心脑血管疾病、糖尿病和肥胖的辅助治疗。有关"松针"的研究也日益受到重视，CNKI上的研究记录就超过了1300条。

松针含有丰富的花青素、粗蛋白、维生素、脂肪酸和生物黄酮，可以制成饮品。据报道，松针饮料营养丰富，在日本和俄罗斯很受欢迎。这种饮料不仅对癌细胞有一定预防和抑制作用，长期饮用还可以增加食欲、抗衰老、消除疲劳和提高免疫力。武汉食品研究所曾经以马尾松松针为原料，研制出了甘甜适口、色泽瑰丽的松针饮料，但是未见产业化的报道。

其实无需工厂，我们也能轻松享受松针饮品，自采自制一杯松针茶。自制松针茶有三个诀窍，一是要选择新鲜的松针，枝头或新梢的松针是新生的，一般会比较新鲜；二是热水沏茶多闷一会，可以将洗净松针的切成三段放到热水瓶焖半小时，也可以在锅里煮10～15分钟；三是去涩，松针茶味道有点涩，可以多煮些时间，也可将柠檬、蜂蜜、玫瑰花、茉莉花、麦芽糖等与松针茶混合饮用。一般松针可以煮泡多次，每次都能带给你不同的口感。如果平时以此代茶水，松针用量与茶叶差不多即可，不要煮得太浓。需要强调的是，城市中的松针饱受污染，不适合作为草本茶使用。

5.4 药材也是鲜的好

树先生

"鲜"是食物安全健康的标志，新鲜食材的营养更丰富，这些大家都知道。其实中草药也一样，制干过程中一般会损失药材30%以上有效成分。以马齿苋为例，多巴胺和去甲肾上腺素等生物碱类是马齿苋的主要生物活性成分。有研究表明，鲜马齿苋中去甲肾上腺素和多巴胺质量分数分别为0.070%和0.50%，而干品中仅为0.015%和0.20%。制干过程对药材有效成分的影响可见一斑。

过去我们依赖干药材，主要是因为受到了运输和储存技术限制，使用鲜药材难以应对突发疾病。其实《神农本草经》早有记载，认为"生者尤良"，这里的"生"就是"新鲜"的意思。在《本草纲目》记载的1892种常用药材中，近1/3的传统用法是以鲜用为主。鲜药材具有气味正、疗效确切、使用方便等特点，能最大限度地保留药材中活性成分，对于一些急证、表证，具有干药材不可替代的疗效。例如，感冒时喝一碗鲜姜汤，感冒症状很快就能缓解，实际上这就是鲜药材的独特作用。

发展森林疗养，我们更看重中草药的保健养生属性。一般来说，具有保健功能的药材是通过药膳方式，以食物形式介入的，我们称之为食物疗法。实施食物疗法，必须考虑食物的营养成分和新鲜程度，食材和药材越新鲜，就越容易被体验者所接受。在北京地区的森林中，林道两边随处可见黄芪、地黄等中草药，而现采现食这些新鲜药材，将成为森林疗养基地的优势特色服务，也许很多经营者早就认识到了这一点。

比如，对于有体虚、气血双亏、营养不良等贫血症状的体验者，森林疗养师会建议体验者自己动手做一碗"黄芪鸡肉粥"。上午，进入森林发现黄芪后，森林疗养师可以指导体验者挖一棵带回驻地。下午进入森林之前，把黄芪清洗干净，连同大米和新鲜鸡肉一起放入高压锅中。晚上再回到驻地，一碗热气腾腾的"黄芪鸡肉粥"就出锅了。这种"鲜食药材"的方式，不只是味蕾上的真正享受，更是森林疗养的真正体验。

5.5 木材与健康

树先生

木屋或实木装修的房间，给人留下"温暖"和"舒适"的印象，所以国外森林疗养基地非常重视木材的使用。森林医学研究重点关注的是"森林对人体健康的影响"，而木材能够在森林疗养中发挥什么作用呢？

（1）降低病人的紧张感。加拿大做过这样两个实验。在一所医院内，研究者将一半病房的混凝土墙壁贴上了雪松板材和稻草壁纸，另外一半病房保持原状作为对照。通过大样本统计发现，住在改造后病房患者的紧张水平显著低于对照。在安大略省，精神疾病患者更换到用木材装修的新医院后，患者平均药费支出显著减少。

（2）提高学生的注意力。大部分日本中小学校使用木材进行装修，教室也广泛采用实木地板，据说这样能够提高学生的注意力。奥地利做过相关证

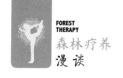

实研究，对木材装修教室和未用木材装修教室进行比较。在木材装修的教室内，学生的心率和副交感神经的活动水平都要低一些。

（3）保护居住者的健康。在八达岭森林体验馆内，有一个丁香树做成的茶叶桶，据说丁香茶叶桶能够防止茶叶生虫子。和森林一样，大部分木材能够释放"芬多精"，木材"香气"不仅能够抗菌、抗虫，还能够帮助人体恢复健康。日本学者做过调查，与生活在钢筋混凝土建筑的人相比，居住在木造建筑的人，平均寿命要长 9 ~ 11 岁。

（4）木材对健康的负面影响。有关木材负面作用的报道并不多见，这是因为只是极个别树种的木材有负面作用；另一方面，木材交付使用者之前，会经过一系列处理，致敏因素已经分解。但是在加工领域，木材对健康的负面影响不容小觑，比如砍伐松树时，有些人会皮肤瘙痒；加工某些热带木材时，会引发工人头痛、恶心、呕吐和心脏病。木工制作是作业疗法的重要活动内容，所以在开展木工制作之前，这些因素要被考虑在内。

5.6 你了解白桦的治愈力吗

树先生

在树木界，白桦可能是最受人类欢迎的。欧美人把她作为健康象征，俄罗斯把她作为国树，德国五月节也以她为装饰，中国人想到她就会想到爱情。白桦如此受欢迎，我觉得有两个原因，一是白桦分布广泛，遍及欧洲、亚洲、美洲和非洲；二是人类与白桦长期相处过程中，留下了很多美好的经验。在设计森林疗养课程的时候，如果所在地有白桦林，疗养活动会精彩很多。

白桦皮可不只是写情书用的

白桦树皮中含有 20% ~ 35% 的三萜化合物（又叫灵芝酸），是已知植物中含量最高的。达斡尔、鄂温克等东北地区少数民族，很早以前就学会用白桦树皮烧灰，治疗痢疾、腹泻和胃溃疡出血。《本草纲目》中也记载了桦树皮可用于黄疸、乳痈等疾病的治疗。现代医学证明，白桦树皮提取物具有抗肿瘤、抗菌、抗病毒等多种功效。

白桦汁是生命之源

桦树汁是世界公认的生理活性水，含有人体必需的多种还原糖、氨基酸、维生素和矿物质等，被欧洲人称为"天然啤酒"和"森林饮料"。桦树汁不仅具有抗疲劳、抗衰老等保健功能，还具有止咳等药理作用。过去俄罗斯利用森林疗养治疗肺结核，森林首选白桦林。

白桦茸是神奇保健品

诺贝尔文学奖获得者 Solzhenitsyn 的小说中，有这样一段描述：在俄罗斯一个村庄，村民长期饮用一种气味和色泽类似咖啡的白桦茸，村里人都很健康，没有人得肠胃病及癌症。白桦茸是一种生于白桦树上的药用真菌，这种真菌活性极强，会不断吸取桦树的养分，因此具有极强的抗癌作用，对多种肿瘤细胞都有明显的抑制作用。

5.7　中草药如何与森林疗养相结合

树先生

推广森林疗养，我们一直坚持同步发展三个要素，被认证的森林环境、被科学证实的疗养课程以及合格的森林疗养师。这三个要素是森林疗养能够作为一门科学、并将得到继续发展的重要基础。能不能把中医和森林疗养结合在一起？很多朋友给我这样的建议。说实话，我有些抵触这种建议。在我的观念里，大部分中医依靠经验，而并非科学。未经科学证实的东西，我们是不会把它引入森林疗养中来的。但是，屠呦呦发现青蒿素受益于中草药；复方丹参滴丸、猪草膏、麝香保心丸等一批中药经科学证实后，在国外也很受欢迎。中草药就像一个博大的"素材库"，总能给我带来意外的惊喜，森林疗养当然也要利用好这个素材库。

中草药与食物疗法相结合

食物疗法在森林疗养中发挥着重要作用，无论是为短程客人准备的森林疗养便当，还是为长程客人准备的晚餐，都要充分考虑食物疗法的要求。食物疗法通常是从营养学角度出发，利用食物来影响身体机能。但在我们这样一个全民认可"药食同源"的国度，完全可以把中草药和食物疗法结合在一起。以林中草药和食物为原料，经过烹饪加工制成具有食疗作用的药膳，实现"寓医于食"。例如，如果体验者工作压力大，平时过于劳累，晚饭时就可以为其准备一道"黄芪汽锅鸡"，以缓解内伤劳倦。历经几千年的不断探索，国内药膳的门类和功用已逐渐清晰。这种利用中草药的方式，也已经成为中华民族特有的文化遗产。

发展中医药旅游

森林疗养以"疗"为核心、以"养"为外延。在"森林时间"之外，开

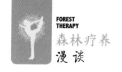

展丰富多样的文化活动，对于提高"养"的质量具有重要意义。现在很多林区在发展林下经济，其中林药模式推广应用广泛。如果森林疗养基地在推广种植中草药，完全可以依托中草药种植，发展中医药旅游。很多体验者想去看看，经常吃的中草药究竟长成什么样？药材是如何制备的？一些保健型的制成品，体验者也愿意作为"土特产"带回城市。

　　以上只是我们的初步设想，抛砖引玉，期待着你来分享更成熟的想法。

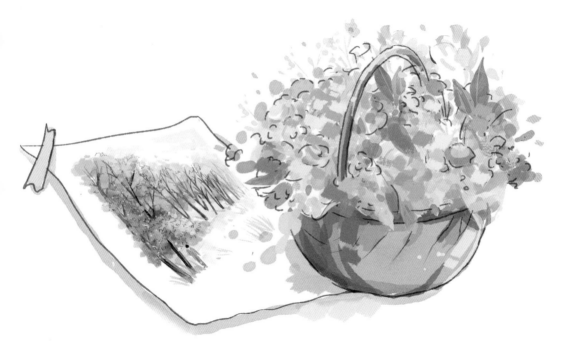

6

森林中的挥发物质

"森林精气""森林杀菌素"——这些称谓充分表达了人们对于森林有益挥发物的喜爱之情。若能更全面地了解这些挥发物的成分与差异，我们则能更充分地利用这份来自自然的馈赠。

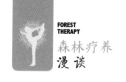
6.1 告诉你森林"精气"的真相

树先生

"芬多精""植物杀菌素""森林精气",当人们认识到森林挥发物对身体有益之后,这些带着情感色彩的称呼便充斥在我们生活中。实际上森林挥发物还有一个中性名字,叫植物源有机挥发物(Biogenic volatile organic compounds;BVOCs),国内外大部分学者较为认可这一称谓。

有关植物源有机挥发物对人体影响的争论,多年来就没有停止过。一方面,植物挥发物具有调节精神、解除疲劳、祛病保健的功效,现代科学已经证实了芳香疗法、花香疗法和森林浴主要是得益于植物的某些挥发性成分;另一方面,植物挥发物是大气臭氧和光化学烟雾形成的重要前体物,而全球植物挥发物年排放量可达115000万吨,远远超过人为非烷类有机挥发物,一直被认为是局部空气污染的帮凶之一。

植物源有机挥发物大约有30000种,主要包括萜类、烷烃、烯烃、醇类、脂类和羧基类等化合物。吴楚材课题组对150种叶片、103种木材、22种花、18种林分进行了分析,目前已经鉴定出了440种对人体有益的化学成分。在所有植物挥发物组分中,释放量最大的是异戊二烯和单萜类化合物,约占总量的一半左右。虽然单萜类化合物的分子式中包含两个异戊二烯,有人也将异戊二烯归为萜类,但是异戊二烯和单萜的化学性质却有天壤之别。单萜被认为是森林精气的主要活性物质之一,而异戊二烯却恰恰相反。

异戊二烯具有麻醉和刺激作用,一般认为高浓度吸入才会发生急性中毒,而中毒后不会产生后遗症。但目前对动物毒理实验的结果,也许会改变人们的看法。最新实验发现异戊二烯对小白鼠骨髓细胞具有遗传毒性,具有致癌作用。在啮齿动物体内,异戊二烯不仅可以转化成为致癌物质,还可对一些组织器官产生非瘤性损害,比如嗅觉退化、胃增生肥大等。

大部分研究认为,针叶树种的有机挥发物主要是单萜类化合作,而阔叶树种的有机挥发物主要是异戊二烯和乙酸乙烯酯。但不能因此就一竿子将阔叶树种打死,除了异戊二烯之外,有些阔叶树种也会分泌多种对人体有益的特殊活性物质。有些研究认为,异戊二烯的分泌量与生态系统演替密切相关,在演替中早期,植被释放异戊二烯的能力较强。而栎属、柳属以及云杉属都被认为是演替中早期植被,所以挥发物以异戊二烯为主。

说了这么多，什么树种最适合森林疗养，你是否清楚了呢？看来科学地利用森林医疗保健功能，确实还有很长的路要走。

6.2 芬多精的妙用

树先生

作为森林疗养的关键作用因素之一，芬多精可以深度放松调整身心，对身体具有多重好处，这在多前年已经被科学家证实。大量研究表明，芬多精能够增益大脑中的 a 脑波，稳定情绪；芬多精能够辅助调整呼吸到正常状态；芬多精能够抑制交感神经作用，改善失眠，获得舒适的睡眠效果；芬多精能够改善肝脏机能，等等。实际上芬多精不仅能够带来身心放松的效果，还有许多其他用途。

（1）空气净化。在原始森林之中，地面是厚厚的腐烂或半腐烂枯枝落叶，枯枝落叶之中也许还夹杂着动物排泄物或尸体。本来我们应该察觉林中有奇怪的气味，但是走进森林，我们完全感觉不到任何臭味。其实这主要是芬多精在发挥作用，研究表明芬多精能够除臭和脱臭，具有净化空气的功能。家里的空气不新鲜也可以借助芬多精，现在一些企业开发出了多种精油产品，这些产品可以与空调、加湿器、空气净化机等配套使用，让芬多精随水分自由挥发，提高空气净化效率。

（2）食品保鲜。芬多精具有食物保鲜作用，过去有很多东方民族用树皮来盛带米饭，据说能够延长米饭的保质期。日本的寿司店，将芬多精的食物保鲜功能用到了极致。首先，在玻璃橱内保存的寿司原料，通常要在橱柜内放一些花柏或扁柏的叶片，原料之间也要用紫苏或矮竹的叶片隔开，这不仅是为了外表美观，更重要的是为了保鲜。店内的案板、饭桶、放寿司的台面、桌子等都以花柏或扁柏材质为佳，是因为这些木材具有特殊的抗菌能力。还有，作为土特产礼物的寿司，通常是把柳杉或扁柏木材刨成薄片来包裹寿司；柿叶寿司、鳟寿司是用叶片包裹寿司的，而所有这些都是利用芬多精保鲜的最好实践。

6.3 芬多精的故事

树先生

森林的治愈功能是多种因素综合作用的结果，而芬多精是最重要的因素之一。

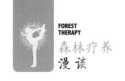

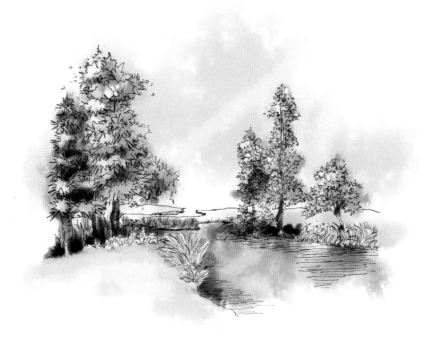

芬多精，又称为植物杀菌素，它是植物自卫的结果。大量研究表明，植物挥发的芬多精同样能够帮助人类杀死病菌，患有哮喘、肠胃炎、感冒、糖尿病、痤疮、湿疹等疾病的患者，都非常适合到森林里去疗养。另外，人在森林里长时间吸入芬多精，可以促进新陈代谢，使细胞恢复活力；可以刺激神经，保持精力集中，工作压力大的人可以借此减轻压力感。

问题一：芬多精的主要化学成分是什么

人们在森林所呼吸到的芬多精，是由树叶、树枝、树皮、灌木、草本、凋落物、蘑菇和苔藓植物等释放的挥发性物质的混合物，包含多种类型的化合物，主要是芳香性碳氢化合物，其中以萜类化合物为主。

问题二：森林芬多精的时空分布有什么特点

森林中芬多精的含量随季节变化，在夏季增加，在冬季降低；有些种类的芬多精白天多一些，有些种类芬多精晚上多一些。在水平分布上，与森林边缘相比，森林中心部更多一些；在其垂直分布上，芬多精更趋于集中在地面。另外，某些芬多精只在空气湿度足够大时才有，所以在晨雾中步行感觉非常好。

问题三：不同树种分泌的芬多精差异大吗

不同树种分泌的芬多精差异较大，针叶林中芬多精的组成成分相对简单，市面上销售的很多精油都是用针叶树提取的。阔叶林由于组成树种比较多，所以芬多精组成成分不是特别固定。

6.4　你了解森林中的芬多精吗？

树先生

作为森林疗养的主要作用因子，芬多精被公认为是最好的"抗菌剂"。芬多精的成分复杂，并不是单一或有限几种化合物，而是以烯萜类化合物为主的一大类复合物质。总是有朋友问我：什么树种芬多精分泌得多？不同树种分泌的芬多精是否有不同作用？芬多精中有哪些有效成分？过去被问到这些问题时，我都会感到"头大、眼晕、嗓子眼发咸"。

关于芬多精、植物精气和植物挥发物的研究并不是很多，而且大部分研究是孤立的，并没有实现体系化。已有研究表明，不同植物所分泌的芬多精是不同的，甚至同一植物不同部位所分泌的芬多精都是不同的。现阶段，确定芬多精有效成分的研究还非常少，而笼统讨论森林中芬多精的多少也没有任何意义。针对某种林分可能存在的特殊功效，来确定芬多精的有效成分，这是未来森林疗养研究的重点之一。

我们将现有"植物 - 功效 - 有效挥发成分"的研究整理成一张表，供大家参考（表 6-1）。

表 6-1　"植物 - 功效 - 有效挥发成分"研究

有效挥发成分	功效	代表性分泌植物
杜松醇(α-Cadinol)	预防龋齿	侧柏
樟脑(Camphor)	局部刺激、清凉	樟树
柠檬醛 (citral)	降低血压，抗过敏	蔷薇
百里香酚 （thymol）	祛痰、杀菌	百里香
松节油 （turpentine）	祛痰、利尿	松树
松醇 （Hinokitiol）	抗菌、生发	刺柏、台湾扁柏
冰片(borneol)	提神、觉醒	冷杉、云杉
薄荷(Menthol)	阵痛、清凉和局部刺激	薄荷
柠檬烯(limonene)	溶解胆固醇引起的胆结石	美国扁柏、橘子

7

森林与生理健康

　　随着森林疗养的不断发展，针对森林在治疗生理疾病方面的功效，国内外相关研究机构已取得了许多研究成果。同时，"森林医学"这一新兴学科的迅猛发展，也将带领森林疗养在保健、医疗领域发挥更加重要的作用。

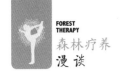
7.1 森林医学——和生活密切相关的科学

树先生

什么是森林医学

近十年，一门介于林学和医学之间的边缘学科迅猛发展起来，国际上称之为森林医学。森林医学最初主要研究森林浴的功效，后来研究领域不断扩展，逐步开始解明森林刺激带来的生理非特异性效果，并为森林浴、森林养生旅游、森林疗养等提供理论支撑。

什么人在做相关研究

日本森林医学研究非常发达，各类森林医学研究机构很多。早在林野厅提倡全民森林浴时，便定期组织森林浴交流会。后来林野厅陆续发起了"针对老龄化社会的森林研究计划""森林环境对人体生理影响研究"等，奠定了现代森林医学研究的基础。韩国紧随日本脚步，在20世纪80年代，开始收集森林与健康的数据。为了方便跨学科交流，韩国医生和林业技术人员联合设立森林疗法论坛，忠北国立大学研究生院还设立"森林疗法系"。在欧洲，基于COST（European Cooperation in the field of Science and Technical Research），有22个国家参加了"森林、树与健康和福祉"（Forests, Trees and Human Health and Wellbeing）研究项目。另外，国际林业研究机构联合会（IUFRO）设有"森林与健康特别委员会"，对发展森林医学发挥了重要作用。其实，中国相关研究也很多，浙江省医院、清华大学等机构均有尝试，只是研究成果分散，需要进行成果集成和再研究。

有哪些研究成果？

（1）森林可以降低皮质醇、肾上腺激素等人体应激激素的水平（图7-1）。

（2）森林可以增强副交感神经活动，减弱交感神经活动（图7-2）。

（3）森林可以调节血压和降低心跳数（图7-3）。

（4）森林可以缓和心理紧张，增加活力（图7-4）。

（5）森林可以提高自然杀伤细胞的活性和数量，增强免疫力（图7-5）。

（6）森林可以增加抗癌蛋白的数量（图7-6）。

文中图片（图7-1～图7-6）引自《森林医学》（王小平等，2013）。

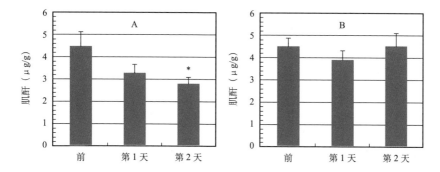

图7-1 森林浴（A）和城市浏览（B）对男性尿中肾上腺素浓度的影响

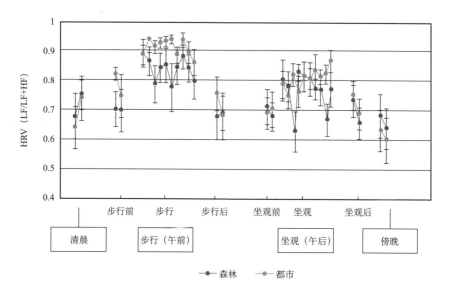

图7-2 森林和城市中的交感神经变化

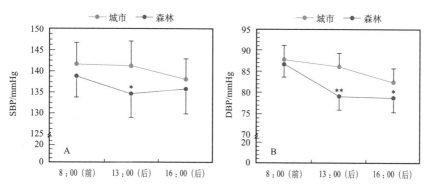

图7-3 森林和城市中步行对收缩压（A）和扩张压（B）的影响

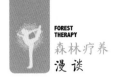
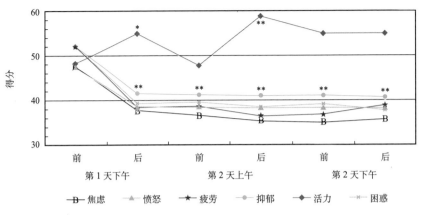

图7-4　三天两夜森林浴对女性受试者POMS分数的影响

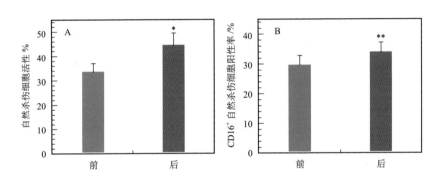

图7-5　植物杀菌素对人体NK细胞活性的影响

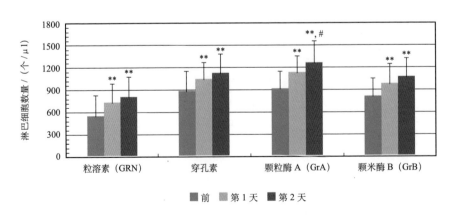

图7-6　森林浴对GRN、穿孔素及GrA/B表达淋巴细胞的影响

7.2 哪些疾病适合森林疗养

树先生

森林疗养适用症和治愈效果

森林疗养绝不是包治百病，据国外研究，森林疗养发挥作用有"森林—心理""森林—生理"和"森林—心理—生理"三种途径，适用症也仅限于下表。顺便科普一下，个体差异就是"有人效果明显，有人效果不明显"。

表 7-1　森林疗养发挥作用的三种途径

途径	适用症	适用性	作用因素
"森林—心理"	**心理疾病**。如强迫症、不安症、更年期障碍、酒精依赖症、惊悸、摄食障碍等	个体差异大	五感的舒适性（视、听、触、嗅、味）
"森林—心理"	慢性闭塞性肺炎、哮喘、消化性溃疡、过敏性肠炎、抗癌	个体差异小	芬多精、负氧离子及森林小气候等
"森林—心理—生理"	**与压力有关的疾病**。如肥胖、高血压、糖尿病、高血脂、冠心病、心肌梗死、斑块脱发等	个体差异大	五感的舒适性（视、听、触、嗅、味）

7.3 一只小白鼠的"森林浴"

树先生

城市中，老鼠通常是沿着墙根行走的。如果让老鼠在森林里待一段时间，情况会发生哪些变化呢？有些学者以小白鼠为对象，做过类似实验，结果发现：与城市环境相比，森林环境中小白鼠在开阔空间的活动时间更长。以我们对老鼠的了解，这足以说明老鼠胆子变大了，可能反映出森林环境对小白鼠紧张程度和认知能力的影响。

2015 年，《林业科学》刊载过中国林业科学院王成研究团队的一项研究成果。通过一系列实验，研究团队发现，森林疗养对改善小白鼠精神状态、提高小白鼠记忆和认知能力有很大帮助。也许你对精神层面的研究成果有疑虑，其实研究团队还有更直接的研究成果。在同样的饲养条件下，森林环境中的小白鼠平均体重要明显高于对照组，也就是说通过"森林浴"，小白鼠长

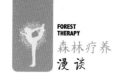
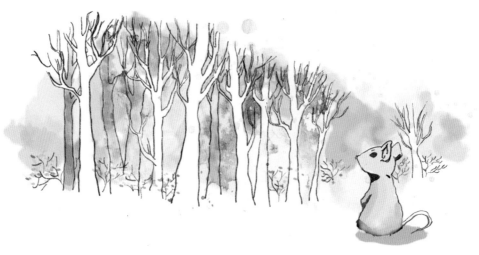

胖了。我们常说心宽体胖，其实只有"心宽"才能"体胖"，而这一规律对于小白鼠来说同样适用；另一方面，进入森林环境之后，小白鼠的排便粒数逐渐减少，这也进一步证明森林环境对小白鼠具有精神放松作用。

上述研究采用实验方法是"旷场行为分析"，国际上通行用这种来评价森林挥发物对人体健康的影响。目前落叶松、香樟、侧柏、白皮书、毛竹、珍珠梅等树种的挥发物，已经被证明能够影响人体的自发行为；另一方面，日本森林疗养协会主导的森林疗养基地认证，通常是通过招募高素质的志愿者来完成。尽管志愿者都是来自日本顶级的大学，但志愿者之间的个体差异依然很大。这个问题一直困扰着认证的组织者，或许小白鼠的旷场行为分析能够为我们提供另一个解决思路。

7.4 血脂高怎么办

树先生

在过去 30 年间，国人的膳食结构发生了很大变化，由此也引起一些问题，高血脂便是其中之一。有专家估计，我国 30 岁以上的成年人中，10%～20%患有高血脂，总人数超过 9000 万。高血脂本身并不可怕，但是它会引发一系列其他疾病，如动脉粥样硬化、冠心病、胰腺炎等。2015 年因病故去的中国人中有 1/3 死于心脑血管疾病，而高血脂可能是罪魁祸首。

在日本森林疗养协会提供的一份森林疗养效果清单中，专家普遍认为森林疗养对高血脂的预防和治疗效果还有待进一步研究。2015 年，解放军 313 医院的一项研究成果，为森林疗养有效治疗高血脂增加了新证据。研究者将患有轻中度高血脂的男性基层军官随机分为两组，一组只接受常规疗养；另一组在常规疗养基础上，每日早晚进行森林漫步和腹式呼吸，每次 30 分钟；但是两组均不服用任何降脂类药物。15 天之后，研究者重新测定疗养对象的血脂水平。结果发现，两组疗养对象的血脂水平均有明显下降，但接受森林疗养的军官血脂下降程度更大，而且与对照组之间的降幅差异具有统计学意义。

高血脂分为原发性和继发性两类，原发性与先天遗传有关；继发性多数是由于代谢紊乱，与饮酒、吸烟、饮食、体力活动、情绪活动等有关。对于继发性高血脂的治疗，控制体重、运动、戒烟和调整饮食都是有效的治疗方法。另外，很多研究者认为，森林中的负氧环境对轻中度高脂血症有较显著疗效。陶名章等人利用负氧离子发生器，对高脂血症的临床效果进行过深入研究，结果表明，与传统药物治疗相比，负氧离子能更有效地降低高脂血症患者的三酰甘油水平。

7.5 森林疗养治疗高血压的可行性

树先生

中顿别町是北海道北端的一个镇，人口约 2200 人。小镇四面被群山环绕，80% 的土地都是森林。当地也没有工业，经济主要以畜牧和林业为主。但是当地的"敏音知岳"温泉很有名，好多客人会专程来此体验。

中顿别町医院有一位叫住友和弘的内科医生。住友和弘出生在当地，儿时经常爬山，在森林中抓虫子，对当地森林了如指掌。2006 年，住友和弘以当地上了年纪的高血压病人为对象，实施了森林疗养临床试验，所有患者的血压都恢复到了正常值。这个实验结果，也在同年举办的日本森林学会年会上发表了。步行或运动之后，血压当然会上升，但是定期持续开展森林漫步，平常时候的血压就降低了，并逐渐接近正常值。

在这个临床试验之前，住友和弘邀请普通市民体验森林疗养。市民在森林中漫步后，直接去泡温泉，这种森林漫步＋温泉疗法的方案效果显著，参加者的血压和紧张度都大幅缓解。在普通市民试验的基础上，住友和弘考虑老年人运动承受能力，合理把握森林漫步时间和漫步强度，为治疗老年人高

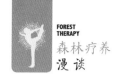
血压病提供了一套完整方案。

其实，当地人对森林疗养认可度很高，基于树木精油的芳香疗法被广泛应用，市民认为树木精油能减轻精神压力，能够预防高血压、高血脂和糖尿病等生活习惯病。当地农业高校的学生，甚至提议以奶牛为对象开展芳香疗法实验，但最终因为牛舍空间不容易控制，并且获取奶牛唾液进行检测也不容易，这个实验没有成功。

7.6 如何预防老年痴呆

树先生

"总是觉得被盗、晚上不睡白天睡、无缘无故责怪人……"如果家里老人有这些症状，你需要注意了，这些可能是老年痴呆初期症状。

老年痴呆是发生在老年期及老年前期的一种神经活动失常，主要表现为记忆、思维、分析判断、空间辨认和情绪控制等方面的障碍。老年痴呆仅次于心脏病、癌症和中风，已成为成年人致死的第四大原因。目前我国已经进入老龄化社会，老年痴呆患者在逐渐增多。据报道，我国65岁以上人群老年痴呆患病率为5%，80岁以上人群患病率达40%。老年痴呆随时间推移病情逐渐加重，病程可长达10～20年，给自己和周围人带来无尽的痛苦和烦恼，引发的社会问题不能小觑。

崔德华先生是北京大学神经科学研究所教授、北医三院阿尔茨海默病研究首席专家。在一次森林疗养研讨会上，我们有幸请到崔德华先生，详细介绍了"森林运动与脑健康以及老年认知障碍预防"方面的最新研究成果。

森林运动有助于健脑

运动能够促进血液循环和呼吸，脑细胞由此可以得到更多氧气和营养物质供应，使得代谢加速，大脑活动越来越灵敏。另外，通过机体运动，可以刺激大脑皮层保持兴奋，从而延缓大脑衰老，防止脑动脉硬化。森林环境是典型的富氧环境，森林运动可以达到事半功倍的脑保健效果。

预防比治疗更现实

对老年痴呆尚无有效治疗方法，目前主要以预防为主。医学界普遍认为，治愈老年痴呆最好的时机，也是唯一的机会，就是在没病的时候开始预防。如果从现在开始，每周做3次40分钟的有氧运动，就能够有效预防老年痴呆。有氧运动的方式很多，森林快步走比较适合中老年人。当然，平常多动脑，少吃含有反式脂肪酸的食物，多吃不饱和脂肪酸，多吃蔬菜水果，多吃五谷杂粮，及时补充维生素 E 和维生素 B$_{12}$ 也是预防老年痴呆的有效措施。

7.7 走进森林，摆脱失眠

树先生

城市生活节奏快，人们要面对激烈竞争，要处理纷繁复杂矛盾，长期处于高度精神紧张状态，很多人都有失眠问题。有资料显示，欧洲失眠发病率约为 22%，我国失眠发病率也超过 17%。研究表明，引发失眠的原因是多方面的，而治疗失眠的方法也有很多种。服用安眠药物是最直接、最有效的一种方式，但是服用安眠药物会影响次日认知能力，而且长期服药还会产生药物依赖等不良后果。

飞行员训练强度大、从业风险高，容易发生睡眠障碍。而睡眠不足会严重影响飞行员的注意力、警戒力、记忆力和判断力，增加飞行风险。为了避免产生药物治疗的不良后果，现阶段主要是通过物理治疗方法来改善飞行员的睡眠状态。2014 年，沈阳军区兴城疗养院尝试用"森林浴"对飞行员睡眠障碍进行干预。研究者将睡眠指数相同、年龄相近的飞行员分为两个小组，一组只接受常规疗养，另一组在常规疗养之外每天接受一个半小时森林浴。三周之后，研究者对飞行员的睡眠质量进行重新评估。结果发现，接受森林浴的飞行员的睡眠质量改善程度要明显优于常规疗养组。

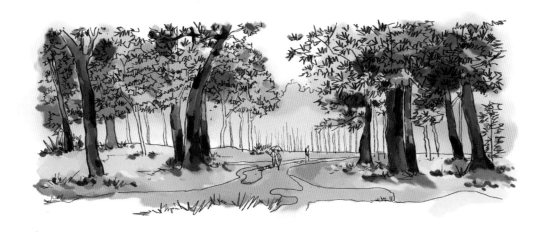

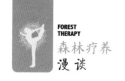

其实有关"森林疗养和睡眠改善"的研究并不是个案。广州军区疗养院调查分析了"森林疗养"对 323 名军队疗养人员睡眠质量的影响，发现"森林疗养"对提升睡眠效果、睡眠感受、睡眠可持续性和缩短睡眠潜伏期等具有显著效果。森林疗养改善睡眠的机理目前还不明了，但是大量临床研究表明，森林中的负氧离子能够促进单胺氧化酶 (MAO) 的氧化脱氢基，降低脑及组织内的 5- 羟色胺 (5-HT) 水平，对自主神经系统有良好的调节作用，能够改善睡眠和调节神经衰弱。

如果你也有失眠的苦恼，不妨去尝试一下森林疗养。但是需要强调的是，引发失眠的原因是多方面的。在专业人士的指导下，采取更有针对性的措施，才能发挥最佳的森林疗养效果。

7.8 如何拯救我们的"五感"

树先生

（1）城市人的"五感"越发迟钝。我虽然是学林业出身，但在接触森林疗养之前，从没有认真比较过进入森林前后感官的变化。半个月前，我和北京林业大学几位老师去共青林场寻找适合森林疗养的地方。共青林场临近首都机场，之前我多次去过，有些地方会隐隐听见头顶上飞机飞过，因此重点是寻找一处安静森林。后来大家找到了一处公认的"安静"的地方，但是一周后再次来到这片森林，通过一天森林疗养之后，大家却发现"这个地方怎么会有这么多飞机啊？"。我想飞机航线是很少变化的，变化的是我们听觉感知能力。为了适应嘈杂的城市，我们听觉正变得迟钝；通过森林疗养，我们听觉又开始变得敏锐了。

（2）感受力敏锐优势多。强烈的好奇心，敏锐的感受能力，美国著名心理学家加德纳（Howard Gardner）将其称之为"自然感知能力"。加德纳认为智力不是一种能力而是一组能力，应该包括语言、数学逻辑、空间、身体运动、音乐、人际、自我认知、自然感知等八个方面，这就是智力多元论。自然感知能力包括视觉、听觉、嗅觉、味觉和触觉五个通道，你会发现拥有敏锐感知能力的人，可以随时区分自然界事物，能观察到他人无法察觉的细微之处，他们喜欢户外运动，对自然和科学感兴趣，对环境和濒危物种表现出强烈的保护意识……

（3）孩子比大人更需要"拯救"。远离自然，感受和认知能力会明显下降，这件事正逐渐形成共识。我们的城市中，很多人都需要拯救，不仅仅是成年人，也许孩子们问题更严重。最近，《林间最后的小孩——拯救自然缺失症儿童》这本新书受到很多人追捧。儿童是人类成长的重要阶段，远离自然会让儿童失去对生命的体察，并且容易生病。该书的作者预测，自然缺失有可能导致下一代人的平均寿命下降，最终对整个地球的生态环境产生巨大影响。当儿童不再接触自然，很多心理问题都会出现，比如，抑郁、孤独、注意力分散等。儿童体质状况不佳也可能与自然缺失相关，但最好的促进方式不是加强体育锻炼，而是多到自然环境中放松。

7.9　气候性地形疗法，心血管疾病患者的福音

树先生

气候性地形疗法是德国认可度较高的替代治疗方法之一，主要用于心血管疾病的康复。这种疗法的治疗周期为 3 周，能够适用医疗保险，据说非常受市民欢迎。气候性地形疗法主要利用冷空气、风和太阳光线等气候要素，选择适合自己体力的步行路线和步行速度，在保持低温刺激体表面的同时，通过在山林中穿行，锻炼身体各项机能。当然山林步道是经过细致设计和计算的，如果以治疗为目的，患者的运动量还需要医生处方。研究表明，气候性地形疗法的运动效果，是普通运动的 2 倍以上。

之前我们一度认为，德国的气候性地形疗法等同于森林疗养。实际上德国很多辅助替代治疗方法都依赖于森林环境，科耐普疗法是这样，气候性地形疗法也是这样。目前国内气候性地形疗法的实践还未见报道，但是日本在2008 ~ 2009 年，曾经建设了一批气候性地形疗法步道，并且通过了德国慕尼黑大学认证小组的认证。

上山市是山形县东南部的一个小镇，人口 3 万左右，这里有日本第一也是目前唯一的气候性地形疗法步道。上山市的气候性地形疗法步道是依托藏王高原浅山区的山林资源修建的，2008 年修建了西山、叶山和藏王高原坊平 3 条步道，2009 年又在虚空藏山、三吉山和藏王高原坊平修建了 5 条步道，总共有 5 处 8 条步道。这些步道中，海拔在 200 米左右的有 6 条，剩下 2 条海拔在 1000 米左右。慕尼黑大学认证小组鉴定了这些步道的高差、累积高差、坡度、日照等辐射条件、不同步行速度的运动负荷之后，设定了步道的难易程度，为心血管病医生提供参考。

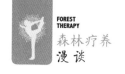
7.10 让皮肤焕发光泽的森林疗养

树先生

如何让皮肤焕发光泽

（1）化妆品都有一点副作用。总体来说，中国女性没有日韩女性那么爱化妆。但最近几年，不化妆坚决不出门的女性迅速增加，化妆品消费量也在迅速增加。现在很多化妆品都宣称滋养皮肤和对皮肤无害，但作为化学合成品或含有防腐剂的生物合成品，涂在皮肤上，或多或少都有一些副作用。

（2）皮肤休养很重要。经常用矿物性化妆品，皮肤容易被酸化。皮肤粗糙、失去光泽，多是因为酸化的结果。一些有经验的女性会刻意宅在家里几天，不化妆，让皮肤休息下，透透气。这是保持皮肤活性的基本措施，如果想使皮肤焕发光泽，还是应该调整身体，让皮肤机能恢复。

（3）直接沐浴芬多精和负氧离子是王道。我们的建议是，你抽出两天时间不化妆，接受森林疗养，让皮肤直接沐浴芬多精和负氧离子，这样保养效果会更好。经观察，有森林疗养经历的女性朋友，疗养前后皮肤光泽和气色变化非常明显；另一方面，如果被化妆品或香水味道笼罩，有可能会影响同行者的森林疗养效果。

7.11 尘肺，如何治疗效果好？

树先生

2015 年, 44 岁的尘肺病人何开宏死了，最终没能坚持到儿媳进门那一天。何开宏的故事感动了很多人，也让我们认识到尘肺病的可怕。尘肺病是国内主要的职业病之一，保守估计全国现有 60 万例的尘肺病人。尘肺病是长期吸入生产性粉尘引发的，这种病变不可逆，目前尚无彻底治愈的方法。尘肺病人主要是农民工，昂贵治疗费用让很多人望而却步，大多数人像何开宏一样，最后选择在家等死。

在福建省南平市，有一家职业病防治院（现在已整合为南平疾病预防中心）。从 1993 年 6 月至 1996 年 11 月，该院尝试通过森林疗养对尘肺病人进行康复治疗。在茫荡山腹地的森林康复中心，每天上午 8 ～ 10 点，医护人员带领病人到较远处原始森林里散步；下午 3 ～ 5 点，病人或在近处森林中散步，或搬只活动椅，三五成群地在林中聊天。这样的森林疗养共有 4 个疗程，每个疗程为 15 天。

陆玲香对 36 位尘肺病人进行调查后发现，经过森林疗养，尘肺病人的主要症状得到明显改善。虽然森林疗养不能治愈尘肺病，但是通过护理干预，显著增强了病人的抵抗力，阻止病情恶化，延缓了发病时间，提高病人的生活质量。

表 7-2　森林疗养对尘肺病的改善情况

症状	森林疗养前（例数）	森林疗养后（例数）
头痛	27	4
头晕	25	4
失眠	9	2
胸闷	34	4
气促	29	5
咳喘	28	5

从文献上来看，南平市职业病防治院安排的康复活动，已经考虑了现代森林疗养的所有因素，与发达国家的森林疗养形态非常相似。组织者安排了丰富的体育和娱乐活动，用于排遣尘肺病人的不良情绪；膳食改善和心理疏导被纳入辅助疗养课程；组织者定期为尘肺病人安排肺功能、血象等身体检查；对于中晚期尘肺病人，在接受森林疗养的同时，组织者应适当给予药物治疗。

7.12　治愈过世界名人的森林疗养基地——日本轻井泽

树先生

轻井泽于东京，就像北戴河于北京一样，都是离大城市较近的避暑胜地。轻井泽平均海拔 1000 米左右，落叶松和白桦生长茂盛。在肺结核还是医学难题的年代，森林疗养曾让很多来到这里的人恢复了健康。上原严先生说，这里的森林曾治愈过堀辰雄、神谷美惠子等世界名人。我对此持保留态度，不是我不相信森林的康复功能，而是堀辰雄和神谷美惠子实在称不上世界名人。堀辰雄是作家，而神谷美惠子是心理学家，两位年纪轻轻地就感染了肺结核。在医生的安排下，两位来到了轻井泽，通过森林休息、漫步和调整饮

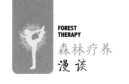

食等方式，替代药物治疗。森林中芬多精和负氧离子保住了堀辰雄、神谷美惠子的性命，两人才在各自领域小有成就。

7.13 治愈过世界名人的森林疗养基地——贝多芬的故事
树先生

贝多芬在耳聋情况下，完成了旷世巨著《第九交响曲》，哪怕是完全没有音乐细胞的人，仍不减对他的崇拜。其实，贝多芬从 30 岁就已经开始感到听觉日渐衰退，让他战胜了绝望的，不仅是对艺术的执着，还有定期的森林疗养。在医生的劝告下，贝多芬定期到维也纳郊外的巴登小镇 (Baden) 进行疗养。这个巴登小镇并非德国巴伐利亚州的巴登，但是这里的森林、硫黄温泉和溪谷同样非常有名。贝多芬在这里过着隐士的生活，每日到林中漫步，纾解耳聋的烦恼。贝多芬不止一次说，巴登的环境让他想起了他的出生地。言外之意，贝多芬找到了安全感，心里有了归宿。所以从心理层面来看，森林疗养对贝多芬的治愈效果是非常显著的。

其实，听力下降之后，贝多芬数次想过自杀，遗书也写了好几次。任何人面对压力和挫折的时候，都不免失落。如果你在工作和生活中感受到压力过大，不妨来体验一下森林疗养。

在巴登小镇，贝多芬经常散步的线路被保留至今，命名为"贝多芬之路"。现在，为了增进健康，又专门设置了一些必要的标示。但是，依然保持细沙铺装，便于行走而又安静。

7.14 治愈过世界名人的森林疗养基地——英国 Pitlochly
树先生

夏目漱石在日本近代文学史上享有很高的地位，旧版壹仟日元的人物头像便是夏目漱石，漱石是他的笔名，取自"漱石枕流"（《晋书》孙楚语）。1900 年，夏目漱石前往英国留学两年。刚到英国的时候，日式英语在英国没有了用武之地；国家给的留学经费也不太不够花；偏偏这个时候，妻子的来信也中断了；一系列挫折让夏目漱石患上了神经衰弱症。当代城市人如果同时承受三个方面的压力，生理或心理上难免也会出现一些问题。当时英国的一个叫 Jonn Henry Dixon 的亲日分子帮夏目漱石渡过了这一关，Jonn 本身是一个医生，他把夏目漱石接到了 Pitlochly，Pitlochly 地处高原，空气清新、溪水潺潺、森林茂密，是英国有名的疗养胜地。在 Jonn 的悉心安排下，夏目漱石每日在森林中爬山、散步，与当地农民闲聊，在这里悠闲地度过了三周，神经衰弱症显著缓解，才得以继续学业。

7.15 在森林少的地方容易患癌症

树先生

影响癌症发生的面源和点源因素有哪些

癌症是威胁人类健康的第一杀手。影响癌症发生的因素很多，有面源因素，也有点源因素。社会经济综合发展水平高，市民健康意识强，预防保健措施得当，就不容易患癌症，这就属于面源因素。长期暴露于污染空气中会增加患肺癌和膀胱癌的风险，像大气污染这样的因素也属于面源因素。吸烟和接触特定污染物，同样会增加患癌症的风险，这对个体来说，就是点源因素。

立意巧妙的研究计划

日本医科大学做过一项研究，这项研究收集了日本各地（以都道府县为单位）癌症发生率，同时调取了各地社会经济综合发展指数（HDI）、吸烟率、森林覆盖率等可能影响癌症发生的数据。研究者通过数学方法，剔除森林覆盖率以外因素的影响，详细分析了癌症发生率和森林覆盖率的关系。研究结果显示，住在森林覆盖率低的地区人们更容易患癌症。对数据进行进一步研究发现，森林覆盖率对男性前列腺癌、肾癌和大肠癌有显著影响；森林覆盖率对女性乳腺癌、子宫癌和肺癌有显著影响。研究结果充分说明，森林可以降低癌症发生率，能够预防癌症的发生。

宏观和微观研究结果相互佐证

这项研究的主持人就是公共卫生学教授李卿博士。李卿博士之前的研究结果表明，森林漫步能够提高人体自然杀伤细胞活性，增加自然杀伤细胞的数量。这个结论已经成为森林疗养在微观层面最有力的证据之一。而本次宏观层面研究恰好能够和微观层面的研究结果互相佐证。

7.16 癌症真的可以预防吗

树先生

日本医科大学李卿教授认为，森林浴的医学效果主要有两个方面，一个

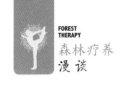

是"预防癌症";另一个是"缓解压力"。2004年，以李卿为中心，日本森林综合研究所开展了森林医学证实研究，以上两项医学效果全部得到证实。也许你会问，森林浴是怎么预防癌症的？这事靠谱吗？

（1）癌症的预防途径。人体内有一种免疫细胞叫自然杀伤细胞，简称NK细胞。现有大量研究表明，NK细胞能够诱发癌细胞的凋亡，NK细胞活性高的人，癌症发生率低。NK细胞和T细胞、B细胞等其他免疫细胞有所不同，它不能在抗原作用下增殖，所以没办法接种疫苗。李卿等人研究发现，森林浴之后，在人体血液中，不仅NK细胞活性得到显著提高，颗粒酶、穿孔素等抗癌蛋白的数量也大幅增加。这就为"森林浴预防癌症"提供了最直接、最有力的证据。

（2）森林浴的预防机理。为了证明这种癌症预防效果并不是"运动"或是"旅行"引起的，李卿等人在城市环境中做了对比试验。结果发现，城市运动或旅行之后，NK细胞的活性没有提高。所以癌症的预防机理在于森林环境，而究竟是森林环境中哪些因子起作用，现阶段的争议还比较大，但是大部分科学家倾向于芬多精的作用。

（3）预防效果的可持续性。森林浴的癌症预防效果能够持续吗？能够持续多久？这也是公众比较关心的问题。李卿等人通过实验发现，三天两夜森林浴之后的第四周，被试者的NK细胞活性仍然能和森林浴之前保持显著差异。也就是说，每月做一次森林浴的话，就能够有效预防癌症。但是对于忙碌的城市人来说，三天两夜的空闲有些不太现实。李卿等人研究还发现，"当日往返"森林浴的预防效果也具有可持续性。如果离森林不太远，无论多忙碌的城市人，也能抽出一天的时间。从这点来看，森林浴作为有效的癌症预防方法，是具有可操作性的。

（以上内容是按照日本医科大学的公开资料整理的）

7.17　你所不了解的森林漫步

树先生

在所有森林疗养课程之中，森林漫步最简单，治愈效果却是最明显。首先，森林漫步是有氧运动，可以提高体力和身体平衡感；其次，作为预防医学的一项措施，森林漫步常用于老年痴呆预防和防止摔倒练习；另外，还有报告称森林漫步具有缓解身心压力、调整自主神经的效果。其实，森林漫步的治愈效果远不止这些。

日本医科大学做过一个实验，受试者 12 名为 37 ~ 55 岁的健康男性，受试者在长野县饭山市接受了三天两夜的森林疗养，疗养课程只是住宿和森林漫步，结果发现受试者体内的自然杀伤细胞（NK）数量和活性都有显著提高。自然杀伤细胞是癌细胞的克星，自然杀伤细胞能够控制住癌细胞的数量，人体就平安无事，反之麻烦就大了。

日本医科大学还做了一个补充实验，同样的人、同样星级的酒店、同样的漫步方法，受试者在名古屋接受了三天两夜的城市旅行，结果发现受试者体内的自然杀伤细胞的数量和活性都没有变化。虽然两个实验的机理还无法完全解明，但这种治愈力一定是源于漫步和森林环境。

这个实验是森林疗养发展过程中最重要的实验之一，实验主持者李卿博士实际是哈佛大学毕业的中国人。李先生多次自信地说，他的这个成果能够冲击诺贝尔奖。羡慕之余，我们也很感叹，我们什么时候也能网罗全世界最优秀的智力资源？

7.18　天气与健康的关系，你了解吗

树先生

天气直接或间接影响着人类健康。中医早就总结出，春季多肝病，夏季多暑病，秋季多肺病，冬季多肾病，周而复始。与森林医学一样，现在有一门交叉科学，专门研究天气对人类健康影响规律，医生们称为气象医学，做气象的人称为医疗气象学。通过大样本统计，一些疾病发病规律与天气之间的关系逐渐明朗。

①脑梗死患者的发病多见于气温高、气压高和相对湿度较低的气候条件；②急性心肌梗死的发病与冷暖气团交替和低气压有关；③脑出血的发病多见于低温的天气过程；④在南方地区，高血压发病与冷暖交替频繁有关；⑤空气温度、湿地影响鼻黏膜干燥程度，干冷空气容易诱发哮喘、肺气肿和气管炎；⑥关节炎和风湿痛受多种气象因素的综合影响，气压低湿度大，多数患者症状恶化；⑦大部分感冒是由于气温低、风速大，机体受凉而引发的；⑧乏力、倦怠、不思饮食、睡眠障碍等症状也许和气压过低相关；⑨在心理方面，季节性情绪失调症 (SAD) 患者惧怕寒冷和阴暗。

未来，也许会有医疗天气预报，对特定气象条件容易诱发的疾病做出

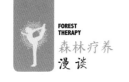

提醒。市民要根据气候变化主动自我调节，以保持人体健康。如果无法调节呢？建议寻找身边合适的小气候条件地区，舒服地住几天，而与特殊地形结合的森林区域，也许是最佳选择。

7.19　丹田呼吸法

蒲公英

韩国总统朴槿惠女士的励志故事，随着《朴槿惠自传》而风靡中国。在母丧父亡的沉重打击下，隐忍长达二十余年。是什么支撑她度过凄风苦雨的满满长夜呢？朴槿惠在其自传中提到了丹田呼吸法，这种方法对其精神健康帮助颇大。丹田呼吸法与森林疗养中实施的腹式呼吸有什么联系吗？

查阅有关资料得知，丹田呼吸法是中国传统的养气方式，西方将其表述为腹式呼吸法。仅仅是东西方的表述不同而已，当然也有人认为丹田呼吸法的内涵更为丰富。

与腹式呼吸法对应的是胸式呼吸法。腹式呼吸改善的是浅呼吸，即胸式呼吸造成的腹部 2/3 部分旧空气沉积问题。氧气对人体的作用尽人皆知，运用腹式呼吸能够让体内充分取得气的功能，摄取更多氧气。这将有助于净化血液，更能促进脑细胞活性化，可以使脑波维持在 12 赫兹以下。

呼吸器官虽然具有自律机能，但它是由意识和无意识二者支配着的。所以有意识地加快或放缓呼吸，对两种呼吸方式进行切换是可以实现的。

中医所提到的养生，其中重要一点就是练气，以及呼吸法的运用。民间也有紧张时候深吸一口气的说法。森林疗养培训的小野老师也多次讲到紧张焦虑或运动状态时一般是胸式呼吸，调动的是交感神经。而腹式呼吸调动的是有助于情绪舒缓放松的副交感神经。呼吸竟然也有如此奇妙的功效。

到森林里去，冥想休憩散步，再来一次深呼吸。有兴趣的朋友们，和森林疗养师一起接受自然的馈赠吧。

7.20　呼吸方式关乎健康

蚂蚁

在前两次森林疗养师培训过程中，小野老师一直在强调呼吸方式的重要性，培训内容多处涉及"呼吸如何迅速调节身心"。今天，蚂蚁先生将从心理学角度，来说明呼吸方式为何如此重要。

从"气"字写法，看"呼吸"作用

气在古代有两种写法，"炁"和"氣"。"炁"由"无"和"灬"构成，"灬"代表火，无火是平静安详，表达了平心静气、无思无虑，犹如从母体中刚刚出生，纯自然本性而无社会化状态，可称"先天之气"。而由"气"和"米"构成的"氣"，表示与五谷有关，亦称"后天之气"。由此可见，气有两种，一种与精神状态关系较大，而另一种与物质摄取有较大相关。所以对气的摄入，是生命的根本，一方面关乎着我们的身体机能；另一方面影响我们的精神状态。

调整呼吸，对抗焦虑

道家的养生，禅宗的观呼吸，甚至是心理学中催眠（催眠大师埃里克森开创的埃式催眠法正是通过对呼吸的观察建立起来的），包括现在流行的正念疗法，无一例外都是从呼吸开始，所以呼吸对于调节心理健康有着极其重要的作用。精神分析心理学家认为，呼吸正是为人类提供了一种重塑的可能性，也是使心理治疗发生作用的必要条件。而精神分析所提倡的治疗理念回溯到早期童年创伤，修复创伤的基础恰恰是呼吸所提供的。另外，蚂蚁先生长期临床观察发现，调整呼吸是抗焦虑最好的方法，能建立稳定的自我意识与觉察能力。简单地说就是，如果能进行平稳透彻的呼吸，这样的状态更接近当下。

腹式呼吸，找回"变形"前的生活

伴随着成长，人类的感觉会逐渐发生变形。你可以观察自己，吃东西没有小时候香，玩没有小时候投入。呼吸方式也是变形的，健康的婴儿或是睡眠时，呼吸是以腹式呼吸为主；而多数成年人呼吸主要以胸式呼吸为主。做个简单的测试，你一只手摸着肚子，一只手摸着胸部，就能看出自己是什么呼吸方式。现在有些人甚至睡眠时都是用胸部在呼吸，这里面有一个很重要的原因就是焦虑所致。为了适应焦虑状态，身体必须用胸部呼吸方式来快速汲取氧气。反过来，如果想要缓解焦虑状态，腹式呼吸是一项有效措施。在森林疗养过程中，疗养师会引导体验者做腹式呼吸，就是这个道理。

8

森林与心理健康

现代化人工环境、泛滥的信息、更残酷的竞争等，导致当代中国精神疾患和心理问题变得十分普遍。而几百万年以来根植于人类基因中的对于自然的亲近，又让我们能轻易被森林治愈。或许，自然与艺术不只是生活的调味剂，还是必需品。

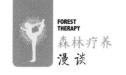
8.1 从医学心理学角度看森林疗养发展方向

树先生

有一个让我印象很深刻的段子。"周总理只喝酒不抽烟，活了73岁；毛主席只抽烟不喝酒，活了83岁；邓小平既抽烟又喝酒，活了93岁；而张学良吃喝嫖赌样样都来，活了103岁……"这个段子与健康相关，说的也是真实案例，但样本数很小，不具有统计学意义。找出这个段子，不是想告诉大家抽烟喝酒于健康无害，而是想让大家明白，也许不良情绪和精神压力对身体的伤害要超过烟酒。

记得上学的时候，每个期末考试冲刺之后，我都会毫无例外地感冒一次。很多人也会有这样的经验，生活中发生应激事件之后，当事人多半会患上冠心病、患消化性溃疡或哮喘等疾病。所以对于健康问题，也许"身心统一"是我们需要坚持的观点。现在有一门边缘学科，叫做医学心理学（Medical Psychology），它介于医学和心理学之间，主要研究情绪和心理行为对疾病发生、发展过程的影响机制。心身相关理论是医学心理学理论的核心，大量研究表明，心理因素可以影响大脑分泌信息素，直接作用于大脑以外的躯体各器官，从而影响人体健康。

回到森林疗养，我们提出森林疗养作用机制包括"森林—心理"、"森林—心理—生理"和"森林—生理"三条途径。哪条途径应该是我们格外注意和优先发展的呢？我们的建议是"森林—心理—生理"途径。其实，包括森林疗养能够"提高自然杀伤细胞的活性和数量"等结论在内，大部分学者研究认为是森林疗养缓解了压力，从而促使生理指标发生改变。也就是说主要由"森林—心理—生理"途径在发挥作用，而不是芬多精等物质的直接作用。坦率地说，除了森林疗养治疗肺结核之外，森林直接作用于躯体的实践少之又少。

接触森林疗养之后，发现国内各种疗法有泛滥的趋势，任何事情都可以冠以疗法之名。最近看到一篇关于"饮尿疗法"的报道，让我惊诧不已。我不敢妄加评断"饮尿疗法"是否有效，但是对于发展森林疗养，我们必须坚持科学，决不能把"似有非有"的东西说成"有"。作为林业人，我们愿意相信森林具有神奇功能，但是未经科学证实之前，我们应该保持缄默。

8.2　在森林环境开展心理疏导的可行性

树先生

据国内一项调查，60% 居民觉得自己面临心理问题，其中 9% 愿意寻求专业心理医生。如果将心理疏导和森林结合在一起，会怎样呢？实际上在国外众多森林疗养产品之中，森林心理疏导是最成熟的产品之一。

如何进入

英国欧文说过，"人类过去、现在和未来，都始终是他们出生以后的周围环境的产物"。这个环境不只是人文环境，还应包括物理环境。英国人做过一个实验，他将一辆车漆完好的轿车停在路旁，一个月后车漆仍然完好；但是他将一辆有划痕的轿车停在路旁，仅一周时间，这辆轿车便增加了许多划痕。心理学家普遍认为，物理环境能加强或削弱心理引导效果。而在一个良好环境中，人们会变得开放和友善，容易"打开心扉"，心理疏导能够事半功倍。

通常如何创设安全环境

在心理疏导实践中，咨询师有时会发现咨询对象说话兜圈子、前后表述矛盾，很难进入咨询对象的内心世界。这可能是因为心理疏导环境让咨询对象感到不安，没有达到袒露心扉的要求。通常情况下，为了创设安全环境，咨询师会先引导咨询对象回想让他觉得安全的地方，如果没有安全的地方可以回顾，就得幻想一下什么地方能够安心。例如，一个岩石海岸、一个露天草地、一片沙漠、或一片撒满阳光的丛林等。但是如果在森林中开展心理疏导，安全环境创设这一环节，基本可以省掉。

创建森林心理疏导环境

大量心理学研究认为，森林环境对人类具有明显的心理疏导功能。但并不是所有森林都适合开展森林心理疏导，开展心理疏导的森林环境应具有以下特征：一是明亮，林中的透光率不能太低，能感觉有明亮光线从林外射进来；二是有空间感，最好是选择过熟林，林下灌草较少，树干高大，活枝下高不低于 3 米；三是安静，蝉鸣或鸟鸣不影响彼此交谈，并且不能有怪异突发声响。

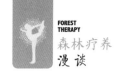
8.3 大森林不会"说教"

树先生

生活在现代化人工环境里，噪音、空气污染、信息泛滥让每个人都很焦虑。离开城市，回到那个熟悉的小山村，让身体置身于森林之中，也许自然就能恢复吧。上原严说，森林之所以具有治愈力，是因为它不会说话。在心理康复实践中，用无言森林来包容特定目标对象是很重要的一类手法。

姬路北病院是兵库县的一家精神疾病医院，以神经科和心疗内科见长。医院被山林所包围，周边还残存着田园风光，虽说不上风景秀丽，但当地生态环境一直都很不错。从 2015 年开始，这家医院按照上原严的建议，把森林疗法作为身心康复措施的一环，开展了多次实践。

在姬路北病院，是护士与作业疗法士合作，一起来实施森林疗法。大部分情况下，特定目标群体只是"来到森林之中，什么也不说，什么也不做，安静地发现自然和季节变化，感受森林对身体带来的改变"。对于有些精神疾病患者来说，"说教"和"开导"也许只会让情况变得更糟，而包容才是更难能可贵的。当然医院也开发了一些作业疗法课程，比如收集干燥落叶来烤地瓜、采蘑菇、用枯树枝制作巨大的钟表、采集花草蒸馏精油等。在大量实践的基础上，姬路北病院归纳总结了"森林疗法对精神疾患的影响要因"，并发表在第 127 次森林学会上。

无言森林手法在森林疗育中也有应用。大部分孩子都会觉得父母唠叨，有些父母挖空心思地对孩子说教，但实际教育效果并不理想。让孩子安静下来，给孩子一定空间和时间来反思自己，也许会有出其不意的教育效果。对于孩子来说，大森林不会说教，这是"森林疗育"能够取得成功的重要因素，也是孩子愿意接受森林疗育的重要因素。

8.4 为什么我们会轻易被森林治愈

树先生

行而思

来到森林，即使什么都不做，心情也会格外的好。对森林环境的反应，无论是欧洲人、亚洲人，还是美洲人，大家都是共通的。那么，我们为什么轻易感觉被治愈呢?

不完美的身体进化

人类整体进化过程已历时约 600 万年，这期间人类主要生活在森林中，绿色已经根植在人类基因里。即便是现代人，看到绿色会感到放松，这是因为绿色是森林颜色；看到红色会感到激动，也许红色暗示着森林火灾。大规模城市化生活是从工业革命后开始的，距今不过 200 年时间，在人类进化过程只是万分之一的时间。所以现代人不适应城市喧嚣、难以应对城市工作生活压力是在所难免的。

潜意识发展滞后

大约从 200 万年前开始，人类开始使用语言，表层意识逐渐发达起来。表层意识可以帮助我们创造和继承文化，也可以帮助我们使用技术。但是呼吸、睡眠、消化、记忆甚至是情绪，这些生命活动是由潜意识控制的。随着人类社会的不断进步，表层意识发生了很大变化，但是潜意识并没有发生太大变化。人类潜意识一直将森林环境作为最安心的环境，现代人还不能适应从森林到城市这种生活环境的变化。

传统医学不是万能的

随着医学技术进步，医生可以把一个人的器官换到另外一个人身上，但是面对压力引发的健康问题，面对患者内心不安和身体失调，传统医学却又无能为力了。替代医学又称为非传统医学，它是传统医学的必要补充。实际上在欧洲，替代医学被认可程度很高，人们在替代医疗方面的支出占到医疗总支出的 30% 以上。应该强调的是，当你感觉被森林治愈的时候，这不单纯是你个人感觉，而是一门科学。

8.5 健康生活离不开自然和艺术

树先生

两天的自然解说培训结束了，各位专家讲解了很多专业问题，但对我们的最大启示却是，健康生活离不开自然和艺术。在我们看来，自然和艺术不只是调味剂，让生活有了味道，更能缓解生活压力，抚平心灵创伤，找到身心健康的原点。

自然和艺术虽有不同，对生活却有相近的功效，这种功效是一种"治愈力"，可以分别称之为自然疗法和艺术疗法。从心理治疗层面来看，自然疗法和艺术疗法功效相当，不同的是艺术疗法对缓和情感冲突和改善情绪更有帮

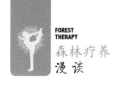
助。在森林疗养实践中，我们尝试了大地艺术疗法，将艺术疗法和自然疗法结合起来应用，同时改善心理和生理健康，体验者的总体反映还不错，这也让我们见识了艺术的力量。

生活中，如果能够保持对自然的热爱，能够感觉到灵感不断跃出脑海，并且随时有创作的激情，这种身心状态应该是健康的。如果你生活中只有工作，或是放松仅限于麻将、K 歌和电子游戏这样的方式，你就得换换口味了，多去感受一下自然和艺术的风潮吧。说实话，我除了怕蛇，对自然还算是热爱；对艺术，却是一窍不通，并且因为不通而忽略和排斥；大概很多人的心境也都一样。未来，无论物质生活怎样变化，我们都需要做出一些改变，多去接触一下自然，让生活充满艺术，这才是最健康的生活方式。

8.6 我们的"生物恋"情结

树先生

要说生物恋，得从 Edward O.Wilson 说起。Wilson 头衔很多，包括社会生物学奠基人，美国国家科学院院士、哈佛大学教授等，他擅长著述，曾凭借《论人性》和《蚂蚁》两度获普利策奖。

Wilson 一生研究成果无数，"Biophilia 假说"只是其中之一。Biophilia 从字面上看是"生物恋"意思，更多人将其译为"亲生物性"假说，即人类天生热爱大自然。确实是这样，每个人都想生活在生物多样性高的世界里。人类天性就必须与社会和自然保持情感联结，这有亲近的成分，也有恐惧的成分。但是从心理学角度出发，亲近和恐惧都是情感，这反映出人类对自然的热爱与敬畏。一旦与其他生命失去接触，我们就会出现问题。

Biophilia 假说已经在欧美地区家喻户晓，带来的益处也数不胜数。在建筑设计领域，Biophilia 理念将空气、阳光和水等生命元素融入建筑之中，尽量使用自然或仿生材料，模拟自然形态，在建筑与自然间创造了视觉和物理连接。事实证明，应用 Biophilia 理念的建筑，激发了人类与自然的联系，改善了人类感官体验，能够提高员工生产效率，能够让学生获得更好成绩，甚至能让医院的病人更快恢复健康。

科学研究也表明，接触自然可以产生神经医学疗效，例如，刺激脑部回路，降低压力荷尔蒙，以及提升思维和认知功能等。现如今，研究感官的科学家们，已不再谈"五感"了，他们认为人类有其他感官。比如，人类有像蝙蝠一样的生态定位能力，一些失明的人就利用了这种感官。

8.7 森林漫步出智慧

树先生

量子力学创始人、理论物理学家狄拉克曾这样说过："灵感并不是在拼命追寻时找到的，而是放松后浮现的。我经常星期天一个人到森林中漫步，在心情舒畅时思考一下问题。正是这段轻松时光，经常为我带来巨大成果"。

魏玛古典主义代表人物、德国著名作家歌德曾经说过："我最宝贵的思维及其最好的文章，都是在漫步时构思的"。在古希腊，亚里士多德曾在自己创立的学校，一边漫步一边和学生交流，所以亚里士多德学派又被称为"漫步学派"。

证明了"费马大定理"的安德鲁·怀尔斯也曾经提到过，森林漫步能够获得解决问题的提示；而匈牙利数学家保罗·爱多士也喜欢在森林漫步时讨论数学答案。另外，据说爱因斯坦、维特根斯坦、弗洛伊德、贝多芬、肖邦都经常通过森林漫步获得灵感。

"漫步出智慧"，这句谚语是人们从实践中总结出来的经验。对于整天在办公室伏案工作的脑力劳动者，森林漫步可使紧张的大脑皮层细胞得到放松，就像打开截留想象力河水的闸门，各种创造性思维将会一涌而出。其实，森林漫步这一全身运动，具有激活知觉、改善平衡和调整身心等多重功效。因此，作为最基本的身心康复训练手法，森林漫步是必选的森林疗养课程之一。

通过上面的介绍，我们可以了解到，森林漫步不仅是基本活动形式，还是一种调整身心健康的最佳途径。通过森林漫步，体验者可以享受森林景观的变化，提高身体的机能。与亲近的人漫步，可以助长谈兴；与初次见面的人漫步，也许能够让交流变得更加顺利。森林漫步的优点是任何人、任何时间都可以进行，而且动作缓慢、柔和、不易受伤。因此特别适合年老体弱、身体肥胖和患有慢性病人的康复锻炼。

8.8 喜欢什么样的树，反映了人格特征

树先生

日韩的森林疗养课程，有一个环节是"找一棵自己喜欢的树，然后和它独处几分钟"。我体验这一课程的时候，并没有用心寻找自己喜欢的树，独处

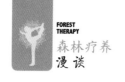
时也没有认真自我疏导，所以整个过程都感觉很无聊。我一直在琢磨，森林疗养师为什么要安排这么无聊的课程？想了好久，一直没弄明白。直到前几天蒲公英先生告诉我，心理学有一种方法叫做"树木人格投射分析"，它使我们终于找到了答案。

人格是一个人对内外环境刺激所特有的反应方式和行为模式，它与心身障碍有密切关系，常常是许多疾病发生的诱因。森林疗养师需要从体验者的人格特征出发，理解体验者的心理行为模式和压力发生机制，实施有针对性的疗养课程。如何掌握体验者的人格特征呢？"树木人格投射分析"就是评估个体人格特征的一种常用技术，它还经常作为心理医生诊断心身障碍的工具。

其实树木人格投射分析很简单，如果是在室内，组织者会引导体验者"画一棵树"，并强调"我们不是为了测试绘画技术的好坏""不是写生，请按自己的想法画""请尽量认真地画""没有时间限制""请尽量不要看旁边人的画，也不要打搅别人绘画"。然后，组织者会通过树冠、茂盛度、树枝、树叶、树干、树基、树根、地面和附属物等方面构成的绘画特征，分析体验者的外向、内向、焦虑、神经过敏、抑郁和攻击性等人格特征。在森林中，如果环境条件足够丰富，通过"找一棵自己喜欢的树"的方式，也能够准确地投射出体验的人格特征。

大量研究表明，树木人格投射分析具有很高的可信度。Aoki对96名男高中生的测试后发现，投射分析中78%的评估项目在间隔8天后仍保持高度一致。目前，树木人格投射分析形成了很多经典的结论。例如，智力低下人群喜欢裸露、枯萎或顶端开放的林木景观；摄食障碍者喜欢低矮的林木景观；活泼的人喜欢树冠开放、树干通直的林木景观；安静的人喜欢树冠封闭、下垂的林木景观；如果喜欢树上的疤痕、折断的树枝，则可能是经历了生活的创伤。

8.9 从富士康连续跳楼事件说起

树先生

还记得几年前被炒得沸沸扬扬的"富士康员工连续跳楼"事件吗？仅2010年期间，富士康就发生了14起跳楼事件，引发社会各界高度关注。为了应对事件，"加强企业员工心理疏导"首次被提了出来。在深圳市，卫生部门派出一批心理医生进驻富士康，加强对企业员工的心理辅导和心理咨询力度；相关部分还协助富士康开展文化和体育活动，缓解员工紧张情绪。但可惜的是，这些措施好像没有作为政策固定下来。

在一些发达国家，为了把握企业员工的心理负担程度，通常会对员工进行"压力调查"，并基于压力调查结果，由医生进行面谈指导。从 2015 年 12 月 1 日起，日本开始实施"企业员工压力调查制度"，将员工压力调查作为企业应尽的义务，用法律形式固定下来。森林疗养虽然和"压力调查制度"没有直接关系，但是作为最直接的预防对策，森林疗养的减压效果是被广泛证实的。所以森林疗养有望能够作为压力调查后的"自我保健方法"，得到广泛推广。

日本森林疗养协会正是敏锐地认识到了这一点。2016 年 1 月 15 日，日本森林疗养协会专门召开了名为"压力调查制度导入和森林疗养应用"的主题论坛，邀请企业人事主管、心理医生、心理咨询师、森林疗养师、森林向导等相关人士聚集一堂，专门探讨如何利用压力调查制度来推广森林疗养。此外，大部分森林疗养基地的经营者也出席了本次论坛。压力调查制度实施后，森林疗养基地究竟能够做些什么，也是这次论坛研讨的主要内容。

回到"富士康员工连续跳楼"事件，它不应当作为孤立的事件看待。据了解，富士康是国内管理较好的企业之一，很多年轻人争着抢着要进富士康，而更多中小企业也许面临着更为严重的问题。考虑到企业的竞争力，我们短时间内可能还不会出台压力调查制度。但是定期组织员工进行森林疗养，并不会增加太多的经营成本，反而对促进员工健康、提高工作效率和增强团队精神都大有裨益。

8.10 自闭症孩子和森林讲解员父亲的故事

树先生

渡边满昭是日本森林休闲协会的一名讲解员，他的孩子患有自闭症。通过特别支援教育和森林疗养，孩子的世界发生了显著的变化。从 2004 年 6 月，渡边满昭将自己的心路历程在网络上连载，据说点击量很大。

大家好，我是一个 9 岁自闭症孩子的父亲，也是一名森林讲解员。这么多年，我是怎样一步步走过来的，想一字不落地说给大家。

自闭症就像一颗定时炸弹。孩子刚出生时很健康，但 2 岁时语言开始消失了，不知什么时候，身体发育也明显落后了。我妻子预感到有些不妙，开始翻阅专业书，有时还偷偷哭泣，但是我当时没有特别上心。说实话，刚出问题那会儿，我并没有做一个父亲的自觉，也没有任何育儿经验，是个很不合格的父亲。"培养出一个热爱户外运动的小孩儿吧"，在心中我对自己这样

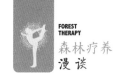

宣言。只要一有空，我就会用带着孩子去山林。记得小时候，我父亲也是这样带我的。现在想起来，这种教育方式也许是肤浅的。但是仔细观察的话，孩子的行为发生了一些变化，眼睛几乎不再斜视，开始能够听进去大人讲话，孩子自己说话渐渐多了，并且不只是用"这儿、那儿"这些词。

在森林休闲协会的朋友帮助下，孩子3岁的时候，我把他送到了"森林游园地"。这个"森林游园地"位于静冈县内，主要为有障碍孩子和家庭提供野外活动、森林疗法和森林疗育支持。后来，我自己参加了森林疗法研究会静冈分会，这个研究会以森林休闲协会静冈分会的工作为基础，每个月发起一次针对有障碍或不愿意上学孩子的疗育课程。课程内容很多，包括到山前山后摘桃子、到孤岛上钓鱼、去小溪里游泳、爬人迹罕至的山林等。在这些活动中，大人孩子都超越了年龄，我们父子经常同时开怀大笑，现在想起来都是幸福的回忆。通过这样的课程，所有参加活动的家庭，也包括我们父子，重新获得了自信与活力，也许这就是森林疗法的效果吧。

8.11　儿童心理创伤，让森林来抚平
树先生

森林是幸福教室，大树是毫无保留的教师，花草动物是活教科书，上课时还有小鸟鸣虫伴唱。不仅如此，森林也有包容度和同情心，能够平复孩子所受到的伤害，这里不排名次，也没有欺凌，出众不会被嫉妒，落后也不会被嘲笑。韩国中小学校非常注重利用森林来平复心理创伤，孩子们把森林称为"能给予幸运的福袋"。

今年11岁的小金，和爸爸在小木屋住了一个晚上，清早睁开了双眼。六点钟，和爸爸一起去林中呼吸新鲜空气、做体操，然后再爬了一小时山道。昨天晚上也过得很轻松，和爸爸一边做游戏一边闲聊，父子俩很久没这么融洽了。回到小木屋后，小金和爸爸一起准备早餐。早餐是米饭、大酱汤、炒土豆和煎鸡蛋，和妈妈准备的早饭差远了，但是小金觉得非常好吃。"昨天是爸爸帮我洗的脚，但是从今往后我要自己做了"，小金向大家发誓。在韩国南部林区，山林厅策划实施了"爸爸，去森林吧"这项活动，小金就是活动受益者。为了充分利用各类森林教育成果，2012年7月，韩国制定了"活化山林教育的法律"，计划到2017年，通过山林教育构筑起面向全民的森林福祉体系。

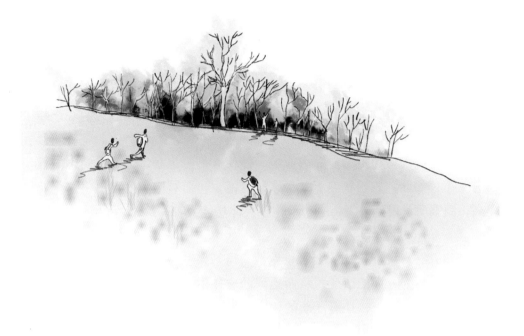

　　由于家庭变故、网络中毒和校园暴力等原因，让很多青少年置身危机之中。对于这些问题，森林不仅是休养的方法，也能够作为疗愈的手段。韩国媒体做过一项调查，79.2% 的国民和 76.4% 的患者对森林疗养持正面态度。2012 年 10 月，韩国山林厅专门策划了"预防校园暴力、平复孩子内心伤害"的森林疗养活动，2013 年这种活动增加到了 27 场。

　　通过森林疗养预防心理问题，适用于青少年，也适用于幼童。据 2012 年 4 月出版的《幼儿教育学论文集》披露，与一般幼儿园相比，森林幼儿园的孩子在身高、体重、肌肉量、敏捷性和情绪控制等方面都具有优势。韩国从 2008 年开设森林幼儿园，当时仅仅 8 家，但是 2011 年就迅速增加到 110 家。到森林幼儿园接受锻炼的孩子，从最初的 1.3 万人，迅速增加到 24 万人。山林厅计划到 2017 年，森林幼儿园要增加到 250 家，并且要新设 10 处面向青少年的山林教育中心。

8.12　欣赏美景对身体好处多

树先生

　　与芬多精、负氧离子一样，森林景观也是一类重要疗养因子。与芬多

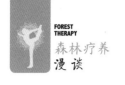

精、负氧离子不同的是，景观不能直接作用于生理，只能通过让体验者感到赏心悦目和精神愉悦，进而引发生理响应。

放松作用

根据巴甫洛夫学说，森林景观能够转移思考的兴奋点，从而消除日常精神紧张。步入风景如画的森林环境后，焦虑、烦躁、忧伤、悲观的心态趋于平复，代之以清新、悦目、愉快和欢乐的放松心态。现代科学研究表明，放松状态对提高人体免疫力有显著影响，能使人们少生病，即便患病也能很快治愈。不仅如此，放松状态下，身体耗能减少，血氧饱和度增加，消化功能提高，睡眠质量得到改善，这对于调整人体功能大有裨益。

情景暗示作用

特定森林环境能让体验者触景生情，得到某些心理暗示，也能够引发心理、生理和行为方面的改变，从而达到治愈作用。在森林中，绿叶在阳光更为柔和，小鸟在清鸣，还有淡淡的树香，慌乱状态的人自然会趋于镇静。春天，万物复苏，森林中到处是勃勃生机，颓废状态的人很容易受到鼓舞。到了秋天，森林中草木凋零，很多人都会悲秋。但如果森林疗养师用心引导，让体验者发现"叶已藏于芽中"，看似凋零，却又是蓄势待发，体验者一定会感到振奋。

森林景观的益处可不止这么多，在园林行业中，有人专门研究康复景观设计。康复景观理论应用得非常广泛，不仅是医院绿地设计，世界各地专门的医疗花园也不在少数。美国密歇根州立大学的乔安妮 (Joanne Westphal) 教授对康复景观做过界定，将其划分为医疗花园 (Healing gardens)、体验花园 (Enabling gardens)、冥想花园 (Meditative gardens)、复健花园 (Rehabilitative gardens) 和疗养花园 (Restorative gardens) 等五种类型，这些经验都可以应用于森林疗养实践中。

8.13　人类社会的生态心路

树先生

生态心理学都研究些什么

生态心理学将自然环境因素纳入心理健康标准之中，主要研究生态环境中具有功能意义的心理取向，这类研究为以自然环境为背景的治疗方法提供了新思路。心理层面的森林疗养，本质上是将生态心理学原则与心理治疗相结合，是生态心理学的重要实践。

人类的生态心路

心理学家荣格认为，人类心灵包含了全部系统。城市化进程中，在集体潜意识层面压抑了原始自然部分，逐渐成为心灵中的"阴影"，表现为对森林的恐惧，对自然的任意破坏。这些是人类心灵所致，人类自认为已经从森林中分离，就好比曾经孕育过我们的母亲，人类因为长大需要离开母亲，但是离开方式是把母亲当成了敌人和陌生人。然而逐渐地认识"阴影"的过程，能使我们自身更为完整，而这种完整性是每个个体都需要的。

如何面对"阴影"

然而，直接面对"阴影"是不容易被大众接受的，想想原始森林里的虫子、野兽和蛇，就会不由自主地毛骨悚然。这个时候，"森林疗养基地"就起到了过渡的作用，使森林疗养成为一种温和的治疗方式。并且"森林疗养基地"更能体现"养"，特别适合孩子，老年人，有躯体疾病的人，这都是城市中的治疗所不能取代的。

森林疗养是有作为的

城市化是以人类意识为主体，以控制和干预为手段，把人和自然关系看做征服与屈从。这样的城市化，势必会造成心灵桎梏，然而市民心灵滋养的需求也会愈发强烈，森林疗养势必会受到更多人的欢迎。

8.14 心在树上，不在路上

树先生

森林疗养希望每位客人都能够打开"五感"尽情体验，不用担心摔倒，无需过度为道路分心，做到"心在树上，不在路上"。所以，森林疗养步道建设有着严格的标准，也最能体现森林疗养的"三安"原则。

首先，森林疗养步道有别于登山步道，一般较为平缓，最大坡度不大于7度；很少设置台阶，如有台阶也会考虑人体力学因素，通过调整踏步高和踏步宽，尽量减少对膝盖的伤害；路面较宽，一般不低于1.5米，可以保证两台轮椅对行通过。

其次，路面铺装材料因地制宜，但是形式富于变化，避免单一路面带来的枯燥感；一般用软质铺装，如刨花、厚刨片、树皮、粉碎后的树枝、沙土等，走起来相当舒服；有特殊香味松柏类木屑也许是最好的铺装材料，但这

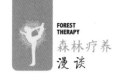
种软质路面需要每年重新铺装一次。

还有，为了最大程度减少对森林的扰动，保持森林野趣，路面铺装一般较为简易，但是要注重道路附属设施建设，在步道排水和边坡防护方面下足功夫，避免软质路面被水冲毁。

8.15 找回你的注意力

树先生

连续几天加班之后，有没有觉得自己情绪很不稳定？连续一周筹备大型会议，有没有发现领导突然暴躁了？我们都是普通人，长时间集中精力做事，很容易疲劳，导致工作效率下降、失误增多、个人情绪低下且很容易被激怒。

1989 年，Kaplan 夫妇提出了注意力恢复理论，试图能够帮助人们找回注意力。Kaplan 夫妇认为，注意力分为定向注意和非定向注意。我们早晨从床上爬起来后，洗脸、刷牙、上厕所等行为是不需要格外精力和意志的，这就是非定向注意。但是你离开家，将车子开到路上，在拥挤车流中左冲右突，半点也不敢大意，这就是定向注意。长时间的定向注意，会使大脑感到疲劳，从而引发一系列心理不适。

有一类特殊环境对注意力恢复非常有效，这类环境被称为复愈性环境(restorativeenvironment)。人们在这种环境中，身体能够迅速恢复衰退能力，内心能够体验到深层修复，可以清除思虑中的"噪音"，意识到过去不曾意识到的问题。复愈性环境是针对心理需求提出来的，涵盖范围也非常大，森林、大海、教堂、寺庙都能够成为复愈性环境。Kaplan 夫妇认为，能使人们从心理疲劳和消极情绪中恢复过来的复愈性环境有四个基本特征。

首先是距离感(beingaway)，复愈性环境是远离日常生活环境的，没有需要使用定向注意的事物。与森林地区相比，城市公园同样树木参天，但是减压效果非常有限，没有距离感可能是主要原因之一。

其次是丰富性(Extent)，复愈性环境需要丰富的内容和形式来占据视野和思维。这点不难理解，多种类型的森林和步道总能让体验者感到舒心。

然后是吸引力(fascination)，复愈性环境本身充满了吸引力，不需要努力就能专注，定向注意从而得到抑制和恢复。

还有，就是兼容度(compatibility)，复愈性环境能够满足个体的爱好与需求，比如，想钓鱼的可以去钓鱼，想划船的可以去划船，体验者不会感觉被排斥。

如果想寻找一个高质量放松的好去处，一定要记住复愈性环境的以上特征。现在，注意力恢复理论已经被用于森林疗养基地规划设计和评价，未来每个森林疗养基地都是值得你信赖的复愈性环境。

9

国外森林疗养的经验启示

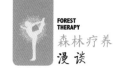
9.1 久负盛名，去了解一下德国的森林疗养

树先生

德国人也是倾向迁移到城市中居住。城市虽然有很多物质享受，但大气和噪音污染严重，再加上终日劳力劳心、精神紧张和运动不足，引发了各种文明病和慢性病。所以，德国疏导市民需要大自然的天性，鼓励市民定期到森林中住一段时间，每日跋山涉水、静思养神，享受芬多精和空气维生素(负氧离子)，驱走百病。

目前德国有 350 余处森林疗养基地，每年大约接待 30 万人，每人平均滞留时间约为 3 周。这些都是在医疗保险制度下，经医师处方前往疗养的。德国森林疗养主要有三类方法。

一是山野跋涉，在医师处方指示下，森林中土径步行。

二是枝条浴，在林间空地堆置树干和枝条，上面自动喷水，使水花四溅，木香四溢，体验者可以吸取更多负氧离子和芬多精。

三是手部浴及脚部浴，在林间空地设置各种类型的人工水流槽，体验者可以浸泡手臂、腕部，或光脚蹚水。

还有，德国人开发了很多种精油，能够在沐浴和洗漱过程使用。这些精油在森林疗养基地和市面都有销售，城市居民买回家，就能享受另一种"森林浴"。

9.2 看德国人是怎么玩转森林的

树先生

森林疗养是从德国的科耐普疗法发展而来的。知道这个信息之后，我们就很注意收集科耐普疗法的相关图片。用不着通晓德文，很多信息可以通过图片获得，而且看图比看文字更容易。今天按照树先生的理解，我们把科耐普疗法相关图片分类梳理后拿出来分享，希望能有助于你了解德国森林疗养设施和课程。

"走"

同样是森林漫步，德国森林漫步的方式有很多种，可以利用木屑铺装的步道，也可以利用没有铺装过的原生步道；可以设置晒得发烫的鹅卵石，也可以设置冷得刺骨的泉水步道。无论是哪种步道，疗养师都会建议访客赤脚体验。

"嬉"

只在森林中走来走去是远远不够的，德国森林游憩的方式非常多，访客可以去参加拓展训练，可以约上好友一起去骑自行车，可以一个人去做瑜伽，当然也可以带上孩子去戏水。

"浴"

水疗在科耐普疗法中占有很大比重，有关水疗的设施和课程非常多，包括足部浴、腿部浴、手臂浴等。有些水疗设施是可以自助使用的，也有一些水疗需要疗养师专门指导。研究表明，适时做一些水疗，对提高疗养效果非常有帮助。

"香"

回到驻地，营养丰富的食疗大餐必不可少，访客还可以继续去芳香植物园采香草，也可以在药草的作用下美美地睡一觉。

注：实际上，科耐普疗法由运动疗法（在森林中）、水疗法、植物疗法、食物疗法和调和疗法五部分组成。

9.3　以自然为"药"的德国疗养地

树先生

德国有两种医疗，一种是我们所熟知的传统西医；另一种是自然疗法和疗养地医疗。这两种医疗各具特色而又相互补充，为恢复公众健康发挥了重要作用。岩田明子是日德环境自然疗法研究所的研究员，曾长期在德国研修自然疗法，一起来分享他眼中的德国疗养地医疗。

德国疗养地的宗旨

对于有些疾病，可能去一趟医院，病征就很快消退。但疗养地医疗与传统医院不同，它是改善身体机能，消除疾病发生的潜在因素，以此来恢复健康。疗养地医疗需要停留两周以上，主要用于疾病预防和康复，以及慢性疾病治疗。在预防医学领域，疗养地医疗主要用于癌症、心脏病、糖尿病等生活习惯病的预防和早期治疗。对于慢性疾病，疗养地医疗是基于"自己的身体，让自己来治愈"这一理念，主要利用自然的治愈力。术后康复在城市中也能做，但是自由地开展水疗、运动疗法和地形疗法，在疗养地会更有优势，同时在自然中康复，据说能够缓解疼痛反应。

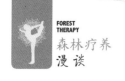
德国疗养地的条件

　　疗养地具有医疗性质的长期滞留设施，访客能够一边接受治疗，一边愉快地度过几周时间，整个地区都按照这一目标进行规划设计。一般情况下，疗养地的中心是一个疗养花园（kurpark），周边分布着很多诊所和治疗设施，除此之外，酒店、社交和文化设施也必不可少。通常，访客上午会跟着医生或疗养师做治疗，下午和晚上就是自由时间了。因此，疗养地需要有一些辅助设施，例如，能够散步或在树荫下午休的公园，能够看看书或喝一杯拿铁的咖啡馆，也需要夜晚能够一个人独享的音乐剧场。当然，成为疗养地的核心条件是自然环境的质量，毕竟在疗养地自然环境是被当做"药"来用的。在德国，温泉、海水、泥巴和气候的质量，"疗养地联盟"均制定了质量标准，有些质量标准还被各州以法律形式规定下来。如果想成为疗养地，申请地的相关设施和自然环境质量都必须接受严格的审查。

德国疗养地的种类

　　德国大约有 400 余处疗养地，每处疗养地都拥有独特环境，可以作为治疗手段供医生选择。按照疗养地的环境种类，大致可以分为海岸疗养地、气候地形疗养地、科耐普疗养地和温泉疗养地四种类型。森林具有一些不可思议的功能，例如可以挥发一种被称之为"芬多精"的杀菌物质，所以德国人很注重利用森林的医疗功能。在德国，可以说每一处疗养地都有森林疗养步道。总体来说，德国疗养地主要是利用温泉、海水、泥巴、气候和森林来恢复身体机能，而且相关研究扎实，能够区分适应和禁忌，在医疗领域应用广泛。

9.4　再说说"巴登·威利斯赫恩"

树先生

　　胡伯特·福斯特先生是中德林业合作的"老人儿"，对中德两国的林业情况都非常熟悉。前不久，贵州省林业厅想了解德国的"森林疗法"，结果胡伯特先生一脸茫然，"德国好像根本没有森林疗法"。另一方面，日本人又一口咬定，"森林疗法发源于德国的巴登·威利斯赫恩"。这究竟是怎么回事呢？

　　在德国，森林疗法包含在一种被称之为"科耐普"的疗法之中，但森林疗法并不是科耐普疗法的主角。最初，科耐普疗法是以治疗心脑血管疾病为主要目标的。近年来，随着过敏、肥胖等生活习惯病的增加，科耐普疗法开始应用于疗养实践。科耐普疗法由 5 部分组成，包括食物疗法、运动疗法、植物疗法、水疗法和顺势疗法。在科耐普疗法的运动疗法部分，林中散步这种"森林疗法"发挥着重要作用。

拜仁州的巴登·威利斯赫恩，因科耐普疗法而名声大噪。这里有 15 万公顷的市有林，专门用于提供森林疗法。疗养者到访巴登·威利斯赫恩后，首先要接受科耐普疗法医师的诊断，医师会编制为期 3 周的科耐普疗法课程。科耐普疗法医师会根据疗养者的症状，指定不同森林疗法路线，而地形疗养师会基于医师处方指导疗养者做森林疗法。巴登·威利斯赫恩的森林疗法步道总长度超过 100 千米，既有短距离平缓路线，也有长距离的坡路，能够满足疗养者的多样需求。

在巴登·威利斯赫恩，森林疗法步道设施由市政府统一管理，而森林则由营林署来负责经营。当地有 180 多家酒店和畔森，有专门的科耐普疗法医院、科耐普疗法医师培训学校和很多疗养观光场所，这些机构的工作重心都是服务科耐普疗法。从政府到医疗机构、学校，从旅游从业者到普通市民，巴登·威利斯赫恩的每一个机构和个人都对发展科耐普疗法具有使命感。正因为这样，在过去 100 多年中，科耐普疗法得到了长足发展，现在已经能够适用医疗保险。

9.5 想不到吧，英国健康步道竟然是汽车协会推动的

树先生

英国人爱步行

伦敦留给我最深的印象，不是雾蒙蒙的天，也不是邱园高大的树，而是午休时间也要运动的市民。英国人爱走路是出了名的，伦敦各地森林中都设有公共健康步道，方便市民步行。

汽车协会干了园林局的活儿

让人意想不到的是，公共健康步道的推动主体竟然是汽车协会。目前，全英国的公共步道系统超过 500 处，每条步道平均长度为 5 英里（1 英里约为 1.6 千米），大部分公共健康步道是以停车场为起点和终点的环线。需要特别指出的是，大部分步道是土路，没有刻意的铺装。

生活就是走走

现在，经常去公共健康步道去走走，已作为生活的一部分，融入了市民

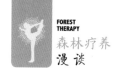

的日常生活。由蓝天下草地一直走到森林深处，真是乐趣无穷。按照林中的标示，市民可以自由地在林中漫步，当然也可以在森林体验中心买一本指南，就能了解公共健康步道的全部情况。据汽车协会统计，市民带来的狗，每年会咬死5000只羊；而市民自身发生的意外伤害事件，每年也不下300起。从这样一个侧面，我们可以了解英国人对森林漫步的热爱。

9.6 瑞典：用好"森林康复剂"

树先生

森林疗养能否对我们健康产生影响？森林疗养如何影响人类健康？怎样将相关知识运用到森林经营实践中去？瑞典农业大学（SLU）森林科学系开展了一系列"森林与健康"研究。

这个研究计划是由 Sveaskog 林业公司、Umeå 市、瑞典林业署、瑞典森林协会、Petersson-Grebbe 基金会、Västerbotten 省议会以及 Umeå 环境研究中心 (CMF) 共同资助。对于林业工作者来说，"森林与健康"是全新的研究领域，涉及很多跨学科课题。为此，研究负责人 Ann Dolling 和 Ylva Lundell 与医学和心理学专业的专家展开了紧密合作，其中包括 Umeå 医院心理减压诊疗所的医生、心理医生和物理治疗师等，以及 Umeå 大学公共卫生学系、临床医学系和心理学系的研究员等。项目主要包含以下几个部分。

（1）森林疗养环境。项目开展了"两个心理康复环境的对比研究"，实验设计了"森林"和"装修讲究的室内"两种环境，让心理压力较大的人定期到其中的一种环境中去，每周2次共持续3个月。研究试图解明两个问题，哪种环境降低压力更有优势？环境中的哪些因素能够有助于心理康复？据说实验论文已经投稿给《科学》杂志，我们也将会持续关注。

（2）森林疗养机理。项目研究了"森林在心理压力过大和疲劳症中的作用"，研究成果已经发表在 Elisabet Sonntag-Öström 的博士论文中。项目选择被诊断为患有疲劳症的人士作为志愿者，将一半志愿者随机分配到8个不同森林环境中，另一半志愿者随机分配到对照组。志愿者每周在各自实验环境生活2个小时，实验共持续3个月。研究旨在揭示森林疗养是否具有康复效应，是否能够加速疲劳症患者的康复。项目细致研究了那些可以用作"康复剂"的森林环境，为"康复森林"需要实施哪些森林经营管理活动提供了技术支撑。

（3）社区参与。瑞典林业历来以木材生产为主，从农户的角度怎样看待这种"绿色康复"呢？在项目中，瑞典人研究了森林疗养对小型家庭林场经济转型的作用，分析了家庭林场所面临的技术和体制障碍，以及森林疗养对地区经济的重要性。

（4）"迷你"森林疗养。一般认为三天两晚的森林疗养才能产生持续的治愈效果，短暂停留（少于 1 小时）对疲劳恢复有效吗？项目研究了"户外环境对心理压力和体力透支的直接影响"，结果表明，短时间处于森林环境也可以促进心理和生理恢复，有利于疲劳症患者康复。

（5）环境选择偏好。这项研究是让志愿者在 8 个森林环境之中做出选择，并在里面停留 2 个小时。研究利用 GPS 记录志愿者行踪，详细地调查他们优选居住的森林环境。结果表明，志愿者最偏好临湖森林，其次是云杉林，然后是有裸露岩石的森林。在临湖环境中，志愿者认为自己头脑清楚、放松和平静。

（6）康复产业与木材生产相结合的森林经营模式。森林多功能经营是各国共同追求的目标。项目通过情景分析，寻找康复用途和木材生产用途的森林布局占比，从而帮助经营者获得最小经济损失的优化模型。

9.7 住着"妖精"的森林教室

树先生

一到夏天，参加户外活动的人就多起来了。森林下、大海边到处都能看到烧烤的市民。无论天气有多热，人们还是希望夏天到野外和自然亲密接触。在世界各地举办户外活动中，以孩子为对象的活动非常多。之前我们介绍了森林疗育和森林幼儿园，今天我们介绍一种以 5 ~ 6 岁孩子为对象的活动，它被称为森林精灵教室，在最近 20 年发展尤为迅速。

森林精灵教室起源于瑞典，深受芬兰、挪威、拉脱维亚、俄罗斯、德国和英国等地广大民众的欢迎，最近日韩等亚洲国家也在推广森林精灵教室。瑞典野外生活推进机构为这种品牌活动申请了商标，现在全世界的森林精灵教室都有统一标志，据说 2015 年参加森林精灵教室活动的儿童超过 65 万人。

森林精灵教室中的精灵名叫"木来"，它原本生活在土壤之中，化为人形之后，可以告诉孩子们自然界的结构和功能。在森林精灵教室，不只是让孩子接触和享受自然，更重要的是告诉孩子们物质循环过程，通过环境教

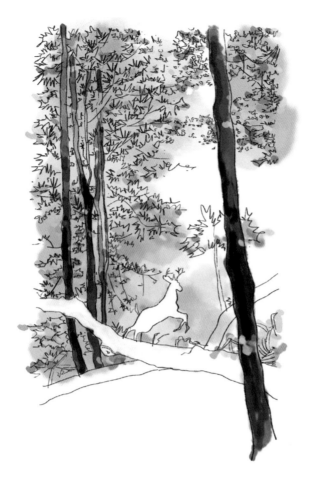

育，培养未来的自然保护人才。这项活动的另一个关键点是年龄控制。对于5～6岁的孩子来说，现实和虚幻情景难以区分，即使精灵出现，也不会心理排斥。因为精灵是由穿着奇装异服的大人扮演，年龄过小的孩子可能会觉得恐怖，而年龄大一点的孩子会说，"根本没什么精灵，这都是大人装扮的"，从心理上抵触这种活动。

开展活动的时候，领队会把孩子带到森林，即便刮风下雨也不会影响行程。孩子们可以在森林中自由地奔跑，碰到花草和昆虫时候，领队会有意引导，提醒孩子注意自然界的多样性。并且通过调查，让孩子思考"是什么"和"为什么"。这期间精灵会出现，告诉孩子们自然界的答案。当然，精灵说出的话不会太难，教育方式也是能够孩子们容易接受的。瑞典野外生活推进机构专门开发了相关教材，内容涉及生态学相关游戏、儿歌等，而开展活动的"领队"也需要专门培训。

我们认为，中国也需要这样的森林精灵教室。

9.8 孩子上森林幼儿园，你放心吗

树先生

在卫生领域，人们对森林疗养的认可度在逐渐提高。无论国内还是国外，这都是不争的事实。如果把森林疗养用于幼儿教育，会有什么样的效果呢？来自森林幼儿园的实践证明，森林疗养能够让大大咧咧的孩子变得细腻，

让内向的孩子变得开朗，让暴躁的孩子变得温情……

第一个森林幼儿园

丹麦的一位专职妈妈，每天带着孩子去森林中漫步，有时也会带上邻居孩子一起。一段时间后，妈妈们惊奇地发现，这些每天去森林的孩子，行为好像与普通孩子不一样。常去森林的孩子，彼此之间很少争吵，他们喜欢交流、身体平衡性好、不爱生病，体能更是不用说。于是妈妈们觉得应该组织起来，让孩子在森林中接受幼儿教育。于是，世界上第一所森林幼儿园就这样诞生了。

森林幼儿园的发展历程

森林幼儿园为社会所接受，却是一个漫长的过程。很多家长质疑这种教育方式，三四岁的孩子能在森林里待4个小时吗？刮风下雨孩子往哪儿躲？孩子能应付森林中的危险因素吗？万一走丢了怎么办？但是实践发现这些质疑都不是问题。森林中可以设置一些小木屋躲避风雨，教师带着手机以备不时之需，孩子带上口哨就可以应急。现在有更多的欧洲家长愿意送孩子去森林幼儿园，政府对森林幼儿园也给予了正面评价。到目前为止，丹麦已经发展了70余家森林幼儿园，而德国森林幼儿园的数量超过155家。

森林幼儿园的教育理念

刚接触森林幼儿园的概念，我们认为幼儿园旁边有一片林子，就是森林幼儿园，其实真正的森林幼儿园是"森林中没有房子的幼儿园"；我们认为森林幼儿园是以自然教育为重点，其实森林幼儿园的教育理念是多元的，除了认知教育以外，还有体能教育、艺术教育、感官教育、社会教育、健康教育、环保教育等，但所有教育理念都是依靠森林来实现的。以艺术教育为例，森林中的叶片、花朵、果实和种子能让孩子认识各种颜色和形状，孩子们可以通过这些自然素材进行大地创作，也可以去池塘边挖泥巴做器具。总之，森林是一个理想的教育场所。

9.9　日本人为什么要推广森林疗养

树先生

俗话说，有压力才有动力。表面上看，日本森林疗养快速发展，国家、国民和林业行业都受益匪浅，但这些也许是压力下的结果。

"第二次世界大战"结束后，日本推行"扩大造林"政策，森林覆盖率

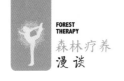

迅速增加。随着经济快速增长，劳动力雇用费用大幅增加，森林经营成本节节攀升，日本国产木材价格要高于进口木材价格，木材自给率长期徘徊在24%以下。从木材利用角度来说，日本林业失去了存在的价值，有些国会议员一度要求撤销林野厅。因此，日本林野厅极力推广"森林多功能"利用，试图保持和扩大林业优势。在这种背景下，森林疗养作为森林8类重要功能被单独提了出来。

林野厅的这一政策得到了地处偏远的市町村的热烈响应。日本很注意控制行政成本，一些市町村的行政机构会因为人口流失严重和税收不足而被撤并。市町村撤并意味着政府办事机构、派出所、医院和学校会迁到更远的地方，会给当地居民生活带来诸多不便。因此，发展经济、抵制撤并是地处偏远市町村的重要工作，而森林疗养也许是最适合这些地方的发展模式。

2001年，日本林野厅组织生理、心理等领域专家对森林疗养效果进行了证实研究，初步解明了森林疗养的机理。在媒体的帮助下，研究成果受到了公众广泛关注和认可。为了确保森林疗养效果，日本制定了严格的森林疗养基地认证制度和森林疗养师资格考试制度，森林疗养场所和参与人员得到了规范化。

当然，日本森林疗养快速发展和日本社会的前期积累密不可分。首先，从1982年开始，日本林野厅前长官秋山志英就倡导森林浴，随后日本全国评选了100处"森林浴之森"，现阶段认证的很多森林疗养基地就是"森林浴之森"。此外，日本还开展了"自然保健型观光地"建设，和森林疗养基地建设相比，可以说是异曲同工。还有，截至2010年4月，日本建设了89处自然休养林、163处自然观察林、481处风景林、51处运动林，这也为推动森林疗养奠定了基础。

9.10 抓住森林保健产业的发展契机

树先生

日本国有林的经营部门，总是将森林保健功能和木材生产功能置于相同高度的。其中有两方面原因，一方面是由于社会经济结构和国民需求变化；另一方面也是由于传统林业经营效益低下，已经失去盈利机能。了解日本森林保健产业的发展历程，相信能够帮助你准确把握国内森林保健产业的入行时机。

（1）从战后到 1958 年。日本社会经济和森林资源的恢复期，当时林业重点工作是植树造林，国有林也是"企业化经营"，追求木材生产的可持续性。在这样的大背景下，公众的森林保健意识极低，只有极个别国立森林公园和自然保护区在从事森林保健工作，但是相关工作由卫生部门主导，林业部门只是负责外围工作。

（2）1959 ~ 1969 年。日本社会经济快速成长期，伴随着工业化和城镇化，环境公害问题逐渐显露出来，政府开始考虑"从林业角度增加社会福祉"。当时滑雪产业迅速发展，因为修建雪道而侵占林地的事情时有发生。为了解决毁林问题，政府开始主导国有林的滑雪道修建工作，设置了大量的避难小屋和露营地等休闲设施。这时的森林保健产业还有些像观光旅游，但总算"被动"地迈出了第一步。

（3）1970 ~ 2000 年。日本经济从高速增长转入中低速增长，社会资本投资方向开始从城市转向农村，公众更加关注生活品质。从林业角度来看，市场 50% 的木材来自进口，传统林业面临严重萎缩，林业自身面临转型压力。所以林业部门开始依靠自己有限的财力，"主动"开发利用森林的保健功能，"自然休养林"和"放松之森"主要设置于这一时期。

（4）2000 年以后。社会需求更加多样，森林疗养被引入日本，利用森林的健康管理工作从保健扩展到治疗和康复领域。但是森林保健本身并没有停滞，2012 年日本新修订的《国有林经营管理条例》中规定，在编制十年一期的国有森林经营规划时，要制定公众保健专项规划，规划好哪些国有林应该用于公众保健，要增加哪些设施，以及要采取哪些与公众保健相适应的造林、抚育和采伐方式。

9.11　探访日本森林浴的发祥地

树先生

来到上松町的时候，森林还是五颜六色的，但山顶出现了积雪，赤泽休养林也已经关闭，心中不免有一点遗憾。好在接待方精心准备了 PPT 和录像资料，我们把它简单梳理一下，和大家分享。

森林浴的发祥地

在赤泽休养林入口处，矗立着长满青苔的"森林浴发祥地"石碑。1982 年，原日本林野厅长官秋山志英提倡全民"森林浴"，在这里召开了"全国森林浴

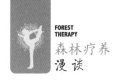
大会"，并立下这块石碑作为纪念。此后，这里每年都会召开一两次森林浴大会，现在已经召开了 50 多次。赤泽休养林的荣誉可不止这么多，"日本百个最佳森林浴去处""值得保留的日本风景百选""21 世纪日本要保留自然景观百选"，看得人眼花缭乱，不过说明赤泽休养林确实值得一去。

沐浴香气的森林浴

木曾柏也许比上松町更有名气。在赤泽休养林，大部分木曾柏树龄都在 80 年以上，木曾柏专供"伊势神宫"等神社的维修，每年砍伐木曾柏时，都会举行盛大仪式，现在这种仪式已成为当地旅游的卖点。赤泽休养林的林分结构很简单，上层是高大的木曾柏，散发着柏木特有的香味，同时这些"巨木"给体验者带来的安心感是无法形容的；下层是一种稀疏的小灌木，不影响行走，同时也有一股特殊的香味。在上松町镇子里，也能忽有忽无地闻到香味，当地人介绍这就是木曾柏森林的味道。这里人所说的森林浴，是专指沐浴在香气中的森林浴。引入森林疗养之后，木曾柏的精油被开发成各种产品，包括洗面奶、香皂、护手霜等，当然也有小瓶分装的精油，每种产品都价格不菲。

9.12　日本人怎样享受森林时间

树先生

选择安心的森林

并不是所有森林都适合用来放松身心，那些噪音大或存在环境污染的森林很难有放松效果。有些森林虽然不错，但是道路崎岖难走，也很难达到放松效果。公众当然无法了解每处森林的情况，日本森林疗养协会提供了适合放松森林清单，供人们选择。清单上所有森林都是经过专门认证的，这种认证需要严格的森林环境评估，并通过生理试验对放松效果进行验证。

发现自己的喜好

放松效果与个人喜好有很大关系，可能有些人会陶醉于松柏林的芳香，但是有些人会感觉松柏林过于阴森，找到自己喜欢的地方是必要的。体验者喜欢的地方可能是一片林子，也可能是一棵树。找到喜欢的地方，安静地坐一会儿，读读书或欣赏一下风景，森林放松时间就这么开始了。

悠闲地度过森林时间

和森林疗养师一起行动，对提高放松效果非常有效。森林疗养师会根据体验者来访目的，制订合适的森林放松路线。如果没有森林疗养师，体验者也可以按照自己身体情况制订放松计划。如果有一整天时间，森林时间不宜少于四个小时；如果只有半天时间，森林时间也不宜少于两个小时。放松不以走多少路或走到哪为目标，感到疲劳就应该停下休息；感到口渴时，就应该及时补充水分；如果有条件，走出森林后再去泡泡温泉，效果更佳。如果想提高免疫力，李卿博士建议森林时间不应少于三天两夜。当然森林疗养目前只作为一种预防性措施，如果患有某种疾病，还应该及时就医。

9.13　日韩的自然休养林

树先生

截至 2015 年年底，日本被认证的森林疗养基地达到 60 家。也许你会问，这就是日本用于健康管理的全部森林吗? 当然不是，日本还有 89 处自然休养林。

1969 年前后，从森林多功能经营角度出发，为了充分发挥森林的"放松"功能，日本林野厅在国有林场范围开展了自然休养林建设。据报道，2002 年日本的自然休养林达到 91 处，但是不知何种原因，目前林野厅网站上公示的自然休养林仅有 89 处。这些自然休养林面积大多在 500 公顷以上，主要由林野厅直属的 7 个森林经营管理局进行管理。

日本也实施森林分类经营，森林分为国土保全林、自然维持林、空间利用林和木材生产林 4 种类型。自然休养林属于空间利用林的一类，但是日本国内似乎并不把自然休养林作为一种森林类型，而是作为"能够放松"的设施。自然休养林内设施非常完善，林内有便捷的车道、步道和停车场；有酒店、旅馆、快乐小屋、小木屋、避难小屋等多样的住宿设施；有滑雪场、耕种园地、运动场、垂钓场、眺望平台等游憩设施；有植物园、林间学校等教育设施；还有野生动植物保护设施。公众能够在自然休养林内开展各种活动，但是自然休养林立足森林保护，在指定地域之外是禁止烧烤、煮饭、野营和植物采集的。与森林疗养基地相比，自然休养林侧重于预防保健，并不涉及康复和治疗；另外，除了关注健康之外，自然休养林更加关注自然教育。

第一次接触"自然休养林"这个说法，是源于北京市林业碳汇工作办公室与韩国国际协力机构（KOICA）联合执行的"中韩合作八达岭森林体验教育项目"。北京的八达岭森林体验中心，参照的就是韩国自然休养林建设模式。韩国在 20 世纪 90 年代初，确立了自然休养制度。但这与日本相比，整

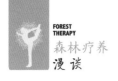
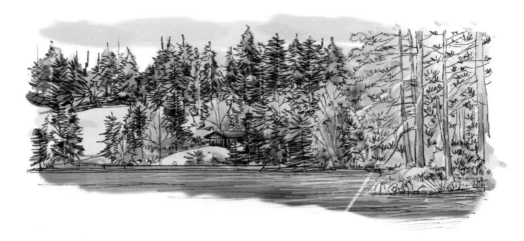

整晚了 20 年。2016 年 1 月 11 日，国家林业局下发了《关于大力推进森林体验和森林养生发展的通知》，相同的工作，我们又比韩国整整晚了 20 年。但是尽管如此，我们看到《通知》后，仍然激动得有些失态，我们 7 年的工作终于被"认可"了。

由于工作关系，我们出国的机会比较多。回国后，我们总是热衷于比较国内外的差距。一方面，国内各方面建设得越来越好，有些领域我们并不比德美日等发达国家差；另一方面，有些领域我们和国外的差距依然明显，自然休养林只是一个侧面。面对成绩，也许能让国家更有凝聚力；但是只有直面差距，才能让我们更有危机感，才能够奋起直追。

9.14　清里高原的森疗时间

树先生

除了 62 处森林疗养基地之外，日本还有许多机构在独立开展森林疗养工作，山梨县的 KEEP 协会就是其中之一。这个机构始建于 1956 年，位于风景秀丽的清里高原，占地约 240 公顷。KEEP 全称是 Kiyosato Educational Experiment Project，原本是战后美国人支援日本重建的计划之一，最初是以"生产粮食、个人保健、传播宗教信仰、给年轻人希望"为宗旨，后来又加入了"环境教育、国际交流"等工作。现在，KEEP 已经是日本有名的农村发展示范区，不仅接收日本各地的研修团，很多发展中国家也派员向 KEEP 协会"取经"。

KEEP 拥有高原博物馆、教堂、图书馆、自然体验中心、冷凉地实验农场、自然学校、露营地、诊所以及 8 条特色鲜明的森林步道。良好的基础设施，丰富的自然资源，让很多人意识到 KEEP 是发展森林疗养的好地方，这其中就包括降矢英成医生。降矢英成毕业于东京医科大学，现任赤坂溜池诊疗所的院长，它主攻神经内科，热衷于通过森林疗养来提高自然治愈力。降矢英成定期在清里高原举办森林疗养体验和相关讲座，最近一期森林疗养体验是 9 月 18 日，课程包括两天一夜，组织方会提供一宿三餐，所需费用为每人 18000 日元（约 1100 元人民币）。

降矢英成医生所做的工作，只是 KEEP "森疗时间"的一部分。在 KEEP 还有很多体验课程，这些课程有面向成人的，有面向亲子家庭的，有面向学校和企业的，也有面向"指导者"的。经过几年积累，清里高原的森疗时间已经形成了魅力品牌活动，大致具有以下特征：依托清里海拔 1400 米的特有高原环境优势，促进体验者身心健康；与自然讲解师和医生合作实施课程；有多种体验课程可以选择；通过测定自律神经，能够了解自己身心状态以及健康与森林关系；专业医师提供森林疗法和健康咨询；能够品尝使用当地食材的营养餐。

9.15 北海道的自然之旅

杜军

杜军先生与是山东省东营市"根与芽 3R 行动"发起人，他热爱自然，相信森林治愈，热衷于环境教育。虽然素未谋面，但我为杜军先生的热情所感染。2014 年 10 月，杜军先生自费跟随北大山水自然保护中心去北海道考察，一起听听他的心得吧。

当地人深谙大自然的生存法则，非常重视自然教育。在大沼自然学校，晚上吃完铁板羊肉，我们在篝火旁烤土豆，聊天。一只小狐狸悄悄地爬上桌子偷吃东西，我回到宿舍，它又跟到宿舍下面等我。见我也没好吃的，小狐狸一会儿跑过来，一会跑过去，和我若即若离。我上学时看过日本电影《狐狸的故事》，这只小狐狸就像电影中的小狐狸，独自找食吃，离开妈妈独自生活。如果你无法体会遇见小狐狸的惊喜，也许你应该离开城市，去亲密接触一下自然了。

注重让孩子亲近自然。在苫小牧自然学校，男孩子们可以参加劈柴、砍

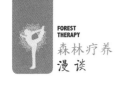
树枝等劳动，女孩子可以采香草、炒制茶叶。在林间的操作台上，摆放着各种型号的钻头、刀具和砂纸。最有趣的体验课程是自己找树枝，用木工工具打磨一把勺子柄，做一把独一无二的勺子或叉子。体验过森林手工制作之后，沐浴在林间温暖的阳光下，畅快地深呼吸，品尝着蓝莓酱和鹿肉，同行的老师都非常享受这些体验课程。

有意识地培养孩子的生存能力。回国的当天，山毛榉森林自然学校组织孩子参加从日本海到太平洋的 40 千米徒步行走。孩子们能坚持下来吗？后来看到朋友伟和发的微信，才知道那些孩子们都坚持走了下来，学校还为孩子们颁发了证书。

希望国内久在樊笼里的孩子也能多参加自然体验活动，让亲近自然、敬畏生命的理念生根发芽。开展自然教育需要全社会达成共识，需要社区、学校、教育部门的共同努力。日本流传看到狐狸要许愿的文化，祝自然教育在每个孩子心中生根发芽！

9.16　日本各地的县民之森

杜军

省级行政区划，在日本称之为"都道府县"。最初接触"县民之森"这个词，还误以为表述的是省属森林资源。今天特意查了一下，才发现县民之森类似于森林公园，日本各个都道府县都有，但每个地方县民之森只有一处。这些县民之森和森林疗养也有一定关系，我们把相关信息梳理一下，供大家参考。

（1）设置目的。为了给县民提供亲近自然的环境，增进县民健康和陶冶情操，日本各地均选择一处森林作为县民之森。在县民之森中，人们可以享受森林环境、利用森林教育设施和林间各种其他设施，并有专业人士提供野外活动指导。不仅如此，县民之森是当地文化传承的重要载体，游客能够体验当地各种传统文化活动。设立之初，县民之森主要提供森林教育和体验服务，随着森林预防保健功能被公众认识，森林疗养服务也逐渐形成规模。

（2）管理要点。县民之森有专业管理机构管理，有些事情只有知事（省长）同意才能实施，如在森林中开展工程建设、想在里面卖东西、以营利为目的的导游或摄影、集会或展示会等。但也不是知事同意后，想怎么做就怎么做，各地都出台了县民之森管理条例，相关事宜规定得甚为详细。

（3）使用费用。县民之森没有门票，只有使用林间设施时，才需要向管理方缴纳费用。县民之森管理条例规定了缴费的基准价，管理方可以根据基准价上浮或下浮 50%，但是需要报请知事同意。基于中小学教育课程，开展教育活动时，费用减半。下面是日本栃木县县民之森林间设施的收费情况：

表 9-1　日本栃木县县民之森林间设施的收费情况

林间设施种类	单位	基准价
小木屋(定员4人)	一晚	10900日元
架高帐篷(定员5人)	一晚	3300日元
露营平台	一晚	540日元
投币式淋浴	一次	100日元

注：1日元≈0.0657人民币。

9.17　绿潮中的"疏开"小镇

树先生

本标题的题目，是智头町的《森林疗养发展规划》的副标题。"疏开"一词，你只能意会了，它本来是古汉语，但是在日语环境中看到，现在一些中国人反而不会翻译了。智头町 2009 年接受森林疗养基地认证，2010 年正式开放营业。为了进一步推动森林疗养工作，智头町 2013 年制定了《森林疗养发展规划》。在这个规划的开篇，起草人自问自答了几个问题，使我们深受启发。

智头町是什么样的地方

智头町位于鸟取县，是日本经济最不发达的地区之一，但是生态环境好，93% 的面积是森林。智头町面临年轻人流失、传统产业无人接手、经济发展失速等问题，政府希望通过发展森林疗养，建立和城市之间的交流渠道，增进市民健康，并以此来振兴当地经济。

智头町有什么卖点

全日本已经有 44 个森林疗养基地，智头町有什么卖点呢？挖掘智头町特色资源，建设更有魅力的森林疗养基地，这是一项重要课题。作为卖点之一，我们将与智头医院合作。智头医院与城市医院不同，医院周围有良好的自然环境，能够给病人带来特别的安心感。从 2013 年开始，医院将森林疗养

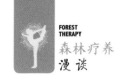
与健康体检相结合，很受客人欢迎。作为另外一个卖点，智头町独立开发了心理健康类课程，课程以在 IT 等高压力企业员工为对象，通过森林疗养为亚健康企业员工提供复职帮助。

什么人会来体验森林疗养

智头町是日本关西方面的西大门，交通越来越便利，预计会有很多京都、大阪和神户的客人来访。原住民的健康也被规划在内，原住民可以在各地公民馆和健康教室报名体验森林疗养，届时可以免除所有费用。在访客之中，中老年女性可能是主体，由家族或朋友组成的团体客会比较多。但是开拓更广阔的客源，仍然是今后面临的主要议题。

9.18　信浓町见闻

树先生

堪比欧洲的日本小镇

信浓町紧挨着饭山市，自然风光却和饭山市迥然不同。饭山市是典型的日本田园风光，而到了信浓町，会让你想到欧洲。高大的白桦林，整齐的落叶松林，望不到边线的滑雪道，再加上"畔森"和欧式酒店，没人相信这里是日本。从明治时代开始，信浓町逐渐成为日本知名的疗养地。现在，信浓町每年要接待 100 万的游客，这对只有 1 万人的小镇来说，可不是个小数目。

"梧桐树很多，金凤凰难找"

说起森林疗养，不能不提起信浓町。在日本林野厅推广森林疗养之前，信浓町早就开始"治愈之森"的实践。这其实得益于日本森林疗养第一人——上原严先生。上原严最初热衷于森林教育实践，很多不愿上学的孩子，参加上原严的森林教育课之后，就像换了一个人似的。上原严有多次德国考察经历，他很羡慕德国的黑森林疗法，觉得既然德国森林和景观能够有效，信浓町也一定适合发展森林疗养。上原严按照德国森林疗养课程，制作了相同的森林疗养菜单。据说当时每年会有 2000 人，上门来找他做森林疗养。

官民合作推动工作

不但有实践，信浓町政府中还专门设置了"农林处森林治愈科"，这种专门管理机构在日本国内也不多见。在滑雪产业逐渐落寞的大背景下，信浓町的发展思路很清晰，就是以德国的"巴登·威利斯赫恩"为样板，打造森林疗养小镇。2003 年，当地成立了"森林治愈事业推进委员会"，这个机构把政府和民间力量整合在一起，森林疗养工作获得长足发展。委员会组织编制了适合当地森林的疗养菜单，依托旅游部门开展了森林疗养食宿认证，培训了多个批次的森林疗养师，并帮助食宿经营者和森林疗养师建立了伙伴关系。

服务游客，更服务市民

森林疗养不只是服务外部游客，也为当地居民服务。当地医院定期组织"森林治愈的健康讲座"，让市民了解森林疗养的功效，鼓励市民参加森林疗养。相关部门还会组织市民和来访者交流，通过交流，市民对森林价值和农林业有了再认识。几年坚持下来，市民对推广森林疗养的意见高度一致，长期居住的疗养者在持续增加，森林疗养已成为令信浓町市民最骄傲的一件事情。

9.19 宗教小镇的森林疗法

树先生

日韩有一类森林疗养基地是以寺庙为核心的，这类疗养基地有三方面优势。一是"天下名胜寺占多"，大多数寺庙广布在自然环境优越的名山胜地，周边文化资源丰富，食宿的经营管理水平高，具有开展森林疗养的硬件条件。二是寺庙周围山林大部分由僧侣管理，管理主体稳定，几乎没有人为破坏，符合开展森林疗养的环境要求。还有寺庙本身也是心理学中常提的"复愈性环境"，有些人只有在寺庙中才会获得安心感。

和歌山县高野町就有这么一处烟香缭绕的森林疗养基地。早上六点半，森林疗养师会召集体验者一起做"早课"。在佛堂之上，体验者与僧侣并排而坐，双手合十，一起诵读佛经。不要以为只有佛教信徒才会来，实际上那些有文化差异的人更愿意来体验。茶原是高野町森林疗养项目的负责人，从她接待的访客来看，蓝眼睛大鼻子的外国人更多一些。真言宗佛教没有特殊规矩，这些外国人既不会经文，也不会打坐，只是双手合十、垂面而坐，接受心灵的洗礼。

早课过后，去继续体验僧侣的美食。在日本，大部分和尚可以喝酒吃肉，也可以娶媳妇。但真言宗略有不同，食物以素为主，并且一度禁止女人上山，连女施主也不例外。早餐虽然清淡，但是种类丰富，营养均衡，保证体验者一上午都有充沛的能量。早饭过后，不宜立即进入森林。森林疗养师会准备粗糙的檀香佛珠，让体验者手工打磨之后穿成手串，这应该算是作业

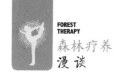

疗法吧。作业过程中，体验者还能闻到时有时无的木材香气，个人情绪在悄悄地发生变化。

当体验者觉得有些坐久了的时候，森林疗养师便召集大家收拾东西，准备出去走一走。在到达寺庙正殿之前，是一条长长的参拜路。道路两侧的树木整齐而高大，这些行道树缓慢地散发着森林的精气。也许是受到了佛的感染，仔细品起来路两侧一草一木都有佛性。走出山门，周边的林相也非常不错。笔直的树干，宽厚的树冠，这些都是植入人类基因的安全场景，体验者在这里自然能够得到放松。当然，常规的森林疗养课程还是要做的，森林冥想、森林瑜伽、腹式呼吸、森林坐观，一一体验下来，就已经是中午饭时间了。

下午的体验内容，被森林疗养师称为"文化疗法"。高野町是很多历史名人的故乡，名胜古迹非常多。踏寻织田信长的埋骨之地，你会不由得浮想联翩，意识与现代社会的短暂脱离。这种状态，对于饱受压力的体验者来说，何尝不是一种治愈呢？

9.20　大分市的森林疗养做了这些事

树先生

把森林疗养作为地方主导产业，大分市可算是后起之秀，当地政府的林业水产课专门设有森林疗养工作组，这在日本也不多见。大分市内的每条森林疗养步道，都准备了独具特色的森林疗养菜单。这里经常举办森林疗养体验活动，在森林疗养师和森林向导的带领下，人们活用五感，尽情享受森林的疗愈效果。

森林瑜伽

每年秋高气爽的10月份，在大分市内森林的周边，会举办瑜伽大会。组织者把瑜伽和森林浴结合在一起，共同调整身体平衡，帮助精神放松。2015年，大分市举办了10场森林瑜伽大会，每场持续2天，累计吸引600多位瑜伽爱好者。

森林音乐节

在被森林包围的市美术馆广场上，"大分梦色音乐节"会定期上演。整场音乐都是原声的，包括主持人在内都不依靠电子设备传声，演奏乐器也主要是水晶碗、钢鼓等稀有乐器。音乐节全场免费，其中还设计了一些观众能够直接接触体验的环节。

森林幼儿园

孩子们通过快乐的森林活动，体验自然的美好和不可思议，一边玩一边学习森林的功能。亲子家庭可以一起挑战做传统点心、菜团子等户外烹饪技术，类似这种与身心健康发育相关的自然体验课程还有很多。

森林课堂

以森林疗养步道为据点，通过各种各样的体验活动，帮助小学生掌握与自然相处的方法。以亲子家庭为对象的体验活动人气最高，通常的体验内容包括漫步游览、自然观察、体验作业、寻找食材、野炊等。大分市每年暑假都会举办多次这种活动。

开山节

高崎山开山节从 2015 年开始举办，据说是为了纪念濑户内海国立公园成立 80 周年。在满山新绿的 5 月份，体验者可以和森林向导一起沿着高崎山森林疗养步道漫步，体验森林疗养，到达山顶可以参加平安祈愿，还能享受登高远眺的乐趣。

森林越野跑

森林越野跑是人气急剧上升的一项运动。在大分县的"县民之森"平成森林公园周边，每年都会举办越野跑大会，参与者逐年递增，现在已经发展为很大的体育赛事。大分市专门注册了一条海拔 2900 米，总长 40 千米的越野跑路线。

9.21 木村宏的经营之道

树先生

饭山是长野县最北端的一个小城，人口不足 2.4 万。市域范围包含斑尾高原和锅仓高原，平均海拔超过 1000 米。千曲江在缓缓流淌，饭山市虽然经历了工业化，依然保留着日本传统的田园风光。饭山市有四个大型滑雪场，温泉也小有名气，农家乐和畔森数量众多，每年会有 100 万观光客来访。从 2006 年开始，饭山市成功引入森林疗养，因此成为日本各地争相学习的典范，而森林疗养的推广工作正是以"森林之家"为中心进行的。

森林之家的主馆

森林之家建于 1997 年，由市政府投资建设，目的是鼓励市民来乡村体验绿色旅游。当时，政府人士心中盘算，冬天会有很多人来滑雪，夏天会有

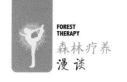
很多人来避暑，如果能够以当地广阔森林为舞台，开发森林旅游，并结合当地的农事体验活动，一定会受到市民欢迎。在观光型旅游向体验型旅游的转变过层中，"森林之家"这样的单位应该是走在最前面的。但是随着日本经济越来越不景气，森林之家也经营不下去了。

森林之家的住宿设施

直到木村宏的到来，森林之家出现了转机。木村宏生在东京，但是高中和大学阶段，极度迷恋滑雪，因此无数次来过饭山。毕业后，木村宏就职于一家疗养公司，在世界各地参与过各种疗养地建设。经济不景气后，木村宏亲身经历了豪华型疗养地客人逐渐减少，也深刻认识到传统疗养地经营的局限性。当他听说森林之家要关门的消息后，就把这家单位盘了下来。

接手后，木村宏做的第一件事是以全国公募的形式，招聘 5 位志愿经营者。木村宏没有承诺高工资，但是承诺提供轻松工作环境和健康生活方式。这次公募在日本社会反响很大，不可思议的有 1000 多人递交了申请，木村宏最终选择了 5 位 20 出头的年轻人。这 5 个人均不是当地人，因为没能给当地人创造就业机会，据说当地社会意见还很大。

木村宏做的第二件事是按照自己年轻时候的野游经验，结合当地传统风俗，编制了丰富多彩的森林体验菜单。这些菜单不同于以往的森林体验，互动性很强，几个人便能成团。木村宏引导当地人，或为游客充当向导，或教习游客森林游戏方法，或指导游客制作手工艺品，目前这样的当地人已发展到 220 人的规模。

木村宏做的第三件事是率先引进了森林疗养，在森林之家周围建设了"水青冈步道"。这种森林疗养步道采用多功能设计，大部分是在原有沥青路面的基础上，铺装碎木片进行改造；只是在地势低洼的地方用廊桥和木栈道进行连接。这种步道可以推轮椅或婴儿车进入，深受体验者欢迎。

木村宏的经营方针很快就受到了社会各界的瞩目，在畔森经营不景气的大背景下，森林之家有了自己固定的客源。

9.22　没有森林的森林疗养步道

树先生

森林疗养基地通常会有多条森林疗养步道，每条森林疗养步道都各具特色，所以能够满足体验者的差异化需求。在森林疗养基地中，所有森林疗养步道均以森林环境作为大背景，但并不一定必须设置在森林之中，今天我们就介绍两条没有森林的森林疗养步道。

津野町的天空之路

津野町位于日本南部，从这里能够登上天狗高原。"天空之路"就位于天狗高原上，步道平均海拔 1300 米，早晚气温变化非常大。走过山下的几条森林疗养步道，都是茂密的森林，体验者也许会感到一些审美疲劳。来到"天空之路"，眼前为之一亮，山上山下完全是两个世界。半腰深的牧草，起伏的步道，说话也需要大声些，因为风声压过了一切。在这种情景之下，大多数体验者都有不可思议的解放感，有人不由得伸开双臂，有人仰望苍穹而眼含泪光。

"天空之路"的森林疗养课程与普通步道也略有不同，"找到我最在意的那棵树"这样的森林疗养课程，在天空之路被调整为"寻找我最喜欢的石头"，据说效果也不错。除此之外，坐在背风向阳处，看牧草被强风一波接一波地掠过，眺望远处绵延起伏的山峦，等待阳光透出乌云的瞬间，这些都是不错的体验。由于视野开阔，体验者在这里更容易获得安心感，内心世界更容易被治愈。

石垣村的故乡之路

日之影町是九州中部的一个小镇，因林业而繁华，也因林业而落寂。引入森林疗养理念之后，政府部门将集材道、森林火车遗迹等林区道路改造成了森林疗养步道。我们要说的"故乡之路"，位于日之影町石垣村，是整个步道系统中一个重要节点。

体验者沿着日之影河逆流而上，不经意间步道已经没了铺装，体验者只能用心感受"纯净"的森林。当体验者有些"五感"疲惫的时候，"故乡之路"恰到好处地出现了。一个不足 10 户的小山村、两排错落有致的梯田、一条简易步道一头连着森林一头连着村庄。沿着步道向村庄走去，无论你出生在农村还是城市，都觉得石垣村的石房子里有自己家人，而自己正走在回家的路上。在森林疗养过程中，心灵就是这样被治愈的。

9.23　没听说过"畔森"吧

树先生

什么叫畔森

畔森源于英文单词"Pension"，原意是退休金的意思。在欧美等国，退

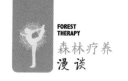

休后的人，不想继续在拥挤城市中生活，喜欢亲近大自然。到郊外用退休金投资，建个小旅馆，既可自住，又可对外营业，畔森便源于此。在德国、匈牙利、意大利和西班牙等国，畔森是指较低价格就能入住的小规模酒店，在法国相当于"帕撒奥"，在美国和加拿大相当于"B&B"(Bed & Breakfast)，在澳大利亚和新西兰相当于"Lodge"。

畔森一般建在风景优美之地，体验者多是为脱离都市烦躁，与家人或朋友一起感受自然，纾解日常工作生活的疲惫。畔森客房设施比普通民宿完备，除了空调、暖气、电视、冰箱等必需设备外，还有厨房和烧烤设施。此外，畔森还要有丰富精彩的主题休闲活动。

日本的做法

日本的畔森是一种民宿（农家乐），但是这种民宿的建筑形式、内外装修均为欧式风格，餐饮也只提供西餐。和中国一样，在日本，西式的东西也暗含着高级感。日本畔森多是欧洲风格的小规模别墅式高级民宿，高档和家庭气氛是其经营特色。畔森主要是家族式经营，一般以观光地或疗养地为中心，面向观光和度假人群。畔森的房间多采用木地板和床相结合方式，一般都是两个床的标准间。也许是准备西餐不需要太多人手，畔森一般都提供免费的早餐和晚餐。最近，为了体现地方特色，很多畔森在提供西餐之外，也开始提供乡土料理。此外，大多数日本畔森有大巴车，为体验者提供接送服务。现阶段，日本畔森主要集中在长野、山梨等内陆省份，以高原、山地类型疗养地和滑雪场附近居多，在海水浴场和离岛地区也有经营畔森的。

随着有欧美生活经历人士的增多，相信中国的畔森也会逐渐发展起来。

9.24 寄托林，另类的森林疗养

树先生

生活中难免会发生一些不如意的事，比如最亲近的人意外撒手人寰，或是自身饱受恶性疾病困扰，很多人会由此变得意志消沉。为了抚愈类似的内心伤害，国外的心理医生会建议当事人去森林中植树，通过植树来寻找希望和寄托心声。而这种把人类内心世界和树木联系在一起的森林，被称为"寄托林"，今天我们就介绍一个寄托林的案例。

长野县南佐久郡的北相木村，有一个很小的诊疗所，所长叫松桥和彦。

而这个松桥和彦医生，在日本被称为"寄托林之父"。松桥本来出生于群马县，不知道是何种机缘，来到了北相木这样一个偏僻的乡村。虽然偏僻，但北相木村森林资源非常丰富，森林覆盖率超过91%，其中人工林约占70%，大部分人工林为战后栽植的落叶松。松桥所经营的寄托林，主要是围绕改造落叶松林纯林进行的。他培育水青冈等阔叶苗木，提供给体验者，让体验者在栽植幼树的过程中感受生命的发生、终结、循环和轮回，并把自己的思虑都寄托在培养森林上。二十几年坚持下来，当地营造寄托林已经蔚然成风，很多森林从针叶林变成了更有价值的针阔混交林。

2004年，松桥倡导成立了一个名为"轮回之森"的非营利社团，有三十几位村民在社团中供职，专门负责寄托林的经营管理。周围城镇中很多人愿意来寄托林植树，想念过世妈妈的人会来，妻子生孩子的人也会来。现在每个体验者每次只能在寄托林中栽植3棵树，栽植后如果没时间管理也不用担心，当地村民会细心地照料每一棵树。当然，来到寄托林也不只是植树，体验者可以和当地村民边走边聊林区故事，听志愿者讲述森林生态系统的演替，或是接受诊疗所医生主持的心理咨询。如果体验者有需要，还可以去体验当地传统林业或农业劳作方式。所以无论从哪方面看，寄托林和森林疗养都有几分相似之处。

北相木村有9000年前的人类生活遗址，平均海拔超过1000米，有清新的空气和干净的溪水，很多人来了之后就不想再走了。因为寄托林，这个曾经为人口流失和老龄化困扰的村庄，终于找回了往日的繁华。

9.25 听说过授业，没听说过授产吧

树先生

为了给残障人士创造就业和技能培训机会，帮助残障人士自立，很多国家为残障人士建设了福利设施。在日本，这种福利设施被称为"授产设施"。今天我们要说的是位于山梨县甲府市的一处特殊授产设施，名字叫做"水青冈之森"。在那里不仅能够烤面包、做蛋糕，还能享受森林疗养。

"水青冈之森"位于一个被称为"武田之杜"的县立公园内，公园区分为健康之森、树木标本园、山梨县鸟兽中心、天神山园地等各类空间，像"水青冈之森"这样用于健康管理的森林约有200公顷。从2008年开始，武田之杜森林管理所开始针对残障人士定期开展森林疗养活动，刚开始是一个月一

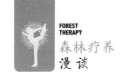
次，从 2009 年开始增加到一个月两次。

"水青冈之森"所编制的森林疗养课程非常简单，主要是森林漫步、作业活动和防松训练。具体来说，早晨九点半集合出发，首先做 20 分钟的森林漫步；再做 30 分钟的粉碎木片或为菌棒接种菌根的劳动；紧接着搬运 5 分钟的原木；然后再做 15 分钟的森林漫步；之后找到一棵自己中意的树，把自己的名字和愿望写在纸上，并挂在树上，整个过程约 10 分钟；然后做 25 分钟的落叶浴（将身体埋入落叶中）；之后继续做 25 分钟的森林漫步；活动结束之后，体验者还要互相交流 10 分钟感想。

"水青冈之森"的最大接待能力是 20 人，但是平常这 20 人并不都是残障人士。一般情况下，福利机构会派出 3 名管理者，公园管理署也会派出 4 名工作人员陪同，有时还要聘请 2 名像上原严这样的专业人士进行指导，所以每次参与活动的残障人士不会超过 10 人，基本上每个残障人士可以得到一对一的照顾。

初次森林疗养活动结束后，福利机构的管理人员就发现："大家的表情比以往更丰富了""有些人开始主动打招呼了""他们很愿意参加森林疗养活动""没想到他们还能够种蘑菇"。后续的跟踪研究表明：定期参加森林疗养的残障人士，更容易适应环境，攻击性行为减少，相互交流能力得到提高，自我表现和自我发现意识得到增强，脸部表情也开始丰富起来。

9.26　在家里也能做森林疗养

树先生

最近，一种名为"森林之门"的产品开始在日本出售，这款产品主要针对想体验森林疗养的宅男宅女。据说使用"森林之门"，不用走出家门，也能享受森林疗养。看到这则新闻，我下意识觉得这是个噱头，可能又是类似"芥末味巧克力""印着两个奢侈品商标的袜子"之类的产品，但实际情况究竟是怎样的呢？

这款印着日本森林疗法协会商标的产品，据说能够体验 360 度全画幅观景，能够模拟森林疗养环境的声音，能够让体验者嗅到香樟的香气，能够品尝天然矿泉水的滋味，能够体验树皮和木材的触感。总之，这款产品通过再现森林疗养的"五感"体验，让顾客在家就能享受森林疗养。网络上还挂出了产品照片，从外观来看，我觉得应该只是把当地有关森林疗养的产品凑在一起，但也不排除系统集成的可能性。

这款产品主要是模拟鸟取县智头町的森林疗养情景，产品从 2015 年 12 月 1 日开始发售，本次限售 100 套，每套产品售价 29000 日元（约 1500 人民币）。设计开发者的初衷是，"让体验过智头町森林疗养的客人，在家也能继续享受；让还没来过的人，通过模拟体验消除压力，从而激发访问智头町的热情"。想法确实不错，但产品的最终销售情况，现在还不得而知。

9.27 森林疗养和上原严的故事

树先生

日本森林疗养流派众多，一方面说明森林疗养契合社会需求，相关工作欣欣向荣；另一方面，不同流派确实没形成合力，10 余年下来，工作没有发展到应有规模。如果仔细梳理日本森林疗养发展历程，个中缘由便可知一二。

最早发现森林浴的新价值，并开始系统研究的，是东京农业大学的上原严，这是 20 世纪 90 年代中期的事了。上原严是长野县出身，1983 年考入了东京农业大学林学系，而当时日本林野厅正在提倡森林浴，芬多精这个词也很流行，但是年轻的上原严对此并不感兴趣。

毕业后，上原严来到长野县的一所高校做教员，因此有接触逃学孩子的机会。不可思议的是，上原严在这些孩子身上用了很多心思。从那个时候开始，上原严会定期招募一些逃学孩子，劝解方法不只是室内谈话，大部分时间是一起爬山一起做"思想工作"。现在看来，这些应该是森林心理疏导，是森林疗养的一部分。上原严喜欢一边漫步一边思考，自身有烦恼时，也通过森林疗养排解。

另一个重要转机是，在上原严从教的第六年，与智障养护学校有一次交流。作为项目负责人，上原严获得了与智障孩子接触的机会，这是他最初的实践。上原严在室内室外做了各种尝试，他组织孩子一起在体育馆做游戏，一起去参加农事活动，一起去山野漫步。在野外，上原严发现，孩子原本呆滞的目光中有光亮，健康状况也得到了显著改善。上原严觉得，有树的环境，对这些孩子也许有一些特殊作用。

有了这些体验，上原严打算认真研究森林的保健休养功能，他辞去了高校教师工作，考取了信州大学研究生，后来又读了博士。这对一个已经 30 岁

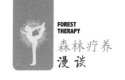
的人，并不是一个轻松的决定。上原严的研究工作从梳理东西方的文献开始，他意外发现，现有研究成果很多，有关于逃学孩子通过爬山重新喜欢上学的；有关于乳腺癌患者手术后住在森林中迅速康复的；也有关于职场环境和健康状况关系的调查报告。其中，在神山惠三写的《森林不可思议力量》一书中，提到德国森林疗养发源地巴登·威利斯赫恩，上原严觉得找到了最好的样板。在日本驻德国大使馆帮助下，以信浓町市长的名义，一份求助信寄到了德国巴登。德国方面寄来厚厚资料，这份资料非常翔实，但仍不能满足上原严胃口，而后上原严赴德国开展了详细调查。

在第 110 次日本林学会年会上，上原严发表了"构筑面向未来的森林疗养"的主题报告，正式提出森林疗养一词，而这一年是 1999 年。

9.28　日本森林疗养基地经营现状

树先生

在日本森林疗养协会的官网上，公开着 62 处森林疗养基地。但其中有十几处森林疗养基地，常年处于"休林中"或"准备中"。

在开门营业的森林疗养基地之中，部分森林疗养基地也只是每年搞一两次庆典活动。有些地方并没有培养森林疗养师和森林向导，即使有访客到来，森林疗养基地也难以应对。由于是集中庆典，每次都热闹非凡，但访客很难体验到真正的森林疗养。

当然，日本也有很多经营得好的森林疗养基地。综合来看，成功和不太成功的森林疗养基地大致各占一半。日本森林疗养协会对这些经营现状视而不见，只是不停叫嚷，"森林疗养基地已经 57 处！""森林疗养基地已达 60 处！""森林疗养基地达到了 62 处！"这让业界相关人士的大为不满。

为什么当初花了大量时间和金钱认证的森林疗养基地，会成为今天的样子？日本人也是擅长找理由的。有人说经营是经营问题，经营和认证没有关系；有人说是因为经营者更替过于频繁，前期经营者对森林疗养感兴趣，但新上任的经营者就没有那么高热度了；还有人说，森林疗养并没有那么好的预期经济效益，公众和经营者的热度同时在减退。但是有一种意见，我觉得比较中肯。"那些经营得不好的森林疗养基地，大多是由地方政府主导，通过上意下达方式建立起来的。在建设之初就没有征求当地各界人士的意见，当地居民对森林疗养也不感兴趣"。

森林疗养是基于森林环境的一种增值服务，通过认证来确保森林疗养环境的合格性，这的确是一个好办法。但如果想把森林疗养基地经营得好，必须要解决两类人才问题，一类是懂得森林疗养的经营管理人才；一类是森林疗养师和森林向导。对于成功的森林疗养基地，这两类人才缺一不可。

9.29　日本森林疗法基地认证能走多远

树先生

最近，NPO 法人森林疗法协会又新认定了 2 处森林疗法基地，日本森林疗法基地增加到了 62 处。10 年前，森林疗法协会计划在日本认定 100 处森林疗法基地，每个都道府县都要有 1 ~ 2 处。现在看来，实现这样一个目标，并不容易。

实际上，森林疗法协会努力照顾着每个申请机构的积极性，森林疗法基地的审查和认证看起来很严格，但是到目前为止，日本申请森林疗养基地认证的森林都通过了审查。我们还没有听说接受了审查，但是不合格的案例。至于基于志愿者的生理和心理实验，我认为肉眼看起来过得去的林分，基本都能触发人体生理和心理数据变化。森林疗养基地认证价格不菲，但是这些钱并没有落入森林疗法协会的口袋。由于认证体系中加入了无意义的生理实验，认证费用大部分为实验所消耗。

话说回来，自治体和民营企业为什么要做森林疗法基地认证呢？大部分人还是想通过森林疗法基地认证，提高地区的知名度，期待着能够增加客源和经营收益。有些人取得森林疗法师资格后，没有森林疗法基地的话，什么活动都开展不了。所以有些森林疗法师不断向议员陈情，当地政府就把森林疗养基地认证提上了日程。

被认证过的森林疗法基地，如今经营得怎么样呢？北海道的鹤居村也许能告诉你一切。这个民营公司所有的山林在接受森林疗法基地认证之初，很多热衷森林疗法的客人前来体验，但是现在基地已经停止运转了。虽然没有明确说停止运营，但实际上基本上已经不再开展森林疗法业务。偶尔有来访者，基地也不能提供森林向导或森林疗养师。在日本，像鹤居村这样的森林疗养基地不在少数。

总体来看，日本森林疗法协会主导的森林疗法基地认证工作在走下坡路。造成这种局面的原因是多方面的，就连濑上清贵理事长本人也感觉一言

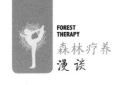

难尽。如果在中国开展森林疗养基地认证，必须充分借鉴日本等国的经验，在认证体系上做出重大革新。

9.30 说说森林疗养基地认证的那些事儿（一）

树先生

作为信用保证形式，现在很流行认证。也许你听说过森林认证，但是你未必听过的森林疗养基地认证。

根据目前掌握的资料，日本是最早开展森林疗养基地认证的国家。日本森林疗养基地认证并不局限于森林环境质量，还包括住宿、餐饮和公共服务等内容，实际上是对地域的认证。森林疗养基地认证的土地规模不少于400公顷以上，一般2000～3000公顷，基层政府和大企业是申请森林疗养基地认证的主体。

那么，森林疗养基地认证有什么意义呢？

■ 对访客来说，被认证森林疗养基地的管理和服务水平高，疗养效果好，是值得体验的地方。

■ 对经营者来说，认证帮助经营者建立了完善的运营管理体系，带来信誉和更多利润。

■ 对原住民和地方政府来说，被认证为森林疗养基地，实际是对当地生活方式的认可，证明当地生活方式值得保留，能够唤起原住民尤其是年轻一代的自豪感，这对生活社区的复兴至关重要。

9.31 说说森林疗养基地认证的那些事儿（二）

树先生

主导森林疗养基地认证的，不一定是政府，可以是企业，也可以是社团。从认证认可制度发展情况来看，企业参与管理的认证体系往往是有活力的；另一方面，在"简政放权"的大背景下，森林疗养基地认证确实也不宜由政府主导。因此，扶持社团或企业建立起符合国情的森林疗养基地认证体系，是下一阶段推动森林疗养工作的重要抓手。

在日本，森林疗养基地认证由社团主导，认证需要经过文件审查、专家实地考察、野外生理试验、利益相关方调查、认证委员会审核等过程，大约需要18个月。认证的指标体系尚在不断完善之中，但大致包含以下几个方面：

表 9-2　森林疗养基地认证指标体系

自然社会指标	自然环境指标	观感良好
		自然资源丰富
		无有害污染物质
		具有自然环境维持和保护机制
	环境与设施指标	具有森林疗养步道，且经营良好
		设施周边的森林经营良好
		具有休闲体验设施和无障碍设施
		具备安全管理体制和医疗机构
	人员到达指标	顾客交通圈中潜在使用者数量
		公共交通工具能够到达
		私家车能够访问
		停车场经营良好
接待能力指标	管理指标	具有执行力强的专门管理机构
		森林所有权明确，经营稳定
		具有政府推动机制
		具有当地居民参与机制
	森林疗养菜单指标	能够提供相关森林疗养菜单
		具有具体的野外菜单
		具有住宿菜单
		具有医疗保健菜单
		能够为游客提供服务
	利益相关方指标	具有一站式服务窗口
		具有熟悉当地森林的森林疗养师
		具有短期和长期发展规划
	发展潜力指标	具有可持续性的运作体制
		具有广告宣传对策
		具有骨干人员培育机制
	卖点指标	具有地方特色的森林疗养方案

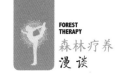
需要补充的是，野外实验是森林疗养基地认证的最重要部分，主要用于对比分析森林疗养基地和城市的差异。实验包括生理测试、心理测试和物理化学测试 3 类项目，需测量的生理参数包括唾液皮质醇水平、淀粉酶活性、心律变化（交感及副交感神经活动）、血压及脉搏等；心理测试主要是通过心境（POMS）、森林印象、压力度、放松度等 4 类调查进行主观评价；需要测量的物理化学项目包括温度、光照、负氧离子、气压和芬多精。

9.32　发展林区医疗新模式

树先生

长野县木曾郡是林区，人烟稀少，地域广阔，面积几乎与普通行政省相当。木曾郡只有一家医院，最初医生不足 20 人，而且很难招聘到新人，那里是日本最"缺医少药"的地方。木曾医院院长久米田说，医院守护着 32000 名民众的健康，每位医生都在加班加点的工作，在医疗费用入不敷出的大背景下，木曾医院却实现了 10 年连续盈利。

长野县政府对木曾医院的扶持力度很大，为医院提供了大量医疗设备，包括 64 列 CT、血液摄影设备、电子内窥设备。在所有县立医院中，木曾医院率先建立了电子医疗档案。这样先进的硬件设施，如果只为当地人服务，确实有些浪费了。为了有效利用医疗设备，木曾医科开始为森林疗养提供支持。首先，到访赤泽休养林的体验者，希望了解自己的健康状况。"森林医生"出具健康诊断报告的话，在进入森林前后就要进行健康检查，仪器设备自然有了用武之地。这种森林疗养健康检查，木曾医院整整坚持了一年时间。后来，有些体验者需要更详细的健康诊断结果，木曾医院便开始将森林疗养与短期体检结合在一起。体验者可以花费一小时到半天时间，在木曾医院做菜单式健康检查。如果是癌症早期筛查的话，可能需要用一天时间。木曾医院会把检查结果向体验者进行说明，对没什么健康问题的体验者，医生会开出"去赤泽做走一走"的处方。因为体验者没什么健康问题，所以体验者在赤泽自然休养林怎么活动都没问题。如果体验者健康状况稍有一些问题，处方上会写明"请利用标准森林疗养步道"。

从另一方面来看，这种"森林疗养＋体检"的目标就是振兴地方经济。体验者一般都需要在旅馆住上一个晚上。第二天，体验者拿着处方签，交给赤泽自然休养林的向导，向导会为客人提供森林疗养服务。就这样，参考千叶大学的研究成果，木曾医院开始了具有自己鲜明特征的森林疗养工作。久米田先生很自信地说，木曾医院是日本第一个开展森林疗养的医院，在森林医学数据还不完备的今天，如果能认真做几年工作的话，也许就是森林疗养"第一人"了。

开展森林疗养后，木曾医院的经营情况发生了一些变化。开始有新人陆续加入医院，而且应聘医生综合素质在日本平均水平之上。木曾医院的医生数量逐渐增加到 36 人，有些岗位已经能够实行双班制。其实受惠最大的还是当地居民，由于医生数量的增长，医院增加了边远山区的巡诊次数，看病难已经不再是一个问题。

9.33　森林疗养如何为企业服务

树先生

鸟取县智头町森林覆盖率高达 93%，是日本少数几个提出"以森林疗法立身"的绿色小镇。当地森林疗养工作启动得并不早，但是工作模式简洁，目标对象明确。几年下来，当地的森林疗养工作已经在日本独树一帜。

智头町森林疗养的全名叫做"森林的事务疗法"，主要是与企业合作，针对员工开展身心健康教育和拓展训练。受益于日本政府将员工心理健康教育定为企业义务这一利好，从 2014 年开始，当地森林疗养客源基本保持了稳定。智头町的森林疗养课程算不上丰富，无论是大企业还是小企业，当地人都会为客人奉上"自然食"、森林疗法、森林作业和民宿四方面课程。

通过民宿体验调整生活节奏，重新审视过往生活。在智头参加民宿，很多事让你感到惊奇，烧柴火的炉子、五右卫门浴池（在锅里洗澡）、纯木制的房屋，这些在老电影中才能看到的情景，智头町都原汁原味地保留着。舒适的生活环境，让体验者感觉每天在梦中，来过的人都愿意把智头作为第二故乡。

通过"自然食"调节紊乱的胃肠。智头有品尝不尽的自然食材，农家自制的味增、现采现做的新鲜蔬菜、柿子叶寿司、鹿肉、当季才会出现的山野菜和鱼类，自然食强调新鲜、营养平衡、低热量和低盐。智头人说，自然食倾注了当地人的热情，每一道菜都不可能在城市便利店中随意买到。

通过森林疗法让精神安定下来。在幽静的森林中重新发现自己，利用森林的力量调整自律神经，消除肉体疲劳，让身心恢复最佳状态。智头町引进了可视化自律神经测量方法，只需夹住指尖，就能简单了解受试者的精神状态。这种测量方法非常简单，一般是体验者自己进行测量，自己分析结果，自己决定今后的调整策略。

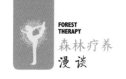
通过森林作业找到团队合作的乐趣。智头的森林作业分为重体力和轻体力两类活动，重体力活动包括森林间伐、农事体验和植树，轻体力活动包括芳香精油提取、叶片创意、木工体验和自然游戏。作业活动加强了体验者之间的交流，大部分体验者反馈"体验到了共同劳动的充实感"。

9.34 人气不旺，听听日本人是怎么抱怨的

树先生

日本人的怨言

考察日本森林疗养基地时，我脑子里常常有一个疑问，日本人真的喜欢森林吗？果然，很多森林疗养基地的经营者都在抱怨，让市民走进森林太难了。在经营者眼中，一些客人只是到森林疗养宣传牌前看看而已；多数人只是在宽阔的林区道路上走走，根本不进入森林疗养步道；偶尔有走上森林疗养步道的，却是登山者，并不是来森林疗养的。

笔记

森林文化对推广森林疗养的影响不容小觑。不同民族有不同的森林文化，有一项比较日本人和德国人森林观念的调查，结论非常有趣。在回答"你想去哪儿旅行"时，50% 的德国人都选择森林，而日本人不到 10%。选择森林的那些日本人，也是冲着森林中的湖泊、名山和寺庙来的。在回答"你喜欢在森林中步行吗"时，选择"不喜欢"或"不怎么喜欢"的德国人几乎没有，而日本人的比例为 20% ~ 30%，东京地区更是高达 50%。在回答"你喜欢去经营过的森林，还是没经营过的森林"时，大多数德国人选择经营过的森林，而日本人压倒性的选择去没经营过的森林。日本人不喜欢去森林，却喜欢到原始森林中冒险，真是不可思议。不过我觉得调查数据是可信的。在日本传统文化中，邪恶的妖怪大部分住在森林中。孩子生活在这样森林文化氛围里，长大后自然会对森林充满恐惧。

在国内也是一样，有些人想到森林，心境就会不愉悦。原因是多方面的，比如，有些人担心森林中会有野兽出没，有些人会讨厌森林中各种虫子，有些人不想让森林中的泥土把鞋子弄脏。有人认为，一个人进入森林，通常是硬着头皮去的，因为他很怕蛇。如果不能把这些不愉快的顾虑消除，人们是很难进入森林的。即便进入森林，森林疗养也很难取得预期效果。

让更多的人走进森林，需要加强森林文化宣传力度，需要通过森林经营创

造安心环境，还需要有森林向导的帮助。森林向导区别于森林疗养师，只需要掌握自然知识，不需要掌握太多心理学和医学知识。森林向导相当于自然讲解员，不仅能够帮助人们消除恐惧感，而且能教会人们怎样享受森林中的快乐。

9.35 人类·绿色·计划（HGP）

树先生

受气候条件限制，大部分森林疗养设施难以常年营业，导致经营成本居高不下，制约着森林疗养的产业化发展。为了解决这一难题，日本林野厅推出了人类·绿色·计划（HGP），通过设置各种综合设施，同时为野外休闲、青少年教育和森林疗养等不同需求的客人提供服务。这个计划还有两个着力点，一是动员民间力量，投资建设和运营相关设施；二是通过举办各种庆典活动，促进农村和城市之间的交流，增加当地农特产品的销售。

HGP 要修建哪些设施

和自然休养林一样，HGP 也主要针对国有林，但 HGP 是由国家、地方政府、第三方机构和民间团体来共同实施。HGP 需要设置的设施包括运动设施、文化教育设施、保健休养设施、食宿设施和林业关联设施。运动设施包括综合运动场、公共高尔夫球场、滑雪场、网球场；文化教育设施包括自然观察教育园、植物园、研修中心、森林博物馆、森林舞台；保健休养设施包括露营地、康复中心、综合休闲设施；食宿设施，包括酒店、民宿、畔森、出租别墅；林业关联设施，包括观光菜园、蘑菇采摘园、观光牧场等。

HGP 实施情况

HGP 看起来有些华而不实，但截至 2004 年，日本总共在 29 个地区开展了 HGP 项目，涉及林地面积约为 1.7 万公顷。也许 HGP 就是专家们常说的规模经济，目前暂时没有发现有关 HGP 实施效果的报告，也很难判断 HGP 的优劣。但是在 1991 年，日本律师联合会以决议形式发出了一份公告，抗议日本林野厅推行 HGP。公告列举了 HGP 所引发的多方面问题，例如，HGP 绕过了多项开发限制，以开发之名行破坏之实；地方政府过于冲动，4 年内有三十几个省份要开展 HGP 项目；高尔夫球场等项目危及森林的水源涵养功能，等等。另外，大量体验者的涌来，引发了环境和社会问题，当地居民也并不买账。"一管就死、一放就乱"，看来这并不只是中国社会的特色。该如何发展森林疗养产业，日本已有前车之鉴，国内在制定相关政策时应格外慎重。

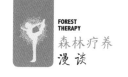

森林疗养
漫谈

9.36 韩国的"山林治愈"

树先生

韩国人口老龄化严重，医疗费每年都在增加。为了抑制医疗费用增长，韩国推行着各种"健康长寿"措施，森林疗养便是其中之一。在韩国，除了"自然休养"之外，森林疗养还有一个名字，叫"山林治愈"，森林疗养师被称为"山林治愈指导者"。作为国家计划，韩国在山林治愈方面投入了很多精力，利用森林开展身心康复的市民在逐渐增多。

森林是"名医"

"妈妈因为脑梗死倒下，还患上了抑郁症，森林治好了她的病。通过接触自然，妈妈能够生活自理了"。2015 年 4 月 2 日，在大田举行的"山林治愈体验日记公募展"上，一共有 114 本作品获奖，上面的这段话就是出自获奖者朴炳坤的作品。在颁奖仪式上，多位山林治愈亲历者分享了自己的经验。范小姐因乳腺癌做了手术，通过山村生活，重新将身心状态调整到最佳；在森林中，于小姐成功地让过敏体质儿童和小儿抑郁症患者恢复了健康；因为结婚被骗而得了"交流恐惧症"的一位先生，同样在森林中克服了病征。参加公募展的市民不禁感叹，森林果真是治愈人类问题的名医。

森林是没有手术刀的医院

"森林是综合医院，但是这个医院中没有医生、没有手术刀、也没有药品"，这是韩国山林厅长官申元燮的口头禅。说这样话的时候，申元燮还在忠北大学山林治愈学科当教授。但现在申元燮先生更关注的是心理治愈，例如，以学校暴力的加害者和被害者为对象实施的山林治愈。2015 年 3 月 27 日上午 10 点，在京畿道阳平郡三星自然休养林中，来自海洋警察厅的 28 名警官，跟着山林治愈指导者体验了特殊体操。这些警察经常要面对各种危险，生活中饱受失眠、噩梦、抑郁等精神痛苦。一位警察体验后满意地说，"参加森林心理及冥想治疗后，内心和身体都轻松很多"。

从"观光之森"到"治愈之森"

现在，韩国森林正在转变为"治愈身心的场所"，这是包括山林厅在内，林学、医学、心理学和教育专家共同努力的结果。特别是朴槿惠上台以后，多次强调山林福祉的必要性，并进行了各种尝试。到 2017 年，山林厅计划将接受山林治愈服务的人扩大到 100 万。为了实现这一目标，山林厅已经开始行动，包括增进市民对山林治愈的认同、构建治愈空间、标准化治愈课程、培养专门人才、加强基础研究和修订相关法令等。

过去，只有天主教会大学、翰林圣心大学、光州保健大学和顺天大学具有培养山林治愈指导者资格。为了培养更多的山林治愈指导者，韩国政府追加忠北大学、东洋大学和全南大学为山林治愈指导者培养机构。2014 年 9 月，首批 38 位山林治愈指导者已经毕业。到 2017 年，山林厅计划要培养 500 名山林治愈指导者，这些人将在治愈之森、自然休养林、森林浴场、森林步道中，面向国民提供优质服务。

9.37 韩国人眼中的自然休养林
树先生

韩国最早的国立自然休养林，是 1988 年开放的大关岭和有明山。最初开放的时候，体验者仅有 5 万人，而 2011 年达到 286 万人，增加了 50 多倍。最近，喜欢露营的孙俊恩，每到周末，就会来自然休养林搭帐篷。享受微风拂面的同时，喝喝咖啡，看看书，找回属于自己的休息时间。

理想的休息和治愈空间

哈佛大学教授、曾两次获得普利策奖的生物学博士 Edward O.Wilson 提出了 biophilia 假说，认为亲近森林和自然是人类的本能，已根植于遗传基因里。来到森林，我们身心能够感受到大自然的号角，轻易地从压力中解脱出来，达到心理稳定状态。

公司职员刘天啸，从很小的时候，便背着背包，到访溪谷和大山，非常喜欢在自然中生活。他结婚后，也经常带着妻子和孩子去自然休养林。在清澈的溪水中，螃蟹和小鱼在悄无声息地游走；森林之中，也隐藏着很多顽强的生命。他相信，对孩子来说，这是很好的教育素材。他经常和孩子一起光脚在山路上行走，遇见大树也会去抱一下。

国立自然休养林管理所根据不同类型森林特点，营造了各种各样的治愈之森，制定了很多山林治愈课程，为了让公众了解森林的治愈力，也做了很多工作。

合适的住宿价格

笔者最近去了蔚珍的森林，住宿是在通高山自然休养林。从首尔到蔚珍，大约 350 千米，需要横穿洛东山，沿着 36 号国道，一直到佛影溪谷。沿途道路是 10 年前铺设的，当年这里也是最偏僻的地区之一。因为地处深山

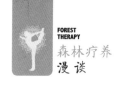
区，很少有人出入，意外地保护了当地原有生态环境。寂静的山坳，这里是享受时间最合适的地方。

在通高山的第一天，是在鸟鸣声中开始的。简单吃过早饭之后，就去散步。散步适合在太阳刚刚升起还不太热的时候，森林中的芬多精，这时候最活跃；平常很难看见的小花，这个时间段也能够看见。沿着山道一直向下，到达山谷后，脱下鞋子，卷起裤管，尽情地玩一会水，心中的烦恼不知什么时候消失得无影无踪了。

国立自然休养林，有很多优惠。首先是住宿，以很便宜的价格，就能够入住，所有休养林都设有森林之家和露营地。休养林所在的山林大多入选韩国百处名山，自然景观绝对值得一去。休养林中还设有草坪广场、瑜伽平台、野外教室、木工体验馆等，你可以全身心地感受森林。

通高山自然休养林所在的通高山，森林以金刚松和阔叶树为主。溪水在花岗岩上静静流过，整个山谷像水墨画一样美。当地步道也有登山路和自然观察径之分，你可以慢慢行走，不用担心被打扰。当然也可以体验海水浴或温泉浴，佛影溪谷向下，沿着王避川一直走的话，就是望洋亭海水浴场。离海水浴场不远的地方，就是韩国唯一的天然温泉——德邱温泉。

秋天最美的自然休养林

如果推荐秋天的自然休养林，首屈一指的应该是江原道麟蹄郡的芳台山自然休养林。在韩国，只有这里的森林能称为原始森林，红叶当然也是最漂亮。每年9月份，内麟川有漂流活动，喜欢运动的人也会顺便到访芳台山。

其次是江原道横城郡的青太山自然休林，这里的体验也是独一无二的。李氏朝鲜的建立者李成桂曾亲自挥毫，大赞青太山之美。这里的人工林和天然林经营得都非常好，在韩国也是样板，栓皮栎山林浴场的人气很旺。并且，这里道路体系也很健全，人们可以根据自己的身体情况，选择合适的道路散步。每到9月份，横城"韩国牛肉节"开始了，喜欢的人都会来凑热闹。

第三名是江原道江陵市的大关岭自然休养林，这是韩国山林厅选定的最美三处森林之一，整个休养林被苍松和红叶包围着。休养林中，还能够体验韩国传统烧烤，非常适合全家一起来。休养林周边还有大关岭牧场和大关岭博物馆，能玩的地方非常多。

预约住宿竞争非常激烈

最近，体验者访问休养林时，国立自然休养林管理所会为其按一个纪念印章。如果收齐了 36 个国有休养林的印章的话，就能够 2 年内免费使用全国范围的国立自然休养林，获得这种资格的人称为"名誉休养林人"。2012 年 5 月 30 日，第一位名誉休养林人诞生了，他是来自釜山的韩永杰。从 2011 年 9 月份，他辞掉工作后，和妻子一起陆续到访各处自然休养林。

但是，休养林的人气是非常高的，想去休养林必须要通过激烈的竞争。韩国全国休养林的住宿规模大约是 300 栋房屋 750 个房间，每个房间能容纳 2 ~ 18 个人不等，合起来每天能接待 4300 人。和实际需求相比，设施数量是远远不够的，所以必须通过网络进行预约。特别是在夏季的 7 月 14 日到 8 月 25 日，需要通过抽签来选择体验者。在其他时间，每周的周三能够预约 6 周后的房间。为了能让更多的人享受森林，一次预约最多能住四天三夜。

9.38 韩国：园林绿化注重社会服务功能

树先生

学习交流日程

5 天时间内，代表团访问了韩国国立自然休养林管理所和釜山市园林绿地局，学习了山阴和德裕山 2 处自然休养林建设和管理经验，与韩国海外协力机构中国事务所前所长郑胤吉、韩国大邱大学经济商务管理学院院长李周熙、首尔大学森林科学系教授金星一和韩国忠南国立大学教授朴范镇进行了深入的交流。此外，代表团还实地考察了首尔和釜山园林绿化建设情况，并参加了釜山市园林绿化博览会。

对发展首都园林绿化的启示

(1) 提高设施率，增强郊野公园社会服务能力。在韩国，公园不为赚取门票费，也不只是注重生态效益。韩国公园更加重视文化、教育和社会功能，综合性公园的设施占地面积一般可达 30%。因此，公园深受市民喜爱，利用效率非常高。以釜山人民公园为例，2014 年全年入园游客超过 2000 万人次。

在北京，综合性公园设施占地率一般不超过 10%，郊野公园设施占地率更低。据统计，2011 年全市 81 个郊野公园年接待游人仅为 2230 万人次。设施率低下，缺少吸引力，是本市郊野公园利用率不高的重要原因。因此，如何在保护好现有森林和减少毁林同时，提高郊野公园的设施率，将成为本市郊野公园建设的重要目标，而韩国自然休养林和公园建设方面积累经验非常值得借鉴。

(2) 借鉴自然休养林模式，推进国有林场改革。韩国 1982 年开始提出建

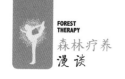

设自然休养林，2005 年出台了《森林文化·休养法》，目前已经建设了 162 处自然休养林、4 处森林疗养基地。在韩国，自然休养林作为公益林的一个特殊林种，与水源涵养林、水土保持林等 7 类其他公益林并列，全国约 10% 的森林专门用于森林休养。韩国自然休养林有四个特点，一是作为福利提供给国民，自然休养林以公立为主，象征性收取服务费用，政府提供运营补贴；二是管理机构精简而专业，国家层面设有国立自然休养林管理所，各处自然休养林主要负责综合管理和自然讲解服务，不负责森林防火和病虫害防治，保洁等其他日常维护工作也通过政府购买服务实现；三是住宿和预约制入园，自然休养林不仅森林环境好，住宿条件也堪称一流，收费又低，预约往往需要提前两三个月；四是自然讲解师提供指导，增加了森林休养的趣味性和安全性，目前韩国已经形成了森林讲解培训体系，自然讲解师正在成为新的就业方式。

在北京，随着经济社会发展，市民对养生保健需求在逐年增加，回应市民需求，发展森林疗养是首都林业发展的重要方向。北京国有林场虽以公益林为主，但优质森林环境同样属于稀缺资源，如果与高端休闲产业相结合，国有林场虽不愁盈利，但是普通民众将无法享受到本市园林绿化发展的成果，这是一种损失。因此在推进国有林场改革过程中，与其把这些林场推向市场，不如借鉴韩国自然修养模式，把森林作为一种福利提供给市民。

（3）结合养生开发旅游产品，促进森林公园发展。山阴自然修养林及其周边地区是韩国重要的养生旅游目的地，每年吸引着大量游客。这一地区溪水清澈，稻苗茸茸，森林之家和山林文化休养馆等住宿设施简约朴素，森林养生旅游几乎被开发到了极致。参鸡汤最受国外游客欢迎，这是典型的利用森林植物药性加工而成的养生美食；旅游纪念品商店里，人参制成品、精油等来自森林的养生产品也占有相当比重；自然修养林周边地区遍布着各式汗蒸窑或热疗室。

北京现有各类森林公园 31 处，主要分布在密云、门头沟等远郊区县。经过多年积累，森林公园基础设施已显著提高，但是因为旅游产品规模较小、产品特色不够突出、产业化程度较低，大部分森林公园游客量不太理想。只有认清资源特色，准确把握受众群体需求，努力打造养生品牌，精心设计和组合产品，才能吸引更多游客。如果将中草药、针灸以及食疗等传统中医保健与森林公园的环境优势相结合，开展保健餐饮、森林浴和森林疗养等类型的养生旅游，发展潜力很大。

（4）区分公立私立，错位发展森林疗养。韩国和日本均为森林疗养发展较好的国家，韩国的森林疗养注重保健，日本的森林疗养注重预防，但两国在推动森林疗养过程中有着相似的经验。日韩在森林疗养基地或自然修养林建设方面有公立和私立之分，公立的主要以公益形式服务大众；私立的通过与高端休闲产业结合，以盈利为目标，服务高端需求。在森林疗养基地或自然修养林数量上，日韩均以公立为主，以私立为必要补充。在韩国，私立的自然修养林也并不完全是市场行为，政府一般会为经营者提供优惠贷款或者免费安装游憩设施。

北京推动森林疗养需借鉴日韩经验，区分公立私立，实现错位发展。一方面，政府要加大投资力度改造国有林场，为市民提供更多的森林疗养场所，确保森林疗养能够作为一般福利提供给市民；另一方面，政府要出台优惠政策，鼓励社会资本投资森林疗养，满足高端需求，把森林疗养作为产业来培育。

9.39 韩国：预约制经营在不断完善

树先生

韩国的自然休养林能够登山、露营和享受森林浴，很多市民都愿意在其中全面放松自己。国立的自然休养林实行预约制经营，二十几年过去，这种预约经营制度存在着哪些问题呢？《朝鲜日报（日文版）》的一篇报道，可以帮助我们了解一些端倪。

2015年12月末，京畿道加平郡的一处人气自然休养林中，一位30出头的男性访客在不停抱怨，"明明空着这么多地方，为什么预约不上！"在露营地的帐篷场地，还有4处场地空着。这位访客之前预约露营而未被抽中，不得已改为到自然休养林中转悠一天，然后赶在天黑之前返回城市。自然休养林的管理员解释说，"有些预约露营地的访客，不打招呼就不来了，但是其他客人也无法预约"，听了这样的解释，男子的怒火才平息下来。

访客爽约，这是国立自然休养林非常头疼的问题，从2016年开始，韩国决定要对经常爽约的访客实施限制措施了。从2016年2月15日开始，韩国人可以预约39处国立自然休养林的客房和露营地，但是对于无联络就爽约两次的访客，将被禁止在90天内预约自然休养林。另外，有些访客通常同时预约多处自然休养林，但实际最终只能去一处。为了防止这种现象，一次能够预约的自然休养林数量，从过去的9处减少到了3处。经过此轮调整，媒体预计国立自然休养林预约倍率将提高5倍左右，自然休养林的"入场券"将更加火爆。

2015年，韩国成功预约国立自然休养林的个案约为8.4881万件，没有

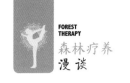

任何联络就爽约的占 10.4%（8824 件），而快到预约时间（1 小时内）才联络确定不来的占 7.2%（6039 件），也就是说韩国人大约浪费了 1/5 的休养资源。2015 年 8 月，国立自然休养林管理所以访客为对象开展了问卷调查，1338 位受访者中大约有 95.4%（1276 人）的人认为，有必要对爽约者采取限制措施。国立自然休养林管理所的一位负责人也表示，有必要帮助市民从爽约者那里夺回机会，这不仅是市民共识，也符合诚信原则。

9.40　森林疗养这点儿事还需要立法吗

树先生

之前我们提起过，日本和韩国均指定一定比例的森林用于公众保健。为了增进保健用途森林的保健功能，促进森林资源多功能开发，进一步发展林业社区经济和提高国民福祉，日本和韩国均制定了"增进森林保健功能"的相关法律。森林疗养这点小事还需要立法吗？立法又能解决什么问题呢？今天我们先来说说日本的情况。

《关于增进森林保健功能的特别措施法》（以下简称《特别措施法》）制定于 1985 年，并于 1995 年、1996 年、1998 年、2000 年进行过多次修订，最后一次修订是在 2014 年。《特别措施法》现为 10 条 37 款，主要包括立法目的、适用范围、基本方针、全国森林规划的变更、地方森林规划的变更、市村町森林整备计划的变更、森林经营方案的变更、开发行为的限制、在生态公益林开展森林疗养的限制、与林业合作社的对接、有效利用国有林、罚则和附则等内容。

无论是在哪个国家，大范围设置保健用途森林，势必需要对原有森林经营管理体系进行大刀阔斧的改革。不但国家和地方政府层面的管理工作需要变革，森林经营执行层面同样需要变革。日本的这部《特别措施法》，主要就是围绕森林经营改革进行的。为了规范森林经营体制改革，有序推进森林疗养工作，日本选择在工作初期就以严格的"法律"形式来推进工作。

《特别措施法》主要用来"规制"政府工作，法律中大部分条文是针对各级行政长官的，包括农林水产大臣、都道府县知事和市村町行政长官等，每一级行政长官应该做哪些工作，法律都有明文规定。从技术层面上看，农林水产省负责制定基本方针，哪些森林用于保健、如何在开发和保护之间取得平衡、不同行业主管部门之间加强协调等内容，都以法律的形式固定下来。另外，在具体操作环节，保健用途森林的造林、抚育、采伐等森林经营措施，以及森林内应该设置哪些保健设施等内容，也以法律的形式固定下来。

如果开展森林疗养工作，就需要在森林中设置住宿、放松、运动、教育文化等设施。国内虽然有在森林中开展休闲游憩的实践，但是大部分经营者游走在法律的边缘。因此亟须根据我国国情制定相关法律，为森林疗养、森林体验、森林教育等工作提供支撑。

9.41 《森林文化·休养法》

树先生

为了加强对森林文化和森林休养资源的保护、利用和管理，为国民提供舒适、安全的森林文化、休养服务，韩国 2005 年出台了《森林文化·休养法》。与日本出台的《关于增进森林保健功能的特别措施法》情形类似，《森林文化·休养法》在 2007 年、2008 年、2010 年、2011 年、2012 年、2013 年进行过多次修订，修订频率让人惊讶。但是《森林文化·休养法》更有实质性内容，相关经验值得我们借鉴。

（1）规定了政府职责和基本规划。《森林文化·休养法》规定了国家和地方政府各自应该承担的职责，山林厅每 10 年要修订一次"森林文化·休养基本规划"；地方政府也要编制本地区森林文化·休养规划，并且每年向山林厅报告年度业绩。对于森林文化·休养规划应包含哪些内容、如何开展基础调查、谁来运营管理网站等内容，《森林文化·休养法》也有明确规定。

（2）将森林疗养师写入法律。韩国政府推广森林疗养，是以提高国民福祉为主要目标，这点也反映在森林疗养师培养上。《森林文化·休养法》规定山林厅负责森林疗养师培训和资格认证，那些有犯罪记录的、无民事行为能力的人是不能成为森林疗养师的。《森林文化·休养法》规定了森林疗养师培训的教育内容和教育周期，还规定山林厅和地方政府应为森林疗养师提供必要的活动经费。

（3）规定了基础设施的运营管理方式。韩国的自然休养林、森林浴场均由山林厅进行指定，如果经营不善或是森林丧失了保健功能，山林厅会随时撤销其相关资格。山林厅对依据森林文化·休养规划建设基础设施的经营者，提供项目经费、部分补贴或是融资便利；另一方面，《森林文化·休养法》规定经营者可以征收入场费和设施使用费，为后期经营提供了法律保障。另外，为了保护森林疗养资源，确保体验者安全，《森林文化·休养法》规定自然休养林可以实施轮休制，一定期间内限制或禁止体验者出入。

10
我国森林疗养的发展进程

近年来，随着世界各地森林疗养经验的渗透，这种健康的生活体验在我国也愈加受到公众的关注。其实在我们身边，也已有各界人士投入到这项事业之中，做出了自己的探索。我国的森林疗养，正在、也将继续向更专业、更高质的方向发展。

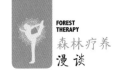

10.1　我们离森林疗养还有多远

树先生

这两天，总是有朋友迫不及待地问，什么时候才能去体验森林疗养？现在简要介绍下我们的工作进展。

在森林疗养基地方面，北京市 2014 年建成 2 条森林疗养步道，2016 年有 4 条森林疗养步道在建设中。数量是少了点，不过北京市仅 2014 年就建成 200 千米市级绿道，全市还有 31 处森林公园，很多森林略加改造就能够满足森林疗养环境认证要求。

在森林疗养师方面，北京市园林绿化局正筹备 2016 年九、十月份的培训会，届时将面向社会招募和免费培养森林疗养师。速度是慢了点，不过森林讲解员培训早就开始了，2016 年就有 30 多人获得了森林讲解员资格。日本的森林疗养师就是基于森林讲解员进行培养的。

在森林疗养课程方面，很多森林疗养课程的效果还需进一步医学证实，但是森田疗法、作业疗法、芳香疗法、疗育等课程早已被国内外认可，可以直接引用。

在政策制度方面，德国人的森林疗养是纳入医疗保险的，这与我国国情不同。不过，国家林业局已在酝酿顶层设计，再说为了自己和家人健康，花点钱也是值得的。

10.2　中国首个森林疗养处方

树先生

据说中国清代就著有《水边林木养生》一书，得到这个信息后，我们一直在"拼命"寻找这本书的下落。实际上在 1990 年，成都军区昆明疗养院就系统开展过"森林浴对生理影响"研究。虽然研究未涉及"自然杀伤细胞活性"等免疫指标，但同类研究我们并不比日韩晚。

在这项研究中，研究者把住院疗养员分为森林疗养组和对照组。森林疗养组每天上午做 0.5 小时森林呼吸操，中午在浓荫避风处静卧 2 ～ 2.5 小时，傍晚于林中散步 0.5 小时；对照组只接受常规疗养。研究者选择 136 个样本，比较了森林疗养前后以及森林疗养和对照之间的生理指标差异。

（1）森林疗养可以降低脉搏数（图 10-1）。

（2）森林疗养可以降低血压（图10-2）。

（3）森林疗养能够增加红细胞数量（图10-3）。

（4）森林疗养能够增加血红蛋白（图10-4）。

（5）森林疗养促使尿蛋白由阳性转为阴性（图10-5）。

此外，森林疗养之后，便携红细胞数有所降低，凝血酶原时间有所提高，但这两项指标的变化没有达到统计意义的显著。白细胞、免疫球蛋白在森林疗养前后也无明显变化。

以上这些结果显示，森林疗养能够用于心血管疾病、贫血及肾脏疾病的康复。

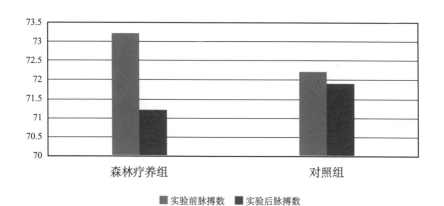

图 10-1　森林疗养可降低脉搏数

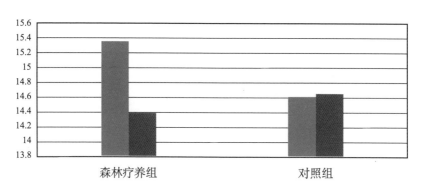

图 10-2　森林疗养可降低血压

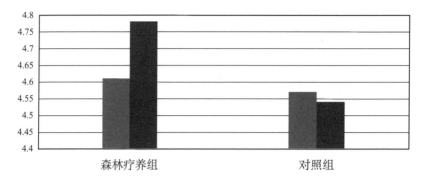

图 10-3　森林疗养能增加红细胞数量

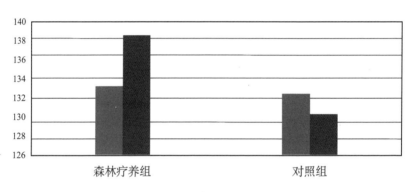

图 10-4　森林疗养能增加血红蛋白

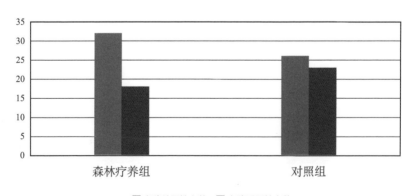

图 10-5　森林疗养促使尿蛋白由阳性转为阴性

10.3 台湾民众是怎样享受森林疗养的

树先生

台湾没有认证过的森林疗养基地，公立公园、森林游乐区和郊野森林公园都在推广森林疗养，但普通民众更喜欢到森林深处进行疗养。今天，我们分享一下台湾普通民众做森林疗养的经验。

过去台湾民众喜欢走马观花式的森林旅游，在水泥道路上走一走，看一看山林景色就返回城里。后来大家发现，这样对健康并没有太大好处。森林疗养必须有充裕的时间，深入森林之中，或跋山涉水，或静思养神，每天森林时间不能少于 3 个小时。

受惠于得天独厚的气候条件，台湾四季都适合进行森林疗养，但是夏天一般选择上午清凉的时间段，而冬天需选择天气晴好的时间段。

着装方面，棉质服装最受疗养客欢迎。穿上能吸汗的衣裤，选择一双有恢复力又抓地的运动鞋，带上大檐帽，背上轻便的双肩包，空出双手，就可以进入森林了。

森林疗养的步行速度宜慢不宜快，疗养客根据自己的身体状况选择步行线路，稍有疲惫就立刻休息调整。步行过程中，疗养客也会经常停下来，面向树木做深呼吸，增加芬多精的吸收。当然也有趁机在森林中练习气功或太极拳的，据说健身效果也很不错。

如果路过小溪，而又能确保安全，疗养客一定要光脚去趟下水，享受几分钟足部浴。负氧离子被称为空气维生素，而小溪旁边的负氧离子浓度是相对较高的，疗养客一般会所选在小溪旁边休息。

还有，那些掉落在树枝、野花、野果，疗养客也会捡起来，以大地为画板，进行艺术创作。据说这种类似艺术疗法的方式，对改善情绪非常有帮助。

最后，森林中很少有垃圾桶，疗养客都是把垃圾背回来统一处理。

10.4 台湾的食养山房

树先生

最近，很多朋友在微信上转发台湾地区的食养山房，本以为它和森林疗养基地一样，应该是一类新兴事物，至少也是连锁店。没想到食养山房只有一家门店，这种"红得发紫"的态势由此可见一斑。打听了几个去过台湾朋

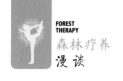

友，可惜都没有实地去过食养山房，于是我们将网络上的相关信息稍加梳理，分析一下食养山房成功的要诀。

从不刻意迎合客人的门店

食养山房创建于 1996 年，在台北县新店市、阳明山松园旧址都营业过，2009 年才搬迁到汐止。从文化创意的角度来说，食养山房是一家禅文化主题餐厅。据说是主人追求清净，之所以屡次搬家，是因为原来的门店太"热闹"了。现在食养山房实行预约制，需事先电话订位。店方建议平日提早一星期订位，假日提早一个半月订位。但有朋友说，按照店方的建议，也是很难订到位置的。在食养山房，店方不提供菜单，客人也无需点菜，以套餐的形式，每人 10 道菜，都是当季的食材，而费用只需 1250 元新台币(约 250 元人民币)。

从不攀权附贵的老板

食养山房的主人林炳辉，本来是宜兰人。十几岁时，流浪到台北，从学习建筑制图开始，逐步打拼成为一个小包工头，每日在工地里忙进忙出。各方面的压力，让林炳辉觉得透不过气来，这促使他反思生活，并最终决定关掉公司，来到深山老林。据说林炳辉本人很谦卑，说话像修行者，从不攀权附贵。之前有台湾政要来到食养山房，林炳辉相陪时间不超过 10 分钟，而且整个过程惜字如金。也许这样性格与森林相处是最合适不过了，在森林利用过程中，食养山房不是以占领者的姿态，而是照顾"家人"。林炳辉表示，饮食是为了让森林多一种活力，让心灵和自然更紧密结合在一起，这需要让森林保持它原本安静的样子。

懂得"度人先度己"的员工

食养山房每周星期一定例休息；每天只提供两餐，中餐是 12 ～ 15 点，晚餐是 18 ～ 21 点，除此之外概不营业。食养山房每天开工第一件事，就是召集员工摆茶席做"早课"，老板亲自上阵讲解禅宗语录，员工们轮流分享美感经验。员工不会因为忙于照顾客人，失去对自己心境的照顾。所以在工作中，员工一举手一投足之间，都有一种和谐感。

一群"志同道合"的食客

因为建筑制图，林炳辉有一个艺术家的朋友圈。许多文艺界人士，如程延平、林谷芳、郑惠中、解致璋等，均和林炳辉意气相投。每一次开设食养山房，朋友们都会助上一臂之力，有的将自己的字画挂上去；有的将音乐和禅修带来；有的设计员工服装；有的引入茶会；这样的社会资源，并不是普通店家所能拥有的。正因为这样，林炳辉觉得有义务将食养山房开放给普罗大众，而不是做一家曲高和寡的高级餐厅。

10.5 见识一下中国的森林疗养步道

树先生

2016 年，我们尝试做了 3 条森林疗养步道，密云石塘路森林疗养步道是其中之一，用图片来说说它与普通步道的区别吧。

（1）土径步行的好去处。土径的好处是松软，最大程度减少行走对膝盖和脊椎的冲击。步道虽然是土路，却不是普通泥土，而是成土母质，即便是阴雨天，也不会泥泞（图 10-6）。

（2）不怕水冲的土径。为了减少雨水对路面的冲刷，在大型坡面下方设置排水沟，在雨水汇集路段设置了导流明渠（图 10-7）。

（3）安心的土径。路面平坦，不用担心绊倒；宽度都在 1.5 米以上，对蛇兽出没是有反应时间的（图 10-8）。

（4）休憩场所也非常自然。这个休憩场所本来是灌草丛生的荒坡，项目人员花了很多心思才做成这样，融于自然，也不需要特别维护（图 10-9 ～图 10-10）。

（5）用步道选择风景。一路上，不知名的野花还在成片怒放，可是野果已经熟了；走到山顶，密云水库也尽收眼底，整个人就豁然开朗了（图 10-11 至图 10-16）。

接下来，我们将进一步完善步道的体验设施和标牌标志。我们渴望听到你的建议，欢迎到密云石塘路森林疗养步道来体验。

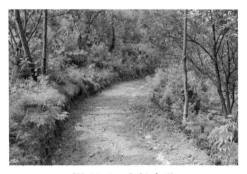

图 10-6 土径步道

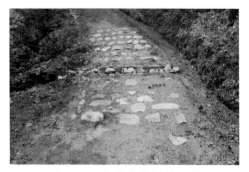

图 10-7 步道上的导流明渠

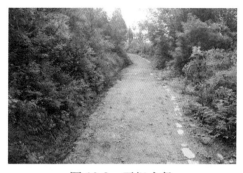

图 10-8　平坦土径

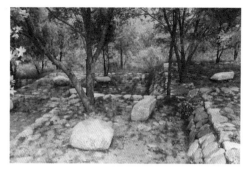

图 10-9　休憩场所

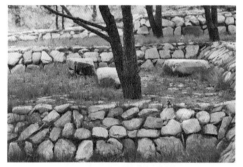

图 10-10　休憩场所

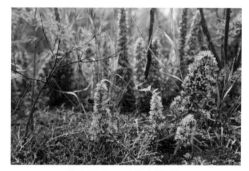

图 10-11　路旁野花

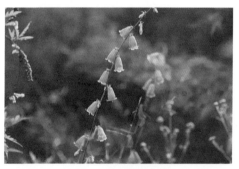

图 10-12　路旁野花

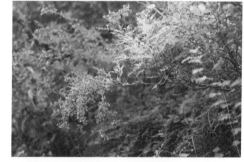

图 10-13　路旁野花

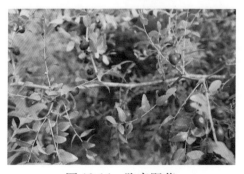

图 10-14　路旁野花

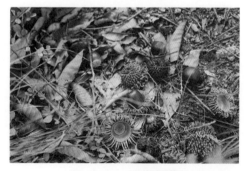

图 10-15　路旁野花

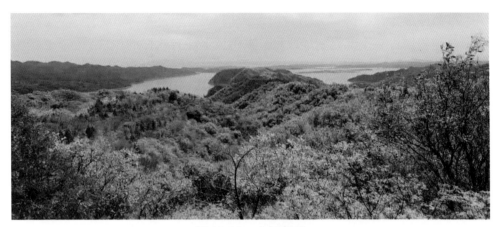

图 10-16　自然风景

10.6　感受繁华褪尽的安宁

树先生

西沟村是北京市怀柔区的一个满族村寨，因经营民俗旅游而小有名气。2015 年，我们在这里实施了"森林多功能经营示范"项目，通过实施近自然化森林经营、建设疗养步道、增加游憩设施等措施，旨在营造适合森林疗养的物理环境，更好地发挥森林社会服务功能。所以我们有机会在春天里来踏查、夏天也来过几次，但只有冬天才真正感受到什么是"繁华褪尽的安宁"。闲话不多说，去看看我们的森林疗养步道吧。

入口

森林疗养步道入口附近很开阔，团体客做疗养准备活动也不成问题。我们去的时候，刚好碰见几位村民在排练节目，现场没有音乐，村民们只是安静地在风中舞蹈（图 10-17）。

干道

森林疗养步道沿着山脊线蜿蜒向前，步道的一面是冬日暖阳，另一面是松涛滚滚，大自然从来都是如此分明。有时候，走在林缘，好像比走进森林感觉更好（图 10-18）。

支线

几条支线从山脊缓缓地深入森林之中，路面主要是用松针铺装，夏天时可以体验光脚行走；没风的时候，还可以闻到一股松香味；"五感"就是这样被激发的（图 10-19）。

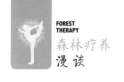
休息平台

步道附属设施全都是就地取材，在山坡上能有这样的休息平台，必须为设计和施工方致敬（图 10-20）。

标示

绘文字标示的内容还不够丰富，不过也是有的（图 10-21）。

坐观场

坐观场是最下了功夫的，坐在亭中，可以面壁观山，可以回身听松海，可以俯视山脊两侧的村寨。夏天的时候，山风在这里有回旋，做森林冥想和瑜伽一定很舒服（图 10-22）。

其实这些，都是我们心目中故乡的图景，你是否也能找到些感觉呢？

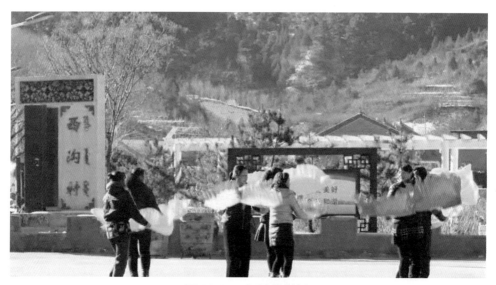

图 10-17　舞蹈的村民

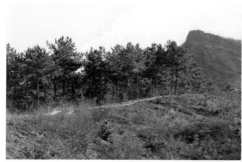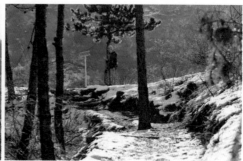

图 10-18　林缘

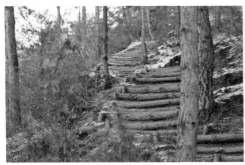 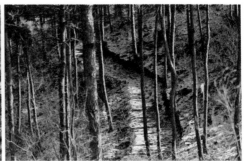

图 10-19　林中道路

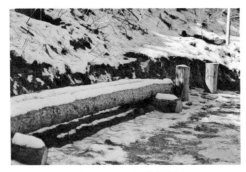

图 10-20　步道设施

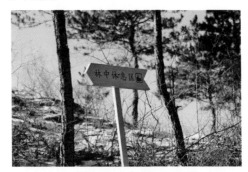

图 10-21　标志

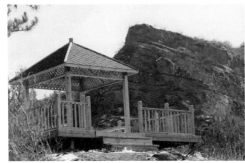 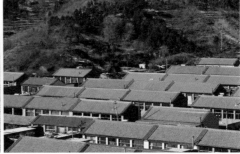

图 10-22　坐观场

10.7　由园艺疗法发展的困境想到的

树先生

　　我所了解的园艺疗法，发展状况并不是太好，或许是因为园艺疗法长期由民间推进，缺少政府必要支持；或许也与园艺疗法偏重于福利的属性有关，缺乏核心技术，缺乏"有价值"的治疗方法，不具备产业化发展的能力。之前，周萌老师提醒我，"森林疗养和园艺疗法是姊妹疗法，大部分基础理论是共通

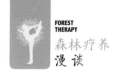
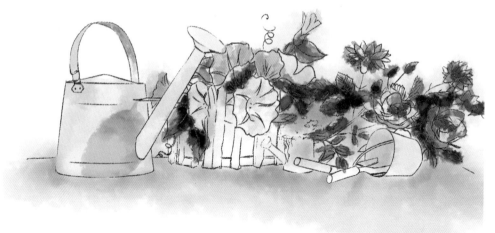

的"。那么，森林疗养该如何打破困扰发展的魔咒呢？

与园艺疗法最大的不同，是气候地形疗法在森林疗养中发挥着重要作用，因此森林疗养可以作为疗养地医疗的主体。从适用对象上来看，森林疗养可以用于养老、助残和儿童疗育，也能够用于生活习惯病、慢性疾病的治疗以及术后康复，而后者比较容易实现盈利。所以森林疗养具有福利和产业两种属性，完全可以创造两种不同的发展模式。需要说明的是，从国外发展经验来看，单纯依靠森林发展起来的疗养地不多，尽管森林疗养课程在不断丰富，森林疗养的医疗用途在不断扩展，但是森林的疗养资源还是局限了些，只有与温泉、矿物和海水等替代治疗资源相结合，才能打造成为真正的疗养地。

从 2012 年开始，经过 4 年努力，北京市在平原地区营造了 105 万亩[*]景观生态林，相当于在市民周边建成了百万亩森林公园。如何管理好身边的森林，让它更好地为老百姓健康服务，这是我们一直思考的问题。理论上来讲，北京平原地区，由于与城市过度接近，空气污染物易聚积、不易扩散，缺少地形、紫外线等疗养资源，不适合作为森林疗养基地。虽然无法发展疗养地医疗，但仍然可以利用平原森林发展福利型森林疗养，比如，结合森林经营，针对老年人开展作业疗法；或是结合森林幼儿园，开展儿童疗育等。当然，既然作为福利，未来我们期待着政府能够应该给予一定扶助。

注：1亩≈0.067公顷。

10.8　腾冲市筹建西南片区森林疗养师培训中心

树先生

腾冲森林疗养师培训中心位于腾冲市沙坝林场，总面积3900亩，林分以秃杉人工林和栎类次生林为主，林龄在中龄到过熟之间。林内大树参天，溪水潺潺，鸟啼蝉鸣，从观感上判断，沙坝林场非常适合作为森林疗养基地。

（1）基地定位：腾冲森林疗养师培训中心主要以培养森林疗养师为主，因此不用为确定目标人群和经营方向而过度思虑。但是规划团队将充分利用现有森林疗养资源，因势利导地增加必要设施，为森林疗养师学员创造更多类型的实践机会。

（2）规划思路：

首先，根据国家现行林业政策，难以在天然林中开展森林经营工作。因此规划团队将林场中栎类次生林作为只能欣赏的"背景"，偶尔利用也将严格限制在现有步道两侧；用于森林疗养的林分，主要规划在人工林小班。

其次，林场以山地为主，且坡度较大，这成了发展森林疗养的限制因素。规划团队将以较开阔区域为核心，考虑运动、作业和芳香等辅助疗法等实际需要，合理设置服务场站、露营地、森林教室、瑜伽平台、足部浴场、坐观场所和避险小屋等必要设施，然后寻找最平缓的路径，将以上设施串连起来。

还有，规划团队将优先考虑当地森林能够开展的森林疗养活动，根据活动需要增加设施，并同时提供软件和硬件规划成果。

（3）限制因素：项目区内缺少建设用地，与外界连接的公路尚在建设之中，而作为上位规划的沙坝国家公园总体规划还没有完成，这些都为实施项目带来一些不确定性。不过我们期盼着西南和其他片区的森林疗养师培训中心能够早日建立起来，尽快形成中国森林疗养师培训网络。

10.9　国内首个"森林疗养基地规划"将接受联合评审

树先生

红豆杉中提取的紫杉醇，具有独特抗癌活性，是公认的最有效的肿瘤化疗药物。而且你知道吗？红豆杉林下养殖的土鸡，鸡肉中几乎没有淋巴细胞。如果肿瘤病人直接在红豆杉林中接受森林疗养又会怎样呢？四川的一个森林

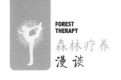

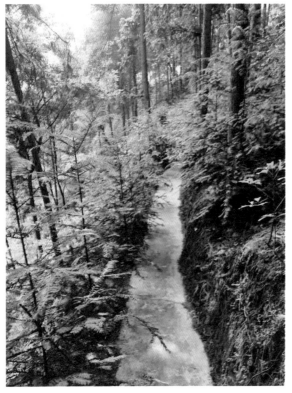

图 10-23　森林步道

疗养基地就规划在红豆杉森林之中，相信不久的将来，就能有疗养效果的数据了。

规划中的森林疗养基地位于四川省宜宾市南溪区马家乡，当地森林类型主要为"杉木—红豆杉"混交林。规划团队参考了北京市史长峪国际森林文化创意产业园、八达岭森林体验中心和西山自然观察径的规划设计和建设经验，经过数易其稿，完成了《红豆杉森林疗养基地概念规划》，近期将接受业主、行业主管部门和专家的联合评审。北京市已经建成了 5 条森林疗养步道和 300 千米健康绿道，但第一个将疗、养、体验合为一体的森林疗养规划却花落四川，这也是国内首个森林疗养基地建设专项规划。

《红豆杉森林疗养基地概念规划》立足当地独有的疗养和游憩资源，结合"上位规划"，重点对森林疗养环境提升、附属设施建设、森林疗养课程及辅助课程设置等方面进行了系统规划。力争通过 3 ~ 5 年时间，将红豆杉森林疗养基地打造成为国际知名的康体养生目的地，为全国林业创新发展提供样板，为不发达地区经济社会振兴提供示范。

值得一提的是，个案设计中的一条森林疗养步道非常引人注目。这条步道有别于传统森林疗养步道建设思路，它长 750 米，宽度仅为 0.5 米，体验者仅能单人依次穿行。穿行过程中，通过红豆杉羽叶的抚触，大量温和的良好刺激通过皮肤传到中枢神经系统，稳定情绪和改善睡眠；通过人体对红豆杉枝条的扰动，增加紫杉醇和芬多精的释放量，提高身体免疫力；另外，林中恰到好处的林隙光照，能够使体验者心情愉悦。你有兴趣体验一下吗？

10.10　图解森林疗养专业委员会

树先生

在刚刚结束的北京林学会第九届理事会上，北京林业大学校长宋维明先生做了关于成立森林疗养专业委员会的说明，宣布国内首个森林疗养专门机构正式成立。森林疗养专业委员会主任委员由国家林业局对外合作项目中心副主任刘立军先生担任，中国工程院院士尹伟伦先生为刘立军主任委员颁发了聘书。

这是什么样的组织

森林疗养专业委员会是依托北京林学会成立的社会团体，它旨在有效整合现有森林疗养推动力量，并指导开展工作。目前，森林疗养专业委员会下设秘书处和4个实体机构（图10-24）。

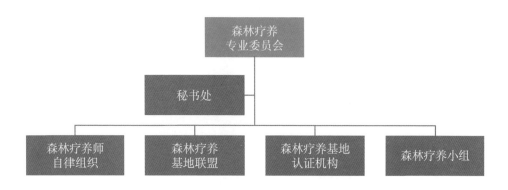

图 10-24　森林疗养专业委员会机构设置

主要从事哪些工作

目前森林疗养专业委员会主要从事以下三方面工作（图10-25）。

各部门之间是如何分工的（图10-26）

服务对象

"北京林学会"并不是"北京市林学会"，它是全国性社团组织，所以森林疗养专业委员会也将面向全国开展服务。如果你在推广森林疗养过程中有任何需要，可以给我们的微信公众号留言，我们将为你提供力所能及的帮助。

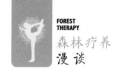
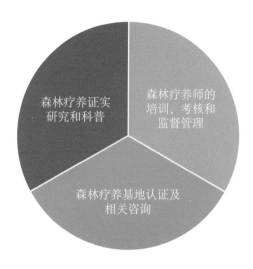

图 10-25　森林疗养专业委员会工作

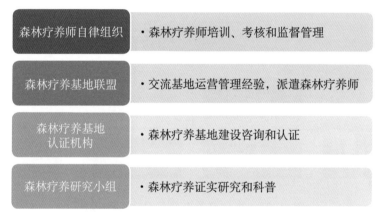

森林疗养师自律组织	·森林疗养师培训、考核和监督管理
森林疗养基地联盟	·交流基地运营管理经验，派遣森林疗养师
森林疗养基地认证机构	·森林疗养基地建设咨询和认证
森林疗养研究小组	·森林疗养证实研究和科普

图 10-26　森林疗养专业委员会部门分工

10.11　森林疗养基地认证应该是免费的

树先生

最近很多人在追问：为什么要推行森林疗养基地认证？森林疗养基地认证能够解决哪些问题？国内森林疗养基地认证体系什么时候能够建立起来？我们也许草草回答过，但是对于这些问题，我们自己心中也并没有完美答案。

森林疗养基地认证的特点

从认证种类来看，森林疗养基地认证应属于"体系认证"，主要是为了确保森林疗养的环境和服务质量。其实确保质量的方式有很多，比如"加盟连锁"等，认证并不是唯一途径。德国的科耐普疗法，似乎并不需要基地认证，倒是作为商标，科耐普疗法已经存在了上百年。在国内，企业积极申请各种认证，或是想消除国际贸易的技术壁垒，或是想提高企业竞争力，在招投标等方面占有先机。而森林疗养基地认证，好像无法为企业带来以上好处。但是，森林疗养基地认证能够帮助经营者建立完善的运营管理体系，为企业带来更高信誉。

国内认证制度现状

在我国的认证体系之中，行政干预多，权利寻租、创租事件时有发生。大多数认证机构以服务企业为导向，有些认证机构"给钱就让通过"，认证制度并没有让公众和企业之间建立起信任关系。由于对认证机构违规的处罚力度不够，违规成本远低于违规所得，有些认证机构屡次三番的出现在国家认监委的通报名单中。在这样"大染缸"的背景下，未来的森林疗养基地认证若想独善其身，并不是一件容易的事。

我们的初步构想

未来的森林疗养基地认证，不应该以企业为导向，必须以公众为导向，要对公众负责。所以森林疗养基地认证应该是免费的，认证机构不向企业收费，自然不会"吃人家嘴短"。但是在简政放权的大背景下，认证费用很难由国家承担，那又该如何筹措认证经费呢？可以考虑让申请认证而又达不到标准的企业承担。比如在申请认证之初，企业交纳保证金，如果认证通过，保证金如数退回，如果认证不通过，保证金自动转为认证费用。在这样的机制之下，只有严格把关才对认证机构更为有利。也许只有这样，我们才能打造出森林疗养基地认证的金字招牌。

11 森林疗法种类

　　围绕"森林"这一主题场所，森林疗养有着丰富多彩的具体方法。这些疗法充分利用了森林中环境、生物等的独特特征，通过不同的机制调动参与者的积极性，为人们准备一次内外调和、身心兼顾、动静皆宜的体验之旅。

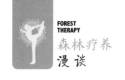
11.1　森林中的气候疗法

树先生

气候疗法是利用良好气候环境进行身体康复的方法。气候对人体健康的影响很大，有些疾病会因不良气候而发病或加重，有些疾病也会因气候而好转或痊愈。森林能够形成小气候，是健康锻炼和慢性病疗养的好去处。在人们最初发现"森林浴"效果的时候，公众对"森林疗养"的认识，其实只是局限于"森林气候疗法"。

森林具有调节气候的功能，这是大家的共识。森林中气温较低而平稳，夏季森林内气温比城市气温约低 7～8 ℃；森林空气湿度大，森林内湿度比林外约高 10%～26%；另外，结构好的森林，林内风力弱，空气清新，空气含氧量和负氧离子也特别丰富。如果能够融入地形因素，森林的这种小气候效果更加明显。所以森林疗养在德国被称为"气候地形疗法"，大量疗养院都建设在森林之中。

那么，哪些疾病适合利用森林气候疗法呢？主要是呼吸系统、循环系统和神经系统的疾病，例如过敏性鼻炎、慢性支气管炎、肺气肿、肺结核、高血压、功能性循环障碍、植物神经功能紊乱、精神抑郁等。

森林气候疗法非常简单，只要搬到森林中生活一段时间即可。但是，森林气候疗法的选址是非常讲究的，一般要求常年有相类似的气候条件，温度湿度日变化不能太大；另外还要求蚊虫密度低、空气清新、有高大乔木等。炎热、潮湿、寒冷、空气不洁、光照不足以及林地卫生差的森林会增加人体负荷，不适于开展森林气候疗法。

11.2　森林中的森田疗法

树先生

森田疗法是日本精神科专家森田正马创立的带有浓厚东方色彩的心理疗法，最初用于对神经质的治疗，后来逐渐扩展到对焦虑症、疑病症、强迫症等心理疾病进行治疗，同时也可作为对正常人心理调适的方法。

森林中如何开展森田疗法呢？首先，一边森林漫步，一边发掘森林中自己"满意的地点"或"感觉良好的地点"。如果发现了那个地点，就在那里安静地度过，享受森林的静谧、空气的清新；也可以更进一步躺在森林中安静地度过，被森林拥入怀中；还可以在广袤的森林中寻找与自己性格相合的树，发现了之后，靠在树上，与大树共度一段美好的时光。另外，如果是秋天，则推荐收集落叶，然后享受被包围在落英缤纷世界中的美妙感觉。这个方法虽然非常简单，但是被森林拥入怀中所产生的放松效果却意外的显著。通过在森林中发现自己适合的地方、并原地度过的方式，能够培养体验者对世界的绝对信任感以及自我肯定感。这类课程主要向平时繁忙的工薪族、家庭主妇和想要充分疗养的人士推荐，实施工程中要注意过敏、斑疹、昆虫蜇伤等情况。

11.3 森林中的作业疗法

树先生

作业疗法(occupational therapy，简称OT)是森林疗养很重要的一类课程。它是利用经过选择的作业活动，对身体和精神上有功能障碍的患者进行评价、治疗和训练的过程。在森林中，植树、疏伐、修枝、运输圆木、收集枯枝落叶、采蘑菇、林下栽植花草、木工制作、修建作业道等活动都能够作为作业疗法的内容。作业疗法有两个基本要求，一是要有一定面积的、安全的作业

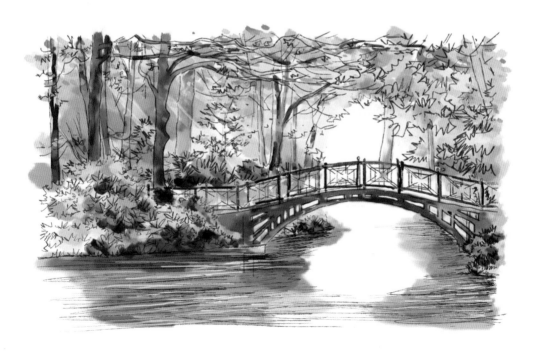

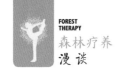

环境；另一个是在作业中所使用的材料，最好是原生态的森林材料。

下面介绍一个基于疏伐和原木运输的作业疗法案例，开发者为日本群马县的一个森林疗养基地。

① 首先，散步至作业地点。

② 到达作业地点后，进行森林、疏伐作业和原木接力方法说明。

③ 布置木料运输接力。

④ 2～3 人一组运输一定的距离后，交给下一组。

作业只是进行"砍树"和"搬运"，非常简单。但是可以掌握体验者的工作量，是提高自信和自我认同感的一种优质课程，可以向闭门不出和工作单位适应障碍的人士推荐。在作业过程中，即使只搬运了一根木料，森林疗养师也要在小组内以自然的方式夸奖"干得真好""成功了"，这也是关键之一。

11.4　森林中的芳香疗法

树先生

去日本和韩国考察森林疗养时，当地森林疗养师总是不停地折各种枝叶让大家闻。顿时，大家感到一阵"神清气爽"，然后开始担心，"客人多了，树岂不被折光了？"回国梳理之后，才明白这是森林疗养的一类课程，称之为芳香疗法。

作为利用芬多精来舒缓压力与增进健康的一种替代治疗方法，芳香疗法的实施形式不只是吸入，还有皮肤按摩、口服、肠道和阴道给药（减轻分娩痛苦），后几种形式使用人工萃取的植物精油，所以能够在森林之外实施。目前市面上精油的种类非常丰富，其中薰衣草、桉树、百里香、鼠尾草、薄荷、玫瑰、茶树、柠檬、橄榄等精油都是做芳香疗法的常见材料。当然，森林本身就是一个大宝库，物种资源非常丰富，只是更多芳香疗法材料还有待进一步开发。

现如今，芳香疗法的流派众多，在法国、日本以及东南亚一些国家，芳香疗法被认可的程度高。在欧洲的主要国家，芳香疗法已被纳入医疗保险的适用范围。中国芳香疗法的历史也非常悠久。很久之前，古人们便知道通过点燃艾叶、菖蒲、乳香、沉香、檀香等芳香物，用以杀虫灭菌。而国内外的这些经验，都能够作为森林疗养的课程素材。

11.5　森林中的心理疏导

树先生

心理疏导是对个人情绪或发展困惑进行疏泄和引导，鼓励自我调试，提高自我管理水平和调节人际关系。在森林环境中开展心理疏导，往往会有事半功倍的效果。森林心理疏导通常采用林中漫步的形式，也可以在森林中设定的休息场所进行。从树叶缝隙可以照进阳光的地方是开展森林心理疏导的最适场所。

目前，森林中的心理疏导有三种方法。

■ 疗养师与疗养对象一起，一边在森林中散步，一边进行疏导；或者双方坐在森林中进行普通疏导。

■ 疗养对象一个人在森林中漫步或者在森林中度过，自己记录自己的感情和心理状态、遇到的问题以及所发生的变化，进行改变自己的内观疗法(自我疏导)。

■ 团队中进行的疏导工作，所谓"团队疏导"是在森林中加入合适的团队，体会各种经验，一边走一边倾听团队成员的谈话，互相理解并自我发现。

森林心理疏导效果得到了欧美各国的广泛认可。通过森林中的心理疏导，可以改变疗养对象"自己一个人生活就可以"的"过度宽容"，缓解各种苦恼与问题所导致的压力、对将来的不安感、对工作和学习的焦躁感等。森林心理疏导比较适合高中生、教师、闭门不出的男女青年以及患有忧郁症的工薪族、家庭主妇等。

11.6　神奇的洞穴疗法

树先生

说起森林疗养，有人会立刻联想到小木屋，其实森林疗养的住宿选择可以更多样。去巴中调研时，巴中林业局的同事提醒我，"洞穴"可以在森林疗养过程中发挥特殊作用。回到北京，在核心期刊中粗略地检索一下，果真有"洞穴疗法"一说。

什么是洞穴疗法?

19世纪中期，波兰人率先发现开采盐矿的工人很少得肺结核等呼吸系统疾病；"二战"期间，躲在防空洞中的德国人意外发现，哮喘病人的症状减轻

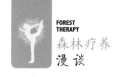

了。后来医生们总结出，洞穴存在特殊的气候环境，如恒温恒湿、空气污染物质和过敏原少、干燥氯化钠气溶胶微粒，这些因素有利于提高患者免疫力和抗病能力。而利用洞穴进行治疗、康复和保健的方法，就被称之为洞穴疗法。洞穴疗法在中东欧地区应用较为普遍，但在其他地区几乎不为人所知。

哪些山洞适合做洞穴疗法

最初，洞穴疗法主要用于呼吸系统疾病，决定治疗效果的主要因素是洞穴中氯化钠气溶胶状况，所以洞穴一定具有"盐岩"。如果没有"盐岩"的话，是需要向洞穴中撒粉碎的食盐的。后来，洞穴疗法的适应症有所扩大，通风良好、氧气丰富、无有害气体渗入、岩石辐射状况可控的洞穴均被认为是有效的。有些深井和盲洞危险系数高，不宜用作洞穴疗法。杭州附近的瑶林山洞，据说已经设立了疗养床位，期待有机会体验一次。

洞穴疗法能够治哪些疾病

实践证明，洞穴疗法不仅对多种疾病具有治疗康复作用，还具有预防保健作用。在治疗康复层面，洞穴疗法对哮喘、气管炎、支气管炎、慢阻肺、鼻炎等呼吸系统疾病具有显著效果。前苏联科学家研究证实，洞穴疗法能够缓解超负荷信息引发的精神压力，治愈信息性神经机能病。另外，一些环境和心理因素引发的功能障碍，如心理性阳痿、性心理障碍、抑郁症、叹息样呼吸等，洞穴疗法也有较好的效果。但是，急性传染病、心血管疾病和风湿性疾病患者不宜采用洞穴疗法。

11.7 森林疗养之蛇疗

一袭衲

森林疗养是新兴朝阳产业，它是个大的康复疗养体系，在这个体系当中包含有许多的康疗项目，诸如森林学堂、森林探险、植物疗法、洞穴疗法、水疗等等。蛇疗比较冷门，但却有美容和康体保健功效，国际上称其为蛇疗Spa。也许有一天，蛇疗将成为森林疗养体系中的特色疗法之一。

蛇疗在我国还是个陌生的行业，体验者更是凤毛麟角。蛇疗听起来会令人感到毛骨悚然，我们人类对蛇的确有一种莫名的畏惧。其实人类对任何事物都是有一个认识的过程的，克服畏惧感其实也是一个体验与认知的过程，这就像第一个吃螃蟹的人那样，大胆尝试过后，就会有意想不到的回报。其实蛇在一些爬行动物爱好者看来，就像小猫小狗一样是可爱的宠物。

蛇本身是冷血动物，它凉爽的身体在你的身上盘卧、游走时，你会有紧张、震颤、冒冷汗等多种不同的感觉，这时蛇疗师用安抚式的语言交流，导引你的情绪，这样你会感到内心的宽慰，你会跟随蛇疗师的导引放松身心，重新体会蛇疗带给你的全新的感受，你会将紧张的肌肉和情绪，慢慢地放松开来，直至舒展。这样一个落差式的过程可以调动起你周身的腺体，使其活跃起来，能给你的身体带来通经活络、排毒镇痛、解郁和改善血液循环等不一样的放松疗效。

我的实践病历之一是"办公室综合征"，亦称为"疲劳综合征"。由于工作紧张，各行业均有一种通病就是"疲劳综合征"，其中以办公室中的电脑病为主要症候群。我曾用蛇疗为在写字楼内工作的白领文员做康复疗法，那位接受康复体验的白领，由于长期坐在电脑前工作，他当时的症状是四肢乏力、全身慵懒并伴有头痛。当蛇放置在他的头颈部时，他的第一反应就是紧张，甚至达到了恐惧的程度。这时我告诉他"医生蛇"是温顺的种类，它是我们人类的朋友，由它为你康疗是绝对安全的，请体验者放心，并且用按摩的手法帮助他松弛肌体。这样一来，体验者就随着导引放松了身心，随之产生了舒畅之感。大约历时20分钟的蛇疗过程，体验者已经感到全身放松，精神愉悦且头痛以及全身慵懒的症状全部消失。由此可见蛇疗的效果，还是非常显著的。

在使用"医生蛇"方面，我们是很慎重的，这要符合以下3点，才能达到医生蛇的标准。蛇疗所选用的"医生蛇"都是很温顺的且健康的种类，还要经过蛇疗师精心的驯养调教；也肯定不会使用毒蛇；更关键一点就是蛇疗师对"医生蛇"的了解，与娴熟的掌控技术。这3点会充分地保障体验者的人身安全。

11.8 姊妹疗法：园艺让身心障碍者回归社会

树先生

一年前我认识了从事园艺疗法的李燕老师，还没见面，我们就在电话里"谈崩"了。在李燕老师看来，森林疗法只是园艺疗法的一部分；而我则不停强调，园艺疗法只是作业疗法的一种，我们提出的森林疗养包括森林中的运动疗法、作业疗法、芳香疗法和气候疗法等。不过好像谁也没说服谁，直到现在，李燕老师一有机会就会表明她的观点，而我时刻准备着"反击"。

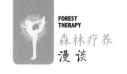

客观地说，园艺疗法的提出要比森林疗养早二三十年，所以理论体系更为完善。国外一般把园艺疗法作为一种辅助性的治疗方法，主要用于疗育和康复医学领域，例如，心灵创伤恢复、智力低能者训练、增加高龄者交流等。通过园艺活动来接触自然，从而实现纾解压力与复健心灵，这是园艺疗法的主要作用机理。与所有作业疗法一样，园艺疗法的重点是让"身心障碍者重新回归社会"，并非预防和治疗某种特定疾病。例如，越南战争之后，为了抚平复员军人心理创伤，让他们早日恢复到和平生活中去，美国的军人医院就尝试了园艺疗法。

作为"绿色"的疗愈手段，不只是森林疗养和园艺疗法，还有荒野疗愈、草药疗法等各种方式，它们之间互相包容，又互为补充，称为姊妹疗法是再恰当不过了。对于有些人来说，定期去体验森林疗养，这也许会比较困难。作为补充方式，我们可以在家种种花草，在植栽过程中，用心呵护植物，感受它的生命力，这就是温柔的慰藉。或是在附近绿地，尝试赤脚踩在湿漉漉的草坪上，让双脚与自然互动，便能感触原始的温润。或是静下心来，观察枝头的喜鹊，你与小鸟互动，紧绷的精神便立刻舒缓下来。有许多不同方式让我们和自然更加亲近，内心平静地打开五感，你会发现每天都是新的开始。

11.9　三浴健身法

树先生

三浴健身法是综合利用自然治愈力来促进身体健康的一种方法，在德国非常流行。三浴健身法所谓的三浴，是指水浴、日光浴和空气浴，而森林环境是公认的做三浴健身法的最佳环境之一。关于水浴和日光浴，之前我们已经介绍过，今天着重说说空气浴，尤其是森林中的空气浴。

德国人所说的空气浴，是以吸收新鲜纯净的冷空气为主。空气浴一般会和地形疗法相结合，辅以轻缓运动提高心肺机能，通过少量流汗来刺激裸露在外的肌肤，促进人体新陈代谢。一次空气浴一般需要 10 ~ 20 分钟，体验者需要半裸，并接受寒冷空气的刺激。气温越低，对身体的刺激作用越大，锻炼效果越明显。这是空气浴与森林浴的主要区别之一，森林浴也主张轻装上阵，但并非半裸，时间以 3 个小时为宜。

在做空气浴时，一般要选择安静幽深的森林，地形要有所起伏，体验者能够自由运动。德国相关设施的设计非常成熟，早在 1878 年，慕尼黑大学的舒克（Rick Schu）就提出了地形疗法，并得到医学界的认可。德国森林中步道发达，设施完善，森林中有专门标示系统，用来说明各个步道的长度、坡度、海拔、所需时间以及步行速度，体验者可以自行选择步道。

三浴健身法主要以特别虚弱的人、婴幼儿以及康复中的病人为对象。研究证明，三浴健身法能够促进呼吸功能、改善血液循环、增强神经系统功能。对我们这些非专业人士，最直接的认知就是，三浴健身法能够显著提高抗寒能力，预防感冒。

11.10　树攀岩是什么

树先生

名古屋大学研究生院，面向农学博士研究生，开设了一门称之为树攀岩（Tree climbing）的课程。这门课程可不是教博士们爬树，而是把树攀岩作为森林疗养的一类手法。树攀岩起源于美国，它原本是树木学家为了管理树木和收集种子而开发的一项技术，后来逐渐成为普通人放松娱乐的手段。1983年，Peter Jenkins 在弗吉尼亚州成立了一个专门推广树攀岩的机构，而后树攀岩在加拿大、德国、芬兰、澳大利亚、新西兰和中国台湾地区等地迅速推广开来。

树攀岩作为森林疗养的手法是在 2001 年，一个名叫 John Gathright 的年轻人来到日本，为了森林和人类健康而推广树攀岩技术。有一天，他遇到了坐轮椅的彦坂利子小姐，彦坂利子非常崇拜住树屋、爬大树的 John Gathright，无意中说出，"我也想像鸟儿那样飞一次"。为了实现彦坂利子小姐的愿望，John Gathright 回到美国，潜心研究了一套针对残障人士的树攀岩技术。目前在日本，这套技术已经被应用于残障人士的康复治疗。

所谓树攀岩，是利用专业防护工具，攀登树木，感受树木、森林和自然的一种体验活动。在树上，不仅能够以不同视角欣赏森林，每次五感体验也都会有新发现。和亲戚朋友一块爬到树上，在树冠中做一个吊床，一边观察野鸟，一边享受微风，悠闲地度过一个星期天，这应该是最快乐时光。

从孩子到大人，包括身体障碍人士，都可以找到一棵自己喜欢的树，设定自己的目标，用自己的力量爬上去。在攀登过程中，可以感受前所未有的勇气和自信，也能体会到不可名状的满足感。树攀岩的好处是，这种体验活动只是挑战自我，绝不会与他人产生竞争，能够在个人世界安静享受。

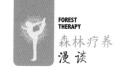
11.11　绘文字

树先生

日本森林疗养基地的标示系统中，牌示上内容往往只是寥寥几笔图画，与象形文字有几分相似。而所要传递的信息，大家看一眼就心领神会。这就是今天要说的绘文字。绘文字这个单词源于英语，pictogram 是由 picture 和 program 组合而成，日本人称之为绘文字，也许表述成象形文字更为准确。绘文字的主要作用是将复杂的文字信息表示为简单的视觉信号。在古代，象形文字是从图形中抽象出文字，用文字代替图形；在现代，绘文字的应用却是相反的，用图形代替文字。

为了最大程度减少阅读文字带来的心理压力，让第一次到访森林疗养基地的体验者也能感到安心，森林疗养基地或森林疗养步道的指示标牌都应用了绘文字。下面是一组绘文字案例，你是否看一眼就能明白管理方要表达的意思呢？

（1）可听到流水的声音；

（2）可看见阳光洒在水面上；

（3）可看见远处山顶积雪；

（4）可感受明快的光照；

（5）流经森林的小溪；

（6）山岳景观；

（7）附近有巨树；

（8）重峦叠嶂；

（9）独特的树枝；

（10）能晒太阳；

（11）日出；

（12）特别清澈的水；

（13）适宜光脚体验；

（14）保存较好的天然林；

（15）雪水融化。

其实绘文字在国内也很常见，大家去洗手间的时候，肯定一眼便分辨出男女洗手间了。洗手间门口的标示，就是最简单的绘文字。过去绘文字只是

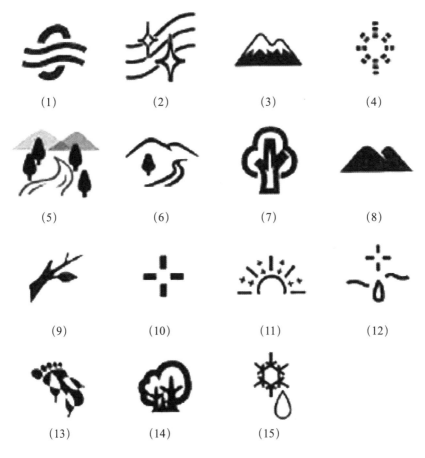

图 11-1　绘文字

应用于指示牌设计，由于绘文字能够超越语言、超越文化，现在越来越受到各国重视。

11.12　不仅要有运动疗法，还要有森林运动

姚新新

自 2015 年底地认识了林产医促会的领导，参加了年初的长沙培训班，受到专家学者的指点，才逐渐认识了森林疗养（森林康养）的概念，被森林奇妙的植物精气和负氧离子所吸引，被森林康养产业广阔的前景所召唤，于是开始琢磨如何将我们推广了十几年的越野行走运动同森林康养结合起来，结论是：森林康养＋越野行走所形成的森林越野行走，是森林康养最适合的

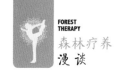
运动方式，是潜力无限的品牌商机。

以往的森林疗养，主要是运动疗法。何为运动疗法？"属于康复医学范畴，又称为恢复训练、治疗性训练、功能性训练，主要是利用运动的方法，对身体功能障碍和功能低下进行改善和恢复"（摘自树先生"告诉你真正的运动疗法"），森林疗养的好处可能还不仅于此，应该还有健身和娱乐。运动（主要指群众体育运动而非竞技运动）的主要目的有三点：健身、医疗、娱乐。运动疗法也运用了健身和娱乐的功能，但目的是为治疗服务。仅仅为治病而走进森林，似乎浪费了森林和运动的宝贵资源，因此，为什么不能不为治病，只为健身和娱乐而走进森林的怀抱呢？！让拥有更广大群体的健康人群在享受植物精气和高负氧离子森林浴的同时进行体育锻炼，提高身体素质，参与森林旅游，岂不更好？所以说，不仅要有运动疗法，还要有森林运动。

那么，在森林里，什么样的运动最适宜呢？我以为一定是越野行走（持杖行走）。森林里地形多样，情况复杂，平路、山路、瀑布、溪水、山谷、密林、疏林，有的道路湿滑，有的崎岖危险，安全问题会更多些。森林跑步，瑜伽，只能是小众参与。而徒步会比跑步有优势，参与人群广阔，安全性也好。若是散步，那基本是休闲而不是体育锻炼，有一定运动强度、有一定行走距离的徒步，健身效果会更好。而使用两支手杖的徒步，既能够提升一般徒步的健身效果，还可以大大提高森林行走的安全性，提高对腰腿的保护，比散步有效，比慢跑安全，是健步走的升级版。被美国专家誉为"最接近完美的行走"。

除此之外，持杖行走还可以进行比赛，例如全国赛、欧洲杯赛、世界杯赛。专业比赛与群众森林徒步相结合而形成的徒步赛事，是一个新颖时尚的品牌赛事，也是一个宝贵的无形资产。成为宣传和推广森林康养基地、展示森林生态资源、吸引人们参加体育锻炼、走进森林休闲旅游的最好的宣传。因此，不仅要有运动疗法，还要有森林运动。

11.13 不能忽视的"声景治愈"

树先生

自然的声响，在森林疗养中发挥着重要作用。受专家点拨，与大家分享一下"声景治愈"。

什么是声景学

不知道什么是声景学？那你和我一样"out"了，我也是最近才知道声景学这门学科的存在。过去我们一说起景观，第一反应总是眼睛看到什么。其实眼睛看到的被称为视景，耳朵听到的被称为声景，而鼻子闻到的被称为香景。声景学主要研究声音对人类的刺激以及人类对声音刺激的反应。目前国内相关研究并不缺乏，以"声景"为关键词进行检索，能够检索到2102条中文研究资料。声景学中，声音刺激可分为良性刺激和不良刺激，而森林疗养关注的是自然界声音的良性刺激。

森林有哪些声景资源

可以为森林疗养所用的声音大致分为五大类，包括水声、雨声、鸟语、虫鸣和风声。森林中，水声千差万别，涌泉、溪流、瀑布、江河可以带来不同的感受。日本森林疗养师注重让客人倾听水声，有时还会用医用听诊器来放大水声。雨是无声的，只有落在叶片上、房檐下、池塘中才会发出声音。"听雨"符合国人的文化审美和心理需求，有关"听雨"的文学作品数不胜数，相信也一定能够开发出更多相关森林疗养课程。鸟语、虫鸣甚至是野兽吼叫，同样能够编入森林疗养课程，鸟语和虫鸣让人放松，而野兽吼叫更能激发生存意识。风声也同样多样，风吹过响叶杨和油松所发出的声音是完全不同的。

森林声景有哪些作用

人类来自森林，最先接触就是松涛、瀑布、溪流、蝉叫蛙鸣等自然声响。从心理学角度分析，森林中的声响能够激发人类的原始应激反应，并和

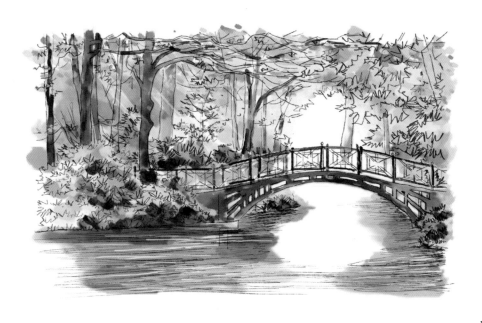

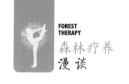
身体形成某种"共振"。现代医学已经证实，森林声响能够舒缓情绪，调节人体的血液、内分泌和消化系统，促进新陈代谢，增强免疫功能，进而使人体恢复到正常状态。但是不同类声音的治愈效果究竟有哪些差异，还有待进一步研究。

11.14 晒太阳这事竟然能得诺贝尔奖

树先生

体验过森林疗养的人都知道，每天进入森林的时间只需 3 ~ 4 个小时，森林之外的时间都做些什么呢？日本森林疗养基地通常是安排客人体验丰富多彩的文化或农事活动，当然也可以根据客人健康需求，做一些诸如水疗、泥疗和日光疗等辅助疗养课程。这些辅助疗法与森林疗养相结合，能够使治愈效果达到最佳。

日光疗法是丹麦人 N. R. Finsen 博士在观察猫晒太阳后，突发灵感而发明的一种疗法，最初只是用于治疗狼疮。也许现在大家觉得这个发明稀松平常，但在 1903 年，凭着这一成就，Finsen 获得了的诺贝尔医学奖。"人们几乎每天都能看到猫在晒太阳，只有 Finsen 一人发现了日光疗法"。日光疗法的发现过程，已经被编撰成一个励志故事，鼓励人们多思考。确实是这样，也许多想一步，成功就在眼前了。

日光疗法的适应症

现代科学证明，日光疗法不只是对狼疮有效，还可以缩短风湿或类风湿关节炎患者的疼痛时间；可以减少慢性支气管炎和肺气肿的发作次数；可以缓解慢性胃肠炎；可以缓解癌症化疗期间疼痛，增强机体免疫力，提高化疗效果；可以促进断骨愈合等等。但是，有一些疾病患者不能使用日光疗法，伴有活动性肺结核、系统性红斑狼疮光过敏者、心力衰竭及发热性疾病时禁用日光疗法。

日光疗法的操作要点

①宜选择紫外线充足，气温适宜时做日光疗法，以上午 8 ~ 10 时、下午 2 ~ 4 时为佳，不能在低温情况下进行日光疗法。

②时间要根据体质的好坏而定，虚弱者宜短些，强壮者、慢性病患者宜长些。刚开始，每次 10 分钟即可，以后可逐渐增加到 30 分钟。

③可采取全身浴，也可采取背光浴、面光浴、部分肢体浴，要注意遮挡

头部，以免引起头晕、头痛。

④如有恶心、呕吐、眩晕、体温上升等症状时，应立即停止，并减少以后照射时间。

⑤每次日光疗法后，可用 35℃的温水淋浴，然后补充足够水分，静卧休息。

11.15 告诉你真正的运动疗法

树先生

在很多人看来，森林疗养是从森林浴发展而来，所以运动疗法应该是森林疗养的骨架。可是在过去近 200 期的"森林疗养"微信公共号微信推送中，我们只提起过一次运动疗法，还只是一小段文字。这是为什么呢？坦率地说，是因为国内运动疗法已经很成熟，如果把在林中运动就说成运动疗法，怕被同行笑话。另外，运动疗法属于康复医学范畴，一般由专业医师进行操作。对森林疗养师来说，运动疗法难度有点大，短时间不容易掌握。话虽这么说，但 2015 年我们还是研读了两本关于运动疗法的培训教材，现在就分享给大家。

真正的运动疗法

运动疗法又称为恢复训练、治疗性训练、功能性训练，主要是利用运动的方法，对身体功能障碍和功能低下进行改善和恢复。在国外，运动疗法形成于"一战"之前，确立于"二战"之后。我国于 20 世纪 90 年代初引进了运动疗法，目前已经在运动评价、工作流程、治疗原理、操作手法、适应与禁忌、常用设备等方面积累丰富经验，形成了完备的治疗体系。

2002 年，于兑生等人合作编写《运动疗法与作业疗法》一书，并由华夏出版社出版。全书共有 46

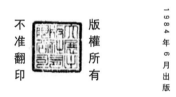

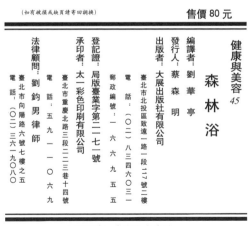

图 11-2 《森林浴》一书版权页

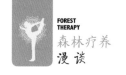

章，100 余万字，插图超过 650 幅。这是新中国第一部系统介绍运动疗法与作业疗法治疗技术的专业书籍，主要用于康复治疗专业和康复医学专业教学。

台湾的运动疗法

怎样将运动疗法与森林疗养相结合呢？其实我国台湾地区早有成熟经验。为了提供理想的运动疗法场所，台湾的森林疗养步道通常会做"森林步行运动测定"，通过生理实验测定步行运动的心跳次数、氧气消耗量、热量消耗量、能量代谢率和血压等指标，并以此确定每条步道的运动强度。在每条森林疗养步道上，不仅标明了距离、高差和坡度，还会标注主观运动强度、推定能量消耗量和建议步行速度，以方便医生处方。在刘华亭主编的《森林浴》一书中，详细介绍了森林步行运动的测定方法。

11.16 "森林医生"的疏导疗理处方

蒲公英

北京的第一场雪，比往年来得要早些。5 月 7 日，我在小雨雪零零星星中出地铁和平西桥站。在等候的随行车上，测试血压、心率、唾液测试并填写调查表后出发。目的地是北京顺义共青林场。

汽车远离市区，进入林区后在杨树、槐树林中穿越。通常印象杨树都是光滑的表皮，这里的杨树表皮为什么是粗粝的？林子疏密有度，树木都高大挺拔。目及之处，厚厚的落叶，黄色、红色、褐色、绿色斑驳养眼。树种的变化形成地上落叶的分布变化，自然总在不经意间挥笔泼墨。

森林漫步，一个生物防虫的设施被我们等成虫卵；一个完美的蝉蜕让我们惊叹；一片变化的落叶让我们驻足观看；紫色的浆果让人忍不住尝尝味道。体验柏油路径的爽利，砂石路的脚底按摩，沙土路的松软，还有泥土路的小泥泞，最舒服的是行走在厚厚的落叶上，沙沙的好像踩在海绵上，非常的舒服。真想躺下体验一把。

树先生招呼大家，每人一条地垫。赶紧躺下，凉凉的感觉满满在后背延伸舒展。风吹过，凉冽得像冰淇淋，鸟鸣、风吹树叶的哗哗声，还有飞机的轰鸣声环绕四周。据树先生说这一片林地相对是最安静的，真的是在自然的环境中我们的听觉锐敏很多吗？一哥们儿结束了还躺着没起来。及时的端来一杯飘香热茶。手捧热茶、立在潮白河畔，满眼的芦苇飘荡，身后是高大的乔木。还有这一片独立飘扬在枝头的知秋叶。

看那片枫叶林，红得醉心、黄得炫目。大伙欢欣雀跃。自然总在不经意间流露它的心情。勾起倾诉的欲望。倾诉，这不就来了嘛！

林地的每棵树有不同吗？平常还真没太注意。是否会和你有一段特殊的偶遇或交集。闭上眼抚摸、倾听、诉说、感受，回来后竟然人人都重新找到并认出它。试着用另一种方式认识世界万物，体察感知它的特别。突然想起一个现象，当一群孩子飞奔出校门时，只有妈妈能一眼从人群中认出自己的宝宝。

人人都是艺术家，你信吗？社会化的分工冻结了的艺术细胞，在团队疏导项目"大地艺术创作疗法"中，被激发出来。这群在社会角色中一向以沉稳为特征的中年人，在就地取材，协作配合中发挥奇思妙想，创意不断。忙活得像小孩子，欢呼雀跃，陶醉在艺术创作中。

活动期间北京林业大学吴建平老师的研究团队细致周密的安排，有计划地进行血压、心率、唾液数据搜集。大家的各项生理指标都不同程度地得到缓释，尤其是大溪水（体验者的自然名）的高血压在活动结束时竟然奇迹般地恢复到正常值状态。自然就是这么神奇，是否真的可以再次指引我们的未来？

11.17　口香糖与森林疗养

树先生

口香糖的由来

在当今社会，几乎每个人都常备口香糖，可以说口香糖是"美式文明"的重要象征之一。其实，在美国人发明口香糖之前，人类已经有咀嚼天然口香糖的先例。几千年前，欧美地区的人类祖先就有咀嚼天然树脂的习惯，最初人们只是想从咀嚼过程中获得放松，后来才发展到清理牙齿和保持口气清新。

森林中不乏天然口香糖

虽然人类有嚼树脂的习惯，但是不同地区所咀嚼树脂有所不同。北美洲的印第安人爱咀嚼云杉树脂，这可能是现代口香糖的雏形；中美洲的玛雅人爱嚼糖胶树脂；瑞典和芬兰农民也喜欢咀嚼老云杉树皮上刮下的树脂；古代德国人喜欢咀嚼桦树树脂；古希腊人从乳香树上采集树脂，用以清洁牙齿。

咀嚼"口香糖"能够减压

看美国篮球比赛时，总能发现球员不停地在嚼"口香糖"。这可能和球

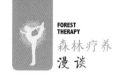

员偏好有一定关系，但确实是释放压力的好办法。现代科学证明，咀嚼"口香糖"时，α脑波增强，使得情绪相对放松；另外，咀嚼提高了海马组织的活性，海马组织能够控制体内激素水平，从而放松情绪。咀嚼口香糖降低紧张感和提高竞技能力的效果，在体育界已得到公认。

纳入森林疗养课程的天然口香糖

在森林疗养课程中，也可以将一些天然树脂做成口香糖，提供给体验者。体验者一边森林漫步，一边享受森林的滋味。我想只要森林疗养师多费一些心思，北京地区森林中也会有很多种类树脂适合作为天然口香糖。

11.18 陪伴胜过花言巧语

树先生

芳香疗法是一类独立的、体系完备的自然疗法，目前已发展出法系、德系和英澳系等不同流派。法系侧重于医疗保健，芳香疗法属于法国医疗范畴；英澳系不太关注医疗功能，更加侧重美容保养；而德系强调身、心、灵的整合，讲究玄之又玄的"能量"，这也许让国人对以严谨著称的德国人大跌眼镜。

在第四次森林疗养师集中培训中，我们邀请了著名芳疗师赖沛文先生，以法系芳香疗法为重点，为学员讲授了3节入门课。我们期待为学员打开一扇窗，将来能够将芳香疗法的一些手法应用于森林疗养，不断创新森林疗养的形态。听了赖先生的课，我们感想很多，有两点感受一定要和大家分享。

"再美好的东西也会有人不喜欢"

赖先生让学员依次闻尤加利、加州甜橙、佛手柑、依兰等几种精油，每闻过一种精油，都会询问大家是否喜欢。我粗略统计一下，每种精油总是有超过25%的人说不喜欢。接触森林疗养之后，我知道个体之间存在差异，但是如此之大的差异，还是让我惊诧不已。对于芳香疗法来说，气味是最重要的作用机制，如果不喜欢精油气味，芳香疗法也难以发挥作用。个体差异大，这是所有替代疗法面临的共同问题，森林疗养也不例外。每个人都有自己喜欢的森林，甚至有些人压根不喜欢森林。所以森林疗养师要及时观察出这种端倪，合理做出安排，不能勉强体验者，也不要为难自己。

"陪伴"胜过"花言巧语"

在讲授芳香抚触手法时，赖先生要求学员做到"不判断、不评价、不分析和不下定义"，强调"无条件付出是爱，无条件接受也是爱"，这两点同样适用于森林疗养。森林疗养是基于森林资源的一种增值服务，不仅需要技术手法，更需要一些服务精神。比如，如果体验者向我们倾诉，我们不应该抱有怜悯心态，更不能说出"你好可怜啊"之类的话；也许体验者蓬头垢面就来到森林，我们也不应该皱一下眉头。森林疗养师不要对自己的手法过于自信，实际上我们"治愈"不了任何人，有时我们能做的只是简单的"陪伴"。

12
森林疗养实施对象

无论性别、年龄和职业，各类人群都能根据自己的需求和偏好，找到具有针对性的森林疗养方法。森林可谓大自然的恩赐，以它包容的胸襟，向人们展示着返璞归真的魅力，吸引人们步入这片神奇的土地。

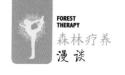
12.1 森林疗养适合哪些人

树先生

现代社会产生各种压力，迫使人们从自然环境中寻求"治愈"。在日本，究竟哪些人在做森林疗养呢？我们做了简单的分类，供森林疗养基地经营单位作参考。

■ 追求养生的人

许多人对"养生"非常有兴趣，森林作为一类养生环境，只要合理经营，养生效果是非常显著的。在日本，罹患高血压、糖尿病、肥胖症等所谓"生活习惯病"的人逐年增加，其原因是多方面的，如饮食不均衡、工作环境、遗传等。但是平时缺乏运动、每天加班、生活不规律等是引起生活习惯病的重要原因。很多人通过在森林中做运动、在森林中静养等方式，重新调整生活习惯，协调身心状态。而在这类人群中，基本上以女性为主，尤其是具有一定经济地位的女性。

■ 需要心理疏导的人

在日本，有心理疏导需要的人，通常会被亲朋好友安排在森林中漫步，或者在森林中度过一段时光。虽然不能解决所有问题，但可以缓和抑郁感、焦虑感和疲惫感等，增加清爽感和提高活力。散步原来就具有转换自身情绪的效果，在森林中散步，让清风拂过脸庞，倾听小鸟啁啾，体会四季变化，会使情绪转换效果达到最佳。

■ 老年人

日本老龄化日益严重，许多老年人希望能够积极地度过晚年生活。步行，而且是按照自己的步伐行走，是任何人都可以做的简单保健方法。在森林中漫步，会想起往日的自己，或者想起曾经居住过生活环境，会使痴呆症患者的意识变得清晰。所以，森林疗养一直作为预防老年痴呆和预防老人疾病的重要选项。

■ 残疾人

森林疗养为残疾人服务的案例有很多。例如，让视力残疾者进入森林，轻嗅草木的清香，用手触摸树皮，体会森林的静谧；对于智障者，通过定期在森林中劳动，使他们具备沟通能力，情绪稳定；而对于精神残疾人，则会使他们的面部表情变得明朗起来，拥有与人沟通的能力。

■ 孩子

对于孩子健康发展，自然环境原本就非常重要。现在很多孩子体力下降，有些孩子摔倒也不会用手扶地，还有一些孩子在精神上不能够"断奶"。面对这些问题，日本将幼儿园将森林疗养编入了课程计划。特别是对于那些患有多动症的、情绪不安的、不断重复不正当行为的、拒绝上学的孩子，让他们在森林里玩耍，做探险游戏，建立秘密基地等，对孩子身心产生显著的治愈效果。

12.2 如何针对老年人开展森林疗养

树先生

2016 年 5 月 27 日，中共中央政治局第三十二次集体学习，专题讨论了我国人口老龄化形势和对策。这一条新闻把中国人口老龄化问题推到了新高度，透过媒体报道，明显感觉到中央对人口老龄化问题"着急了"。应对人口老龄化问题，我们需要顶层设计，还需要创新解决问题的具体措施。

之前我们提起过，日本政府倡导发展"森林疗养"的初衷，就是为了应对人口老龄化。尽管我们了解森林疗养在老龄化社会的重要意义，也知道老年朋友非常期待森林疗养，但是到目前为止，我们尚没有针对老年人开展森林疗养实践。出现这种情况，估计是因为大家对老年人的身心状况缺乏了解，没掌握老年朋友的需求，并且担心发生意外。安排老年人体验森林疗养，需要从老年人的生理和心理特点入手，针对需求设计森林疗养课程，让森林在老年人身上发挥最佳作用。

那么，老年人的生理和心理有哪些特点呢？进入老年时期之后，人体生理代谢明显减弱，激素分泌减少，合成代谢优势逐渐为分解代谢取代，细胞和器官逐渐趋于老化，表现为食欲不振、消化不良、视力模糊、听力下降、行动不便、体脂肪含量增加，肌肉萎缩、牙齿脱落、骨质疏松等症状。从精神上看，有些老年人会出现反应迟钝、情绪易波动、无价值感、固执、抱怨、自责和恐惧死亡等症状。

现在，有关通过森林疗养满足老年人身心需求的研究报告很多。比如，自然界的颜色、质地、声音、气味、味道对老年人产生强烈的五感刺激，不仅可以激发机体潜能，延缓器官衰老，还可以减轻身体疲劳，消除不良情绪；老年人有很多空闲，森林疗养在提供良好环境同时，也提供了社交机会，促进老年人互相交流，增加老年人与社会接触，减缓老年痴呆症的发生；经常

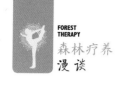

从事森林培育和森林经营等作业活动，不仅可以锻炼身体，训练身体协调性，而且当自己培植的小树长高、鲜花绽放时，可以增加老年人成就感，会感觉到自己老有所用。来到森林，老年人会认识到生老病死是难以抗拒的自然规律，安然面对衰老，克服死亡恐惧。

针对老年人开展森林疗养，还有很多细节需要注意。有些老年人不喜欢或不方便出远门，大部分老年人喜欢管理强度高的森林，所以充分利用身边的郊野公园也许是最好选择。安排森林疗养课程时，要考虑到老年人行动能力弱的特点，注意森林的可达性，适当增加休息，循序渐进，体力消耗不要太大。要考虑到老年人感官功能变弱的特点，适当增加刺激数量和强度，设置多人参与，鼓励分享感受。

12.3 如何选择森林养老目的地

树先生

鼓励老年人走进森林地域，实现异地养老，这是发展森林疗养的主要途径之一。在过去一段时间，我们把这一途径忽略了。在中华民族传统"孝"文化中，在父母身边才是最好的孝顺。我们很多人把父母"绑架"到乌烟瘴气的大城市中来，但是科学养老，应该是在舒适环境中"调养以缓解衰老"。所以趁着父母身体还好，让父母住到山清水秀、气候适宜的森林地域中来，未尝不是一种孝。如果为父母选择森林疗养去处，从消费者的角度出发，我会考虑以下因素。

价格因素

"钱够花"是老人幸福的重要因素，所以养老目的地的房地产价格或房屋租赁费用不能太贵，当地生活成本也不能太高，以城市的退休金或子女稍加补助就能生活得不错。现在北京周边地区的养老床位动辄每月万元，工薪阶层实在难以承受。当前林区经济发展较为滞后，大部分地区生活成本较低，具有打造养老胜地的优势。

环境因素

气候条件适宜，没有酷暑，没有严寒，不会长时间阴冷的下雨，也不会一觉睡醒察觉喉咙发干。这可能需要综合考虑纬度和海拔高度等因素，才能选择出适宜疗养的区域。但在我看来，去一次能够疗养半年时间，才能说具有较高的性价比。文化环境也很重要，当地社会文化要多元，融入当地社区比较容易，老人不会有"人在异乡为异客"的感觉；另一方面，养老产业越发达，聚集的养老人群越多样，社会自然也会越包容。

服务因素

理想中的养老胜地，温泉、中草药、健康食材等养生资源丰富，附近旅游目的地众多，生活服务和娱乐设施完备。除了去森林之外，老人可选择休闲养生方式较多，久住也不会觉得闷。另外，医疗服务设施应该比较便捷，周边有值得信赖的医院。政府或志愿者会定期开展针对老年人的特殊福利活动，走进森林时，能有老年科医生做健康指导。

12.4　更年期女性的森林福祉

树先生

更年期女性会发现自己"月经没有了、皮肤松弛了、身体不好了、情绪不对了"，这些都是更年期综合征。更年期综合征表现为一系列生理性和心理性疾患，主要是由于卵巢功能逐渐衰退、雌激素水平下降引起的。注射激素对缓解更年期综合征有一定效果，但患者会承担"身体发胖、骨质疏松、免疫力降低和诱发女性癌症"等风险。

不久前，我检索到一篇名为"自然疗法在妇女更年期的应用"的学术论文，再次确信森林疗养对于缓解更年期综合征应有显著效果。实际上，对更年期的各种症状，森林疗养都能提供有针对性的解决方案。

（1）森林中的心理疏导。对于"紧张激动、情绪多变、性情急躁、失眠健忘"等神经功能紊乱症状，可以进行心灵抚慰治疗。森林疗养师有足够的爱心和耐心，能够给予患者百分之百的关注，倾听患者"诉说衷肠"。在松涛、鸟鸣等森林背景乐中，人与人之间容易建立倾听的信任关系，泪水能够自由流下，不良情绪更容易释放。

（2）五感＋芳香疗法。对于"潮热、头晕目眩，头痛耳鸣，腰痛，心悸"等生理紊乱症状，可以通过"五感＋芳香疗法"进行缓解。在森林中打开"五感"，对全身器官都具有良好双向调节作用，患者可以聆听自然界舒缓、浪漫和柔情的声音；可以躺下来沐浴芬多精和负氧离子；可以喝一杯现做的草本茶，或是闻闻青草香。森林疗养师也能够有针对性地调制精油，对患者局部或全身做放松按摩，按压子宫卵巢反射区，促进吸收精油有效成分，刺激卵巢的分泌与吸收功能。

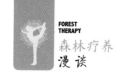
（3）调整饮食起居。森林疗养师会潜移默化地做一些健康行为指导。在饮食上，一是要选择低脂、低盐、高维生素、高钙和偏碱性食物，以滋阴补肾、延缓衰老；二是要选择含有丰富植物雌激素的食物，黄豆中的植物性雌激素含量就很高。在起居上，要做到作息规律，劳逸适度。

12.5　怎样针对教师开展森林疗养

树先生

在日本培训过程中，我们了解到，以教师为对象的森林疗养活动很多。一些森林疗养基地与教育机构签署了合作协议，教师能够定期做森林疗养，而且费用低廉。为什么日本森林疗养协会如此关注教师呢？原因在于一方面教师假期较多，有时间体验森林疗养；另一方面教师工作压力大，有关教师的新闻牵动着整个社会的神经。

针对教师开展森林疗养，与策划任何森林疗养活动一样，都要准确把握体验者的需求。只有按需求制定森林疗养课程，才能取得良好的疗养效果。那么，教师会面临哪些问题，又有哪些需求呢？

首先应该是"为人师表"带来的心理压力。教师要在学生面前表现出良好的个人形象，不能随便说话，任何一句话都可能带来不可挽回的后果。我高中历史老师姓王，讲到法国大革命那段，无比羡慕路易王朝，从路易一世一直到路易十六。恰好那时候王老师刚得一子，所以给孩子起名叫"王一"。他还在课堂上宣布，他的子子孙孙都遵守这样的命名方法。有几个机智的同学，很快便推算他早晚有个后代叫"王八"。课堂上先是小范围讨论，紧接着哄堂大笑，但是在同学们大笑之后，年轻的王老师再也没来上历史课。

其次应该是超负荷工作引发的身心疲惫。我所接触的教师，大部分非常敬业，判卷子、批作业到深夜是家常便饭。如今讲究个性化教育，家长对老师的要求越来越高，但是老师能采取的教育方法非常有限，不能打也不能骂。如果没有高度发达的情商，难免在学生、家长和校长三者之间受"夹板气"。

至于哪些森林疗养课程更受教师欢迎？调查发现主要有"疏导"和"宣泄"两类。对于心理疏导，主要是以教师自我疏导和团体疏导，心理医生直接介入的时候并不多。另外，有些森林疗养基地专门设有宣泄区，受委屈的教师可以通过劈木柴、拍树干等方式宣泄情绪。

12.6 新员工入职需要森林疗养

树先生

你听说过新员工入职培训，大概没听说过新员工入职森林疗养吧。针对新入职员工提供森林疗养服务，这是国外森林疗养基地的主要工作之一。

是"病"总得治

在地铁上，无意中听见管理者对新入职员工的抱怨，"没有一点常识""教他的东西啥也记不住""开会从不做记录""如今的大学生，在学校都学了什么"。听了这样的抱怨，我心中一惊，自己多年前好像就是这个样子，不知道给领导添了多少麻烦。但是话说回来，新员工入职后何尝不是紧张得要命，要面对陌生的环境，要面对各种人，还有办公室莫名其妙的规矩。新员工入职后所产生的一系列不适应，被称为"新人症"，业界普遍认为这是一种发育障碍。在日本，22.4% 入职不到一周的新员工，就选择了离职。新员工离职率偏高，无论是对企业还是新员工个人，都产生了非常不利的影响。

治"病"总得有方

为了应对"新人症"所带来的不利影响，让新员工尽快适应企业文化，国外一些企业将新员工入职培训和森林疗养结合在一起。这种森林疗养需要森林疗养师和企业管理者共同参与，通过森林拓展训练、团队心理疏导和趣味宣讲等形式，低强度植入企业文化，帮助新员工尽快完成角色转换。关于企业新员工入职森林疗养的时间，根据企业性质不同而有所不同，一般为 2 ~ 5 天。通过这样的活动，新员工离职率明显降低，而这种方式也得到企业人事部门的认可。在长野县信浓町，每年有很多大企业定期组织新员工来体验森林疗养，企业新员工已经成为当地主要客源之一。

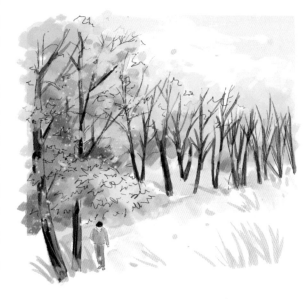

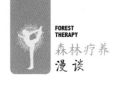
12.7　森林幼儿园的一天

树先生

在 2003 年台湾《屏东师范学报》上，黄丽凰女士分享了德国森林幼儿教育的调查报告。我们根据调查报告重新整理，还原出德国森林幼儿园的一天，也许能够增加你对森林幼儿园的了解。

在指定时间和地点集合之后，孩子们围成一个圈，开展集体活动。活动中大家相互问候，数数今天谁没来，有时会分享昨天放学后有趣的事，有时会一起唱歌或表演童话故事，但活动重点是讨论今天想做什么。森林里岔路很多，孩子们会以民主方式决定当天的路径。

森林幼儿园课程由孩子们自己探索和发现。如果前一天晚上下雨，孩子们会发现很多蚯蚓，于是蚯蚓就成了当天课程主题。孩子们会问，为什么平常看不见蚯蚓？这个问题也许有些孩子就能回答，但蚯蚓这个主题会引出很多问题。例如，蚯蚓平常躲在哪？蚯蚓有没有脚？蚯蚓吃什么？等等。湖面结冰后，孩子们会感受滑行，学会如何控制自己的脚步；如果发现被冻在冰下的小鱼，孩子们急于知道它是否还活着，大家会有不同意见，教师适时引导孩子深入思考或要求他们继续观察。路上发现枯黄的野草，教师会示范把草扎成草绳，然后编成篮子。孩子们也想学，但大部分孩子最终放弃了，有些孩子们把草编成长辫，接着还扮演起长发公主的角色。橡树下果实掉落一地，孩子们收集果实，有些孩子用果实拼图画，有些孩子则用果实来数数，比比看谁多。在这些活动中，你会发现孩子们的分工和协作，而且这种行为正从无意识向有意识转变。

在课程活动之后，孩子们聚在一起吃点心。老师会监督孩子把手洗干净，然后找一个可以坐的地方用餐。伐桩、草地或是倒木都可以坐下来，孩子们书包里有防潮垫，不用担心潮湿问题。用餐时孩子们还能交换心得，气氛比室内要活跃得多。

在特别日子里，森林幼儿园也会加入特别活动，例如生日聚会、假面舞会、复活节和圣诞节的戏剧表演等。如果有人过生日，孩子们会利用森林里的材料替寿星做礼物；在圣诞节快到时，孩子们会用森林素材布置耶稣诞生的马槽，或是替妈妈编一个圣诞挂饰。

另外，老师也会不定期地带孩子去城市参观不同展览和参加各种活动，这些"文明的"和"社会性"的交流，足以弥补森林幼儿园的缺失。

12.8 森林胎教人气高

树先生

5 月中旬的午后，在韩国京畿道阳平郡山阴休养林的国立"治愈之森"中，怀孕 16 ～ 36 周的孕妇正和丈夫一起，在森林中悠闲的漫步。步道没有任何攀爬难度，森林中的水声、鸟鸣声和风吹叶动的声音，组合成美妙的古典乐章。夫妇们的表情明快，步履轻缓。散步和轻体操结束后，在树荫下，夫妇一起接受深度冥想。

韩国山林厅以孕妇为对象企划的"森林胎教课程"非常有人气。到目前为止，山林厅策划和运行着涵盖"从出生到死亡"不同生命时期的山林福祉服务课程。这意味着从摇篮到坟墓，国民都能享受森林的恩惠。森林胎教只是第一阶段，包括青少年、中老年、树木葬在内，男女老少都能体验山林福祉服务。

所谓的森林胎教，是孕妇为了增进胎儿健康，通过在森林中体验冥想、漫步等身心改善活动，有意识地进行胎儿感知教育。根据韩国国立山林科学院的研究成果，森林胎教能够减少抑郁症和产前不安，提高母亲的自我认同感和自我尊重感。胎教课程也是基于专家研究，主要是森林漫步，听风声和水声，闻森林的香气、冥想、体操等。大约需要 3 个小时时间，最终让母亲和胎儿在自然中实现情感交汇。

当天，参加胎教课程的伊某高兴地说，"结婚 3 年才怀上孩子，心平气和地在森林中走一走，胎儿也一定感觉很幸福，我能感觉到他在打招呼"。另外一位 35 岁的孕妇说，"每天住在城市公寓中，来到空气新鲜的森林中，我能感觉胎儿更活跃了"。

包括山阴、长城、青台山等深山区的自然休养林在内，国立"治愈之森"指定的森林都可以做森林胎教，胎教课程能够一直持续到 10 月末。但是每处"治愈之森"全年只安排 8 次胎教活动，每次活动限定为 30 人。组织者不收取任何费用，但是参加者需要在山林厅主页上递交申请书，先到先得。这有点像饥饿销售，不过报名情况的确非常火爆。

13
森林疗养课程编制

森林疗养的各项活动并非是割裂的。从业人员将从参与者的日常和特殊需求出发，以科学的理论为基础，制定适合的森林疗养计划和流程。在全面综合的考量和设计之下，森林疗养将收获"1+1 > 2"的效果。

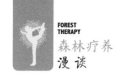
13.1　如何编制森林疗养课程

树先生

森林疗养不是"有病治病，没病强身"。如果把握不好，森林疗养的效果将十分有限，有时甚至还会带来副作用。编制森林疗养课程时，应把握好以下3条原则。

（1）因树而异。在心理层面，人们对树种的喜好有偏差；在生理层面，不同树种的健康功效也有所不同。现有研究证实，桉树、槐树、柏树产生的芬多精对杀灭结核、痢疾、白喉等病菌有效；白杆、白皮松、油松产生的芬多精杀死96.2%以上的葡萄球菌和百日咳杆菌；栎类产生的芬多精对血液循环有良好的疏通作用，适合高血压患者和心脏病患者疗养。

（2）因时而异。大部分森林季相变化较大，不同季节要安排不同的疗养课程。在生长季节，编制森林疗养课程时，可选择余地比较大。但是在冬季，也未必不能做森林疗养，白雪和树干能够带来另外一种体验。需要注意的是，在不同时期，树木芬多精的分泌量不同，一般春秋芬多精分泌量较小，而夏季芬多精分泌量较大。研究证实，低浓度芬多精对呼吸道疾病患者有治疗作用，而高浓度芬多精却恰恰相反，呼吸道疾病患者不宜在夏季分泌高峰期进行森林疗养。另外，肾病、缺血性心脏病患者也不宜在芬多精分泌高峰期进行疗养。

（3）因人而异。每个人生活环境不同，身体对长期生活环境的适应和依赖程度也不一样。一定要根据体验者需求和身体状况编制森林疗养课程。例如，在高原缺氧地区生活的人，不能突然进行森林疗养，以免发生"氧中毒"。研究证实，尽管富氧环境能提高人体细胞新陈代谢能力、增强人体免疫力，但突然进入富氧环境并长期生活的话，会发生肺泡表面活性物质减少，引发肺泡内渗液，出现肺水肿、头昏、面色苍白、心跳加快等诸多问题。

13.2　这样的课程安排，对你会不会有吸引力

树先生

（1）通过访谈获得必要信息。

◆　个人信息：30 ～ 40 岁，女性，公司职员

◆　与森林有关的体验：学生时代曾经去森林中集训；夏天曾在林间空地

打网球，冬天滑过雪。

◆ 身体状况：肩部和头部周围感觉到不舒服。

◆ 疲劳程度：身体与精神都感到疲劳，有时容易感觉到焦虑。

◆ 如何度过节假日：以前会与朋友一起去购物，最近因为事情太多，觉得出门也太麻烦，大多数时候就在美容院做按摩，或在家里做护肤。

◆ 参加目的：自身感觉到压力不断累积；开始关注杂志上关于"慢生活"和"乐活"的文章；想找到属于自己的高质量放松方法。

（2）确定需求。

客户由于公司中复杂的人际关系而倍感压力，开始实践各种解压方法。同时也越来越关注各种休闲活动。参与此项活动的客户，期待森林疗养能够带来良好放松效果。客户希望在疗养师的帮助下，能够找到为自己带来高效放松的休闲活动内容。

（3）制订个性化的体验课程和实施森林疗养。

①森林安息：从日常生活切换到森林模式。

②芳香疗法：寻找让自己安定下来的香味。

③腹式呼吸：体验深呼吸带给身心的放松效果。

④伸展运动：感受舒展身体带给疲劳躯体的舒适感。

⑤饮草本茶：寻找能让自己放松的味道。

⑥森林散步：打开身心，迈开步子，用"五感"体验森林。

⑦足浴·温泉：温暖身体，轻松地回顾美好的一天。

这个列表由各种放松课程组成。整体来看活动内容偏静态，运动量也比较少。在本案例中，由必选的森林安息开始，从被动课程逐渐转向主动课程，方案结束时再次回到足浴、温泉浴这样被动较强的缓和课程。

13.3 吃货最钟爱的森林疗养课程

树先生

食物疗法有别于中医讲求的药食同源，也不是从森林里找一些草根树皮，然后说有各种神奇功效，熬成汤水让体验者吃进肚子。森林疗养中的食物疗法，实际上是"健康食"的概念，要求食材新鲜无污染，烹饪过程少添加调味料，用食物的外观和味道让体验者愉悦。

在森林疗养中，吃什么是受过营养学培训的疗养师精心搭配的。森林疗

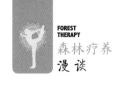

养基地一般都准备有"森林疗养便当"，便当中所使用材料大部分是当地特产，只是食材会因季节和体验对象不同而有所不同。此外，森林疗养师也会随身准备一些当地食材的小点心，在恰当时机提供给体验者。

食物疗法是最能够给体验者留下深刻印象的课程，值得森林疗养师在这方面多做些工作。我们曾经考察过日本山梨县一个称为"fufu 山梨"的森林疗养基地。回来这么久，很多事让我已经记不清楚，但是那顿法式大餐仍然让我记忆犹新。基地内大厨将法国菜式与当地食材完美结合，说实话，当第四道菜端上桌的时候，我已经感觉完全被治愈了。

13.4　最受女性欢迎的森林疗养课程

树先生

在日本和韩国考察时，我们发现泉水疗法是每个森林疗养基地的必备课程。日本是以温泉疗养为主，从森林中回来，疗养师一定安排大家舒舒服服地泡一次温泉。韩国温泉不如日本丰富，但是森林中并不缺水，疗养师会安排体验者光脚泡冷泉，然后光脚走松针步道，用以提高睡眠质量。

泉水疗法是利用泉水的物理化学作用治疗和预防疾病的方法，它属于水疗的一部分。泉水中富含微量元素，能够不断地刺激体表；不同的水温对皮肤、心血管、呼吸、胃肠和免疫系统也是有益刺激；这些刺激促使身体各器官的协调功能，抑制机体紊乱，从而使慢性疾病得到缓解。

中国北方森林的水资源并不丰富，但是开展森林疗养的话，泉水疗法或是必不可少。一方面，森林疗养以住宿为核心，并含有一定运动量，每天洗个澡是必需的。如果将单纯洗澡提升为利用泉水疗法，不仅丰富了疗养课程内容，对提升疗养质量也非常有帮助。另一方面，森林中一些对人体有益的化感物质，需要利用水这个媒介，才能提供给体验者。例如，柿子叶中含有紧肤的成分，如果有柿子叶煮水泡澡，对缓解皮肤松弛非常有帮助，这应该是深受女性欢迎的疗养课程。

13.5　还有一些你想不到的森林疗养课程

树先生

回顾一下，之前我们介绍了芳香疗法、作业疗法、森田疗法、森林心理疏导、漫步疗法、气候疗法、泉水疗法、食物疗法等 8 类课程。那么，森林

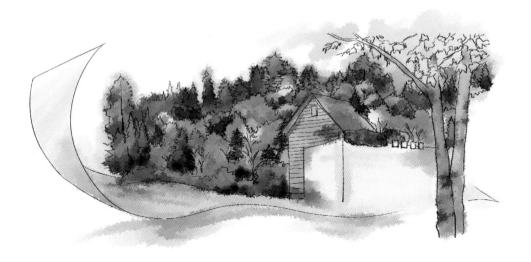

疗养就这么多活动吗？当然不是，森林疗养还可以更丰富多彩一些。

森林疗养课程有必选课程和可选课程之分。开展森林疗养时，以必选课程为中心，将符合体验者需求的其他课程有机组合在一起，分阶段实施。

森林疗养必选课程包括静态的森林安息和动态的森林漫步。森林安息宜根据个人喜好选择一处适合自己的森林环境，应身体平躺，体验时间不应过长，以40分钟为宜。森林漫步的步行速度宜慢不宜快，应根据访客身体状况选择合适的运动负荷。

表 13-1　森林漫步的运动负荷

运动负荷	低	中	高
时间	30分钟	60分钟	120分钟
路面坡度	无坡度	有阶梯、偶尔有坡度	坡面较多
步行难易程度	路面铺装整齐	路面石砾较多	路面有挑战

可选课程的种类较多，包括利用特有资源类、利用地区特色产业类以及各种放松训练等等。另外，温泉、庆典活动、历史建筑、风土习惯等也能使来访者忘却紧张的日常生活，可以作为森林疗养必要补充，但是这样的课程时间不宜超过1/3。

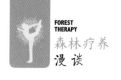

表 13-2　森林疗养课程

类别	可选课程
地理类课程	溪流垂钓、划艇等
地域产业类课程	陶艺、做竹炭、木工制作、采蘑菇、农事体验、烹饪当地农产品等
森林文化类课程	听当地故事、与地域文化相互接触、抄写佛经等
季节性课程	捕捉昆虫、摘药草、压花、树叶做菜、松果做工艺品等

13.6　森林教室，和森林交个朋友吧

树先生

说起儿童疗育，可不是把不同年龄的孩子塞进同一片森林。国外野外生活推进机构，针对孩子不同的成长阶段，设计了 5 种森林教室。

（1）森林 Knopp 教室。Knopp 教室专门针对 1～2 岁孩子。在家长陪护下，孩子们来到身边森林，体验冒险。1～2 岁的孩子开始发现自己的身体，让孩子在自然中成长好处很多。自然中有各种各样的物体，可以锻炼孩子的肌骨和运动神经。实践发现，Knopp 教室的孩子喜欢发现新事物，喜欢用手触摸东西，喜欢倾听风声和小鸟歌唱，专注的时间也更长。

（2）森林 knytte 教室。Knytte 教室专门针对 3～4 岁孩子，这种教室是为了让孩子能够到自家房前屋后的自然中玩耍。孩子们在森林中游戏，在森林中唱歌，和家长一起认知生物，最终孩子们和树木残枝、松子、蚂蚁和蚯蚓成了好朋友。越早接触自然，孩子将来对自然的兴趣越大，亲近自然能够为孩子身心发育创造良好环境。

（3）森林 mulle 教室。mulle 教室是为了让孩子了解"到自然中是快乐的"，培育自然感觉。孩子们使用"五感"，来和各种生物亲密接触，了解生物界的共生。为了更好达成这一目的，mulle 教室虚构了一位名叫"mulle"的妖精。mulle 作为连接孩子和自然之间的桥梁，他传递动植物的语言，教导孩子不能改变自然法则。mulle 教室适用于 5～6 岁的孩子。

（4）森林 strovare 教室。Strovare 教室以 6～9 岁低学年小学生为对象。对于具有良好自然感觉的孩子，Strovare 教室可以让孩子加深对自然的理解，认可人类只是自然的一部分，能够注意到森林中非常小的花花草草。这时期的孩子想要冒险和刺激，所以 Strovare 教室中设计了很多令人欢欣雀跃的游戏。孩子们学习四季之中在自然中生活的智慧，甚至寒冬腊月也可以去 Strovare 教室，体验自然界的严酷。

（5）森林 frilufsare 教室。frilufsare 教室以高年级小学生为对象。在 frilufsare 教室中，学习人与自然关系的孩子有了更高境界，孩子们了解人对自然的影响，思考如何保护自然，互相交流自己保护自然的思考。在 frilufsare 教室中，孩子们学习搭帐篷、野炊、使用刀具、使用绳子、划船等野外生活技巧，掌握了应对各种自然环境的生活智慧。

13.7　一种运动，让男生也喜欢上森林

树先生

说起森林疗养，也许你会立刻联想起森林漫步、森林冥想、森林瑜伽和森林安息等活动。对于这些偏静态的活动，女生们是喜欢得不得了，可是大部分男生并不感兴趣。节假日全家人一起出行，孩子可以去参加森林体验教育，妈妈们愿意去体验森林疗养，如何给爸爸们安排一些新鲜活动呢？

最近，一种称为越野跑（Taril running）的活动，在国外非常流行。越野跑是中长距离陆上竞技的一种，它要求场地是"无铺装"的山野，并依照当地自然条件设定起点和终点。过去我们为了让市民走进森林，总是先漫山遍野地修建步道。现在看来，这种观念落伍了。也许有一天，我们终于有了自己的"国家步道"，但发达国家的国家步道极可能变成了"无铺装山野"。

越野跑比一般路跑更具有挑战性，它按照自然地形奔跑，需要时时注意脚下的树根和石块，身体根据环境而做出动作响应，使用的肌肉群更加多元，锻炼效果也更为显著。比起一般路跑，越野跑需要跟随大自然的律动，去寻找身体奔跑的协调性。奔跑者也更加专注挑战自己状态，能够通过跑步去体验自然，学会如何克服自然环境中的困难，让自己身体顺应自然，找回最佳的身体状态。

目前，关于越野跑的国际顶级赛事非常多，中国香港地区、西班牙、新西兰、摩洛哥、澳大利亚、美国、意大利和法国等地举办的越野跑赛事最受关注。但是在举办赛事的时候，会发生竞技者拥堵山道的情况，对步道和周围植被都造成了一定破坏，这已经引起了主办方和爱好者的担心。现在大部分越野跑赛事开始控制报名人数，大部分赛事的报名人数控制在 500 人之内。

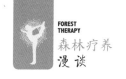
在日本富山县举办的一项赛事，每次只允许 30 人参加。

13.8　人和森林，两类健康问题同时解决

树先生

森林经营是"老大难"问题

北京森林大部分为人工林，约占总面积的 73.6%。过去人工造林的密度大，成林后面临很大的抚育间伐压力。尽管北京市出台了山区公益林生态补偿机制，每年都有固定的森林经营投入。但是由于用工用料的费用不断上涨，部分森林仍然以一丛小老树的状态荒废着。

两个问题一并解决

与森林漫步、芳香疗法和心理疏导等环节一样，作业疗法是森林疗养的重要组成部分。如果能把作业疗法和森林经营结合在一起，人类健康和森林健康这两个问题就一并解决了。

国外的成功案例

教育、福利和医疗领域，以森林经营为主的作业疗法，在国内外有很多成功案例。加拿大的高校实习林场，会定期招募当地护工学校学生，组织开展修枝、割灌等作业。研究表明这样的活动能改善学生情绪，提高与人沟通的能力。瑞典的一个自闭症治疗地，会定期组织患者清理风倒木，合力搬运原木。研究表明这样的活动能够减少患者的退缩、恐慌和自伤行为。

注意事项

当然，作业疗法不是把人赶到森林中做苦工。实施作业疗法时，需要充分评估森林经营的危险度；需要为体验者提供简明易懂的作业程序；需要为体验者创造舒适的视觉环境；实施过程中，还要掌控体验者的情绪变化，及时调整作业强度和时间。

13.9　组织好森林疗养活动的几点建议

树先生

森林疗养师不是一份容易的工作，每次看似完美的活动背后，都凝聚着森林疗养师太多辛劳。课程方案要反复修改和讨论，场地要反复踏查和选择，吃穿住行事无巨细都要准备，每一次活动从开始策划到落地实施至少需要两周时间。几次森林疗养活动下来，我们有一些经验，现在和大家分享一下。

（1）体验者如何招募？约上三五个好友，一起去体验森林疗养，这是理想的访客组织形式。一方面，体验者之间彼此熟悉，可以省略"破冰"环节，也方便安排食宿；另一方面，召集人可以帮助组织方分担很多信息收集工作，进入森林后也能够相互关照。但是对于特定的压力人群，体验者有意暂时摆脱原有生活，也许一个人来到"没有朋友也没有对手"的森林环境下，更能放松下来。所以应该根据森林疗养目标，来确定访客的组织形式。

（2）森林疗养师能照顾多少人？通常一位森林疗养师能够带领 6～8 个人。当然访客人数越少，森林疗养师对每位体验者需求掌握得就会越多，而健康管理工作就会越到位。一般情况下，森林疗养师应该根据自身能力，来确定体验者的数量。现阶段考虑到森林疗养师的专长互补，我们安排两位互有擅长点的森林疗养师带领 10 位体验者，还不能做到一位森林疗养师带领 5 位体验者。这种安排最明显的缺陷是，森林疗养师对访客需求掌握不充分，体验者感觉不到有针对性的专属健康管理服务，旁观者感觉像在"放羊"。

（3）怎样才能有质量慢下来？森林疗养的初阶目标就是让体验者放松下来。忘掉时间，不用追赶着去做某件事，这是放松下来的重要前提。在制订活动计划时，森林疗养课程不但要足够丰富，还必须区分为必要课程和备选课程。森林疗养师需要根据访客反馈情况，轻易自如地选择性实施森林疗养课程，要让体验者有充足的享受时间。切记不要将所有课程从头到尾排列，机械地实施，否则一会发现瑜伽没时间做了，一会又发现吃中饭时间过了。这样下来，森林疗养师本人首先焦虑了，活动又怎么会有良好效果呢？

14
森林疗养师的作用

当森林疗养逐步成为一个规范严谨的行业，必将需要一批专业人才。这一领域之中的新兴职业，就叫做"森林疗养师"。森林疗养师的工作对传统有所继承，但更需要探索和创新，成为森林的朋友，体验者的引路人。

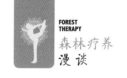
14.1 有一种职业叫"OT"

树先生

森林与健康的关系涵盖治疗、康复、预防和保健四个层面。推广森林疗养，我们采取了先易后难的策略，现阶段主要是预防和保健工作，下一阶段将开展森林康复实践，未来还会涉及治疗层面。作业疗法在森林康复中发挥着重要作用，之前我们曾简单介绍过。这种疗法通过手工、劳作或其他作业方式，来恢复精神和躯体障碍者的行动及社会适应能力。从事作业疗法的人被称为作业疗法师 (occupational therapist)，简称"OT"。与森林疗养师相比，作业疗法师是更悠久、更成熟的一类职业。

（1）你想不到 OT 行业规模有多大。1965 年，按照世界卫生组织的建议，日本以行政主导的方式，建立了作业疗法师资格考试制度；1966 年建立了作业疗法师协会；1972 年加入世界作业疗法师联盟 (WFOT)。截至 2014 年底，有 77 个国家和地区加入了世界作业疗法师联盟，我国香港和台湾地区于 20 世纪 80 年代加入联盟，但大陆尚不是联盟成员。2014 年，第 16 届作业疗法师大会在日本横滨举行，来自世界各地的 6893 名代表参会，整个行业的状况可见一斑。

（2）你想不到 OT 培养有多正规。对于作业疗法师培养，国际上有通用标准。如果想加入 WFOT，就必须建立符合国际通用标准的 OT 学校。日本制定了《作业疗法师法》及相关标准，并以此为基础建立了 OT 专门学校及培养课程。日本有 144 所学校从事 OT 教育，以 3 年制和 4 年制的短期大学和专科学校居多，教学方式以夜间课程和通信教育为主。广岛大学在 OT 培养方面处于领先地位，设置了 4 年制本科教育，并开设研究生院。按照 OT 培养大纲，大部分学校的培养课程超过 57 门，学生必须修够 128 分才能毕业。

（3）你想不到 OT 就业面有多宽。作业疗法应用范围广，从意外事故所致残疾到精神障碍，从内科疾患康复到肿瘤患者终期关怀，都适用于作业疗法。随着人口老龄化的加剧，作业疗法已从医疗扩大到福利范畴。而随着儿童疗育工作的发展，作业疗法还延伸到了教育领域。据日本的一项调查，45% 的 OT 工作在普通医院，20% 的 OT 工作在精神病医院，25% 的 OT 工作在保健福利机构。

14.2 大自然的翻译官——森林讲解员

树先生

最近，八达岭森林体验中心的名头越来越响，吸引了国家和北京市很多政要前往调研。2009 年，在策划中韩林业第三期合作项目的时候，确实没有想到项目能够发挥如此大的示范效应。通过中韩林业合作项目，森林体验理念引入北京，森林讲解员也开始被市民所熟悉。北京市自然讲解员培训开展 2 年来，已培养 30 名合格的森林讲解员，新近一期森林讲解员培训将在 2016 年启动。北京市森林讲解员培训主要参考韩国模式，培训教材也是从韩国引入。现在简要介绍一下日本森林讲解员培训情况，供大家开阔思路。

森林讲解员培训

在日本，森林讲解员是这样一群人，他们以来到森林的普通市民为对象，传播森林和林业知识，并提供林内野外活动指导和森林向导服务。日本很多 NGO 在从事森林体验教育工作，有一些 NGO 也在培养森林讲解员，但是这些培训并不是特别成规模。从官方层面来看，一个叫"全国林业休闲协会"（Japan Forest Recreation Association）的机构，长期从事森林讲解员培训工作。这家机构是日本林野厅的外围机构，长期接受国土绿化推进机构的资助。"全国林业休闲协会"从 1991 年开始培训工作，累计已经培养 3865 名合格的森林讲解员。2014 年森林讲解员资格考试有 451 名申请者，最终取得资格的只有 102 人。近年来，也许是受经济下滑影响，日本森林讲解员的报名人数有减少的趋势。"全国林业休闲协会"及时调整了工作方向，开展了一些以幼儿为对象的森林体验、森林疗养工作。但是，"全国林业休闲协会"作为日本森林环境体验教育领域龙头老大的地位并没有动摇，日本森林环境教育相关期刊和著作，主要是由这个机构编写和发行。

森林讲解员资格考试

日本森林讲解员资格考试有两次考试，第一次考试是笔试，有森林、林业、野外活动、安全及教育 4 个科目。培训过程中，学完这些课程需要 16 个工作日。

第二次考试以笔试合格者为对象，以模拟带团方式，主要考核实际操作能力。第一次考试每个科目都及格，才能参加第二次考试；在第二次考试阶段，笔试成绩在 5 年内都是有效的。从 2005 年开始，日本森林讲解员资格考

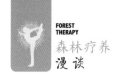
试被纳入了"环境教育促进法"，作为一类人事考试工作，可以在环境省和农林水产省同步举行。

表 14-1 日本森林讲解员资格考试内容

科目	内容
森林	森林的结构；植被演替；森林中的动植物；森林的地质、土壤和水文；其他森林相关的知识
林业	山村和农林业；森林的功能；森林作业；木材及特殊林产品利用；其他林业相关的知识
森林中的野外活动	森林休闲；露营；森林手工制作；其他森林野外活动知识
安全及教育	安全知识（包含气象）；急救处置；环境教育；自然保护；技术指导；策划方法等

14.3 要森林疗养师有什么用

树先生

在森林中漫步，走累了就坐一会，或是闻闻树叶的味道，或是听听水声，自己一个人不是也可以吗？为什么还需要森林疗养师？的确，森林的部分医疗保健功效，只要走进森林就能够获得的，过去提倡的森林浴正是基于这种考虑。但是作为替代治疗方法，没有森林疗养师的组织，是不容易实现的。我们现在就来说说森林疗养师的价值。

（1）提高体验深度和质量。与森林体验类似，如果没有森林向导或自然讲解师的参与，体验者获得的五感刺激是有限的。一方面体验者初次来到森林疗养基地，对当地森林缺乏了解，不清楚哪片森林有哪些益处；另一方面是受专业知识限制，同样是"闻叶片"的味道，体验者未必知道哪些叶片能够发出沁人香味。通过森林疗养师的指导，可以有效提高体验深度和质量，从而实现舒适的最大化，获得最佳放松效果。

（2）给"病人"开出"处方"。森林疗养师和医师类似，需要给"病人"开出"处方"，提出健康管理建议。这里所说的病人，不是传统意义的病人；这里所说的处方，也并非传统意义的处方。森林疗养有五感、静息、运动、作业、药草、芳香、饮食等多个模块，包含若干种课程，根据体验者的健康状况，有针对性地制定和实施森林疗养课程，才是森林疗养师的核心价值。例如，对于长期伏案工作的体验者，森林疗养师给出的"处方"会是：去活枝下高较高的林分，通过仰头修枝的动作，来缓解肩部和颈椎的不适。

（3）帮助体验者学会放松。会放松的人，不会工作停不下来而整宿失眠，也不会站在演讲台上大脑一片空白。放松是一种能力，未必所有人都具有这种能力。通过森林疗养，学习适合自己的自我调处方式，这是很多体验者的目标。所以帮助体验者建立定期到森林中放松的习惯，在没有森林疗养指导情况下，也能利用身边森林放松自己，实现森林疗养手法的平民化，这是森林疗养师的分内工作。

此外，森林疗养师往往具有一定专业背景或某些特殊技能，如瑜伽、按摩或心理咨询等。这些技能与森林相结合，为体验者带来更优质的服务，这也是森林疗养师价值所在。

14.4　世界各地的森林疗养师

树先生

北京市园林绿化局从 2015 年开始着手培养森林疗养师。总有一天，森林疗养师会成为全国通用的职业资格，这是我们心中不变的梦想。现在距离这个目标还有些远，一起去看看发达国家的森林疗养师的情况吧。

■ 德国。19 世纪末，德国人便开始整合水疗、森林运动在内的自然疗法，用于肺结核和消化系统疾病的治疗。率先从事自然疗法师培训的，应该是哈派克（Heilpraktiker），这在业内非常有名。1939 年，德国制定了哈派克法案，规定民众如果想获得自然疗法师资格，除了必须通过专业考试之外，还需年满 25 周岁，并且身体健康。

■ 日本。日本从 2007 年开始酝酿森林疗法师培训，2009 年正式实施森林疗法师资格考试制度。日本森林疗法师培训体系的最大优势是，拥有远程在线培训系统，学员可以利用业余时间获得相应资格。但是日本森林疗法师与园艺疗法师、自然讲解师一样，只是民间团体认可的职业资格；短时间还难以像护士、作业疗法师那样，成为国家职业资格。

■ 加拿大。加拿大对从事自然疗法的医师有教育要求，一个名为加拿大自然疗法医师协会（Canadian Association of Naturopathic Doctors，简称 CAND）的机构专门从事相关培训，并开展自然疗法医师职业资格认证。CAND 成立于 1955 年，会员包括从事自然疗法的医生以及自然医学专业的学生，总人数已经超过 2500 人。

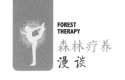

■ 匈牙利。匈牙利国民对自然疗法的认可度比较高，匈牙利的自然疗法师制度（Natural Therapist，Naturopath）也是世界少有的成功案例之一。我们没有掌握太多资料，但是在 2015 年，日本森林疗法协会引进了匈牙利的自然疗法师培训教材，用于完善日本的森林疗法师培训体系。

■ 韩国。2006 年 5 月，韩国山林治愈论坛和绿文化财团合作，开始培养森林疗养师。培训全程需要 16 周，每周需要听 2 次讲座。培训的主要内容包括森林治愈与健康、森林治愈的案例介绍、森林治愈与康复、森林治愈与心理学、森林治愈与汉方生活医学、森林治愈与护理学等。

14.5 信浓町的"森林医疗训练员"

树先生

之前我们也提起过，除了日本森林疗养协会之外，有些地方政府也组织了森林疗养师培训。在长野县信浓町，森林疗养师被称为"メデイカルトレーナー"（medical trainer），也许译为"森林医疗训练员"更为准确。信浓町第一期森林疗养师培训是从 2003 年秋季开始的，5 年之后日本森林疗养协会才开始筹备森林疗养师培训班。信浓町政府每年会招募 30 名森林疗养师学员，实际上每期培训的报名者都超过 30 人，最多的一年收到 80 个报名申请。对于一个人口不足万人的小镇，这样的热度确实有些不可思议。

为什么要培养森林疗养师

信浓町的森林疗养，以企业员工为主要对象。信浓町与很多大企业签署了合作协议，为企业员工提供疗养机会。员工一般会在信浓町短期疗养三天两夜至四天三夜，虽然达不到德国那种长期疗养的效果，但也能使员工精神饱满地返回工作岗位。在实践中，人们发现，有些人虽然知道森林疗养有益健康，但一个人筹划森林疗养会觉很得麻烦，没有组织者很难成行；有些人胆子比较小，总担心什么东西会从森林中跑出来，这时就需要陪伴者；而更多的人，不知道森林的哪些东西更有益于健康，光是森林漫步也觉得无趣，相关指导是非常必要的。综合以上需求，又借鉴德国的经验，信浓町政府决定培养自己的森林疗养师。

对森林疗养师有什么要求

在信浓町作为一名森林疗养师，首先要人品好，能够打开体验者的心扉。当地人认为，疗养师的人品是吸引回头客和打造旅游口碑的重要因素之一。其次森林疗养师要掌握足够多的相关知识与技术。信浓町森林疗养师培训课程涵盖森林保健功能、信浓町疗养资源介绍、国内外森林疗养案例、心理辅导及自我疏导、森林疗养课程制作方法、芳香疗法等辅助疗养方式、野外安全与应急处置方法等内容。这些培训内容，后来大部分为日本森林疗养协会所借鉴。

14.6 森林疗养师如何定位

树先生

森林疗养需要第三方介入，这是森林疗养和森林浴的主要区别之一。不同层次的森林疗养，需要介入的第三方个体不同。治疗层面的森林疗养，第三方介入的个体是医生。在德国巴登·威利斯赫恩开展的森林疗养，就是专业医生主导的，据说有 70 多位医生参与，每年要接纳 7 万名客人。对于保健层面的第三方介入个体，在韩国被称为"森林讲解师"，在日本被称为"森林向导"，他们的工作主要是提高森林体验的趣味性和参与度，说是森林疗养，其实也包含了自然教育内容，算是"寓教于休"吧。

那么，我们的森林疗养师应该如何定位呢？森林疗养师主要服务预防和康复层面的需求，同时能够胜任保健层面的需求，并和医生工作有很小的一块交集。因此，国外对森林森林疗养师的要求也相对较高，2014 年全日本通过森林疗养师资格考试的只有 89 人，考试通过率不足 10%。

未来我们考核也会非常严格，小伙伴们可要做好准备。

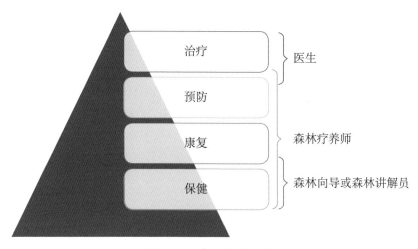

图 14-1 森林疗养师的定位

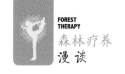

14.7 森林向导的六类行为误区

树先生

除了森林疗养基地之外，国外一些福利和医疗机构也在开展森林疗养活动。在活动组织形式上，一般是由福利和医疗方面专业人士替代森林疗养师，而由"森林向导"进行必要的支援。"森林向导"的准入门槛比较低，人员素质参差不齐，一定程度上影响了森林疗养的效果。总结起来，"森林向导"的问题主要有以下几个方面。

（1）过度紧张。人如果过分紧张，什么话都能说出口，甚至是自己也认为不妥的话。由于过度紧张而词不达意，这是一类非常典型的问题。此外，紧张情绪具有传染性，森林向导的焦虑感会轻易传递给体验者，从而影响森林疗养效果。

（2）刨根问底地询问。有些森林向导担心冷场，不断地向体验者提问，"你今年多大？在哪里工作？结婚了吗？有几个孩子？"等等，甚至同样问题会问两遍。这样不仅忽视了体验者的个人隐私，强迫回答问题还会引发情绪对立。

（3）过度说明。虽然并无恶意，但是有些森林向导会不经意地显露自己的知识渊博，轻率地把体验者当成了倾听志愿者。这样一番慷慨激昂之后，剥夺了体验者和森林交流的机会，让体验者感到很为难。

（4）无法安静下来。的确有一这样一类人，如果不做点什么，就会感觉不自在。在体验者享受安静的时候，他们或是在不停走动、或是在接听电话、或是索性找其他人聊天，有这样无法安静下来的同行者，体验者会感到非常苦恼。

（5）循规蹈矩。森林向导实际上是一种创造性工作，需要随机应变地处理不测事态。有些刚刚取得资质的森林向导，事前说明过程感觉在"背台词"，或是经常带领体验者走回头路。这种循规蹈矩的做法，会让森林疗养过程索然无味。

（6）违反社交礼仪。森林向导以"林业人"居多，在林区吸烟被认为能够驱蚊和防蛇咬，所以很多人养成了吸烟习惯。在森林疗养过程中吸烟，不仅破坏了难得的清新空气，而且也违背森林向导应有的礼仪。

14.8　为了能像空气一样存在

树先生

参加森林疗养的时候，体验者把行程、时间分配甚至是个人安全等都托付给了森林疗养师，希望能够换来身心最放松状态。所以对森林疗养师，体验者自然是会有较高要求，很多体验者认为森林疗养师对当地任何事情都应该了如指掌。森林疗养师需要做的事情，不仅仅是安全地将体验者带到森林中某处，森林疗养师自身的紧张不安、高压态度、过度言行、以自我为中心等行为也会给体验者带来负面影响。所以事先充分准备，并多次预演是非常必要的。我们要求森林疗养师要像空气一样存在，即不能喋喋不休，不做体验者与森林交流的障碍，而体验者有需要时，又能够立刻出现，并解决问题。为了能像空气一样存在，在带领体验者进入森林之前，森林疗养师至少要做3次预演。

（1）初次预演。第一次预演主要是熟悉场地，做到能够控制森林疗养活动进程。森林疗养师要对当地的地形、小气候、风景、树木、沼泽、河流等疗养资源有初步了解，如果不清楚这些疗养资源在哪儿，可能无法按预定计划实施森林疗养。另外，在哪有凉亭，在哪有长椅，在哪有厕所，森林疗养师都需要一一调查，并做好记录。

（2）二次预演。对于树木、道路桥梁、入口及标示牌等关键节点，无论是自然的还是人造的，森林疗养师都要仔细看一遍。如果感觉到困惑时，要立即查阅相关资料。比如，有些人也许会问木栈道的建造方法、木材材质、产地；有些人也许会问树上的果实是什么，能不能吃，等等。如果无法回答，回来后一定要查清楚，以便以后被问起时，能立刻回答。

（3）三次预演。第三次预演的目标，是能够做到根据各种不测因素随时变更路线。这需要以初次预演确定的行动时间、休息地点、观景场所等为基础，并参考二次预演的调查结果。如果有朋友愿意充当体验者的话，预演效果会更真实。参考前两次预演情况，第三次预演时，需要再次确认时间分配和总耗时。

当然，对于我们来说，准备森林疗养课程的难度并不仅仅如此。怎么选择课程？如何进行疲劳度检查？如果做目标说明？如何将所有课程整合在一

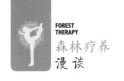

起？等等，这些都需要认真讨论。

14.9 森林疗养师培训都培训什么

树先生

森林疗养师培训是为了提高从业人员的业务能力和个人素质。业务能力培训主要是各种替代疗法在森林中的具体运用，包括森田疗法、芳香疗法、作业疗法、水疗法、食物疗法和森林瑜伽等。当然，其他方面我们也列出了长长的培训课程清单，大家可以参考。

1. 森林疗养概要

  1.1　森林疗养的起源

  1.2　森林疗养的内涵

  1.3　森林疗养国内外实践

    1.3.1　福利领域的案例

    1.3.2　医疗领域的案例

    1.3.3　心理咨询领域的案例

    1.3.4　康复领域的案例

  1.4　森林疗养面临的问题和挑战

2. 森林疗养的作用机理

  2.1　森林疗养与森林挥发物

    2.1.1　芬多精

    2.2.2　负氧离子

    2.2.3　其他有益挥发物

  2.2　森林环境与心理放松

  2.3　森林疗养基地的环境设施要求

    2.3.1　确保道路的宽度

    2.3.2　节点指示牌设置

    2.3.3　确保安静

    2.3.4　休憩场所

    2.3.5　其他环境要求

3. 森林疗养实施方法

  3.1　实施森林疗养的必要因素

15
森林疗养实践评估报告

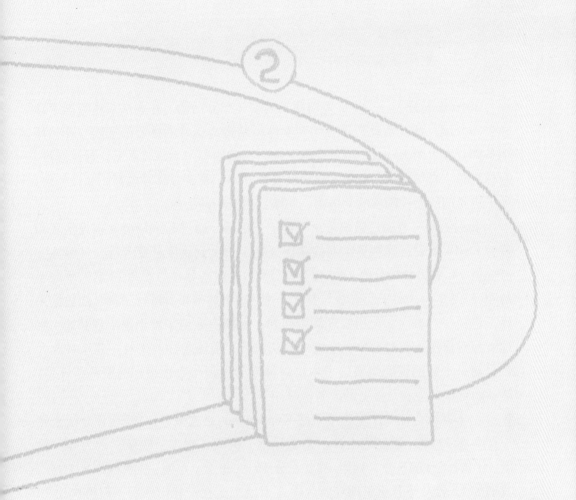

　　要使"森林疗养"这一新概念深入人心，必须要拿出具有说服力的成果。森林疗养实践评估报告是对森林疗养体验的真实记录，包含着体验者的反馈信息；通过专业人员的处理，这些信息将得到归纳和升华，成为具有应用指导意义的内容。

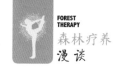
15.1　更年期女性森林疗养评估报告

亚京、梦柯

2016 年 6 月 11 ～ 12 日为期两天的森林疗养活动，在北京八达岭国家森林公园开展，此次活动招募更年期女性，结合八达岭森林公园气候与森林环境条件开展了两天一夜的森林疗养活动，活动内容包括森林手工、森林慢步、森林冥想、森林瑜伽、长城文化自然文学疗养、夜游森林等内容。在森林中，处于更年期的女性随着活动进程，不断获得身心的治愈。

我们的参与者通过微信公众平台统一招募，通过 Kupperman 自评量表和疲劳 FS-14 量表，筛选更年期症状评分处于中度到重度且疲劳得分（躯体疲劳分值 >4; 脑力疲劳分值 >3 ；疲劳总分 >7），取高分参与者共 12 名，平均年龄 49.5±3.2 岁。对于所有参与者在疗养活动中的效果，进行了科学的数据采集，包括心理方面，使用心理测量问卷，便捷有效地了解当前心理状态；生理方面对血压、实时心率、唾液淀粉酶进行了监测与样本采集。北京林业大学吴建平老师的课题组实施了本次森林疗养生理与心理指标的监测与评估，活动的更年期症状及疲劳的改善情况如下。

更年期综合征的严重程度可按 Kupperman(吕文佩等，1997) 评分法来测评，共有 12 项，如潮热出汗、感觉异常、失眠、忧郁、眩晕、乏力等。轻度：症状积分≤ 15 分；中度：症状积分 16 ～ 30 分；重度：症状积分≥ 31 分。我们的 12 名参与者更年期症状为中度及以上。在疗养结束后一周再次让 12 名参与者填写此问卷。结果显示虽然疗养前后对更年期症状平均分差异不显著（p>0.05），但疗养结束一周后的更年期症状低于疗养前，且一半的参与者症状积分≤ 15 分（图 15-1）。

Chalder 等 (1993) 研制出了 FS-14 量表，用来测定疲劳症状的严重性，评估临床疗效，以及在流行病学研究中筛选疲劳病例。疲劳量表的躯体疲劳分值最高为 8，脑力疲劳分值最高为 6，总分值最高为 14，分值越高，反映疲劳越严重。疗养前与疗养后一周对 12 名参与者进行了问卷测量，结果显示（图 15-2）疗养结束一周后的疲劳得分，在躯体疲劳、脑力疲劳及疲劳总分上与疗养前差异显著（p < 0.05），参与者在躯体和脑力上的疲劳感低于疗养前，说明森林疗养活动对疲劳良好的改善，两天一夜的森林行程后的一周里参与者仍能充满活力与精力这与 BPOMS 量表正向情绪的后测结果相符。并

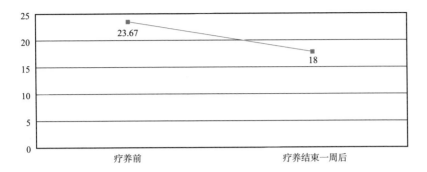

图15-1　森林疗养前与疗养结束一周后更年期症状的总体均值变化

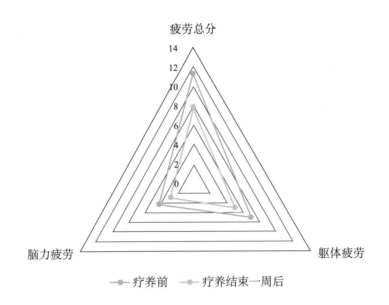

图15-2　森林疗养前与疗养结束一周后疲劳症状的均值变化

且在疗养前本量表亦是我们筛选参与者的方式之一，12 位参与者疗养前的疲劳分数在各维度上分值较高，疲劳较严重（三名参与者疲劳值满分）。疗养结束一周后参与者的疲劳分数不仅没有极高值，尤其是在脑力疲劳方面低于量表平均分值（2.92<3）。

在疗养前后及疗养期间三次对参与者的睡眠质量以及疗养前后一周两个时段的失眠情况进行了问卷测量，睡眠质量进行五点计分（非常好 =5；良好 =4；一般 =3；较差 =2；非常差 =1）；失眠情况四点计分（无 =1；有时 =2；

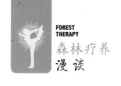

经常 =3；经常且严重需服药 =4）。从图 15-3 中可以了解到森林疗养前后参与者的睡眠质量均值的变化。12 名参与者疗养前后一周的失眠情况的总体均分稍有降低（前 2.25/ 后 2.17）但差异不显著。而睡眠质量在疗养前一周与疗养后一周有明显的提升，达到统计学的显著性（p<0.05），森林疗养阶段的睡眠质量比疗养前有所提升但没有统计学差异（p>0.05）。森林疗养阶段许多参与者第一次住在森林里，并且有参与者个人的起居习惯的差异，并不能很快地适应新环境，但森林疗养结束前的面谈了解到参与者在森林里睡得比较沉，即使是在中午森林平地的简短小憩，都能享受到睡眠的满足感。

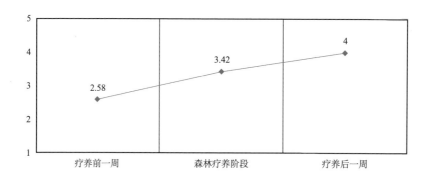

（注：非常好=5；良好=4；一般=3；较差=2；非常差=1）

图15-3　疗养前后及疗养阶段睡眠状况均值变化图

为期两天的更年期女性森林疗养活动结束已将近一个月，虽然没有对照组的比较，参与者们的测量结果仍然为我们提供了极有参考价值的结果。更年期女性通过在森林中散步或休息等活动，可以改善更年期症状；有效减轻疲劳与负性情绪；提高活力与睡眠质量；平衡自主神经系统的活动，让身心得到放松。

15.2　日归型森林疗养效果评估报告

梦柯

2016 年 5 月 21 日，我们开展了一次针对职场高压力人群的森林疗养体验活动。11 名体验者于当日上午 7 点自北京城区出发，前往北京松山国家森林公园（距离北京城区约 90 千米），经过森林五感体验、森林冥想、油松林慢步、冷泉足浴、压力外化心理调节等系列疗养课程，5月21日下午从松山国家森林公园返回北京城区。

为了评估本次活动的森林疗养效果，我们通过微信公众平台发布招募信息，根据压力知觉量表，从高分到低分选取前10名作为本次森林疗养活动的体验者，他们基本都是各大公司或自主创业的职场人士，属于高压力人群。活动当天有一个体验者没来，有两个研究生加入。男2人，女9人，平均年龄34.91±7.98岁。我们对所有体验者进行一系列心理测试，使用BPOMS量表，评估体验者当时的紧张、生气、疲劳、活力、困惑—抑郁等具体的情绪状态和总体情绪紊乱程度；采用日本制造的便携式唾液测试装置测量唾液淀粉酶水平，评估体验者的压力水平；使用POLAR动态心率仪，全程检测体验者的心率情况；使用血压计，检测体验者的血压水平。

通过半天的森林疗养活动，体验者的消极情绪有所下降。紧张、生气、疲劳、困惑—抑郁都有大幅度的下降，总情绪紊乱值下降更加明显，如图15-4。这些指标的变化说明森林疗养可以有效地减轻紧张、生气、疲劳感、困惑与抑郁等消极情绪。但是森林疗养带来的活力在本次活动中也有小幅度的下降，可能的原因是本次活动时间太短，人群也是压力较大的职场人士，可能需要更加强烈的刺激才能感受到活力，因此也需要更长时间以及更加深入地投入在森林环境中才能更好地达到减压的效果，而本次短暂的半天森林

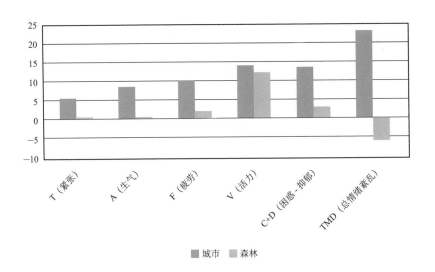

图15-4　森林疗养前后情绪体验变化柱状图

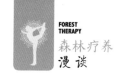

疗养活动可能还无法达到提高"活力"这一维度的疗效。

　　除了有这些感受上的变化，体验者们的生理状态也在森林疗养之后发生了改变。对 11 个体验者的唾液淀粉酶活性进行分析，发现在森林疗养后，大部分体验者唾液淀粉酶的活性提高，但这种变化并没有达到统计学水平（p=0.537 > 0.05），如图 15-5。

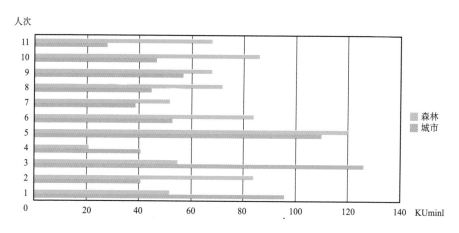

图15-5　唾液淀粉酶在森林疗养前后变化

　　本次活动女性较多，9 个女性体验者的唾液淀粉酶活性数据在森林疗养前后变化相对平稳。可能的原因是，一方面女性面对压力的唾液淀粉酶的活性反应较慢，城市环境的样本受到一定日节律的影响；另一方面森林疗养后的身体活动也会带来一定的良性压力，提升唾液淀粉酶测量值，属于正常可接受情况。此外在测试前后禁止烟酒饮食，保证了口腔环境的测试要求；再者唾液淀粉酶活性对于自主神经系统的变化敏锐，所以在森林疗养后不仅没有城市环境施测时出现的极值，而且样本整体数值更为平稳。城市环境数值较高的体验者，访谈了解到当时的状态并不好，有一定的压力，对比森林疗养后的结果，数值降低明显。

　　除了唾液淀粉酶的指标外，血压指标在森林疗养后也有良性变化。如图 15-6 和图 15-7 所示，体验者的收缩压和舒张压都更加趋于正常值范围，即收缩压和舒张压偏高或者偏低的都往中间值靠拢。

　　使用 polar Protrain 5 将心率数据导出后发现，只有一个体验者在出发前有心率数据显示，5 个体验者有森林疗养活动的心率数据显示，可能的原因

mmHg

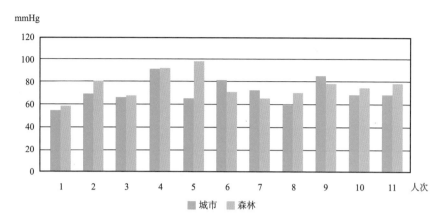

图15-6 森林疗养前后舒张压变化柱状图

mmHg

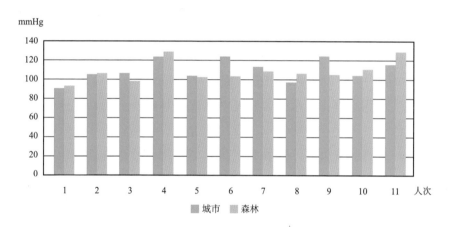

图15-7 森林疗养前后收缩压变化柱状图

是其他的体验者的心率仪器没有成功佩戴。对有心率显示的 5 个体验者的心率数据进行分析。

对森林疗养活动中不同活动的心率数值比较发现，森林瑜伽冥想环节体验者的心率值最低，见表 15-1 和图 15-8 。说明此时体验者的心境最平和，压力最低。可能的原因是相比在森林中的其他活动环节，坐下来进行冥想本

表15-1 森林疗养活动中不同疗养活动的心率数值比较

	山路行走M（SD）	森林瑜伽M（SD）	整个活动M（SD）
心率	96.4（16.4）	75.2（17.4）	86.2（15.7）

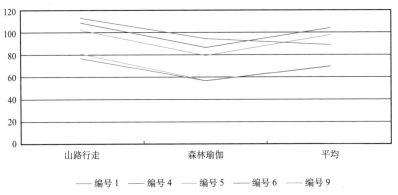

图15-8 每个体验者在不同活动点的心率数值折线图

身就容易让体验者更加平静；加上森林环境中的复愈性元素以及鸟语花香等，使得这种放松和平静更加明显。为了进一步验证这种效果是由于森林环境引起的，未来的研究可以设置城市瑜伽冥想对照组。

上述生理和心理指标都是客观证明本次森林疗养活动具有良好效果的证据，体验者对本次疗养活动的主观自我评价是否和客观指标一致呢？森林体验结束后，我们邀请所有体验者对本次森林体验进行自我总结和评价，将个体压力值以5点量表进行自评，1分表示没有压力，5分表示压力感最大，有一个体验者没有给出自我评价，结果发现有7个体验者评分都在2分之内，几个给3分的也表示是因为本次活动时间太短，体验的还不够，感觉刚刚开始进入放松状态活动就结束了，但还是给予本次活动肯定的回应。总体来讲，体验者们都表示此次森林疗养是有一定效果的，但是体验者对这种放松的持续时间表示疑问。

总体来看，此次评估研究支持森林疗养对于改善情绪体验、身心健康有着重要作用。综合各项生理和心理指标以及体验者的自我评估，未来森林疗养课程需要增加体验时间，给体验者更加充裕的时间融入自然、与自然对话，才能达到更好的疗效。

15.3 一份森林疗养体验报告

祖春静

5月21日那次森林疗养活动，体验对象主要是惜时如金的城市压力人群。活动过后，我们陆续收到了很多有价值的体验报告。我们已经分享了自感压力调节最有效（从 5 到 1）体验者的报告，现在进一步分享自感压力调节最有限（从 5 到 3）体验者的报告，请大家辨析。

非常感谢项目办提供森林体验活动的平台，感谢两位森林疗养师组织一个为高压人群减压的主题活动，感谢吴老师和几位同学的支持，让我们这些高压人群能够在松山这个美丽的森林自然保护区度过愉快的一天。

首次听说"森林疗养"这个词让我充满好奇，充满期待。当我看到即将组织以减压为主题的活动我很兴奋。想象着如果有机会参加这次活动，一定会有一个美妙的体验。当我知道有幸参加这次活动又有点紧张，因为自己被列在高压人群的队伍中。当然在紧张的同时更多的是兴奋，因为我是一个对新鲜事物充满好奇、又渴望更能够了解自己、释放自己，也就对这次活动有很多的期望。这可能和我性格有关，对自己和周围的一切有过高的要求。也可能因为这个原因我才会变成高压人群吧。又因为从事人力资源工作，经常会组织和参加各种团队建设活动，可能对活动有着不一样的理解和认识。

整个活动留给我的印象

和一些不熟悉的"病友"一起逛森林公园。确实比较放松，但是如果细节方面注意一下效果会更好。因为本身在一个有山有水有植物的环境下人就会释放，如果是一个主题活动就更应该突出主题，体现出和自己出去玩的区别。我相信以后的活动一定会越来越好。根据我的理解和考虑，谈一谈我的看法，提一些不成熟的建议：

（1）首先应该在活动开始之前，对活动进行讲解，包括森林疗养、此次活动的主题、活动的目的、呈现的结果、活动中的要求、整个活动的准备、筛选过程、活动的安排和我们可能会出现的问题等内容。

（2）在每个活动开始增加破冰环节，使体验者和疗养师、环境和体验者之间的冰冻关系得到缓解，一个活动的好坏关键在于破冰的情况。

（3）在每个环节最好能介绍这个环节的意义和目标，去引导，让体验者主动地进入状态。

（4）活动根据难易程度、达到的效果等逐级安排。

（5）合理利用时间，在往返路上的时间，可以组织一些活动、话题或者笑话等，不至于整个过程无聊，即使堵车也不至于心情不好。

（6）关于不同的主题活动选择不同的群体，并不是熟悉的人之间就是最

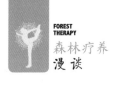
好的一群体验者，尤其是已释放压力的主题，人们在亲人朋友之间可能更不容易发泄和表达自己内心。

（7）关于自我介绍，在这种活动中没有必要让大家介绍自己，大家可以告诉别人自己的代号、兴趣，没必要把很多的个人信息透露给别人。

意见很不成熟，不对的地方请大家批评指正，祝森林疗养活动越来越好，祝每一位体验者远离高压，快乐每一天！

15.4　我的一日森林疗养

俊言

关注了大半年的森林疗养，终于在昨天有了一次切身的体验。以一位城市高压中年人士的身份获得这次体验机会，真让人亦忧亦喜。生活中确实有来自多方面的压力，但压力分值在申请者中居高出乎我的意料。森林疗养能带给我与众不同的体验和疗效显著的舒解吗？带着兴奋和期待，一大早我便奔赴向往已久的森疗之约。

在出发前，我们接受一系列压力测评，其中一项唾液激素水平数值我达到 126，虽然完全不知道这个数字说明什么，不过对比其他接受测评的伙伴的数值，我的依然是居高的。这让我对今天的疗效更加好奇。

大约上午九点我们到了松山自然保护区门口。进入林区之前，引导老师带领大家做了几个伸展拉抻的动作，我能够感到僵硬的肢体缓慢地舒展开来。早在多年以前，我便开始了户外山野徒步的体验，所以对自然带给我的身心释放的感受并不陌生。现在看来，曾经一次次对山野的乐此不疲应该是我下意识的自我修复。这次也不例外，保护区里的植被相对较多，当置身其中后，身心很快平静下来。引导老师提示大家观察周遭的环境，看看花草，摸摸粗糙的树干，听听流水和风声，闭上眼睛感受阳光的温度……对于启动五感来感知环境的行为我在日常有所体验，但一开始对五感的唤起并没给我带来明显的情绪共鸣，看来"打开五感"并非一个简单的"打开"动作，还应该是体验者从被动到主动转化的过程，而因为个体差异，效果呈现可能会大相径庭，有人可以顺利进入情境，有人甚至始终停留在原有状态里。疗愈师怎样根据不同个体"因材施教"看来真是个专业的课题。

沿着溪流而上，我们在一块巨大的岩墙旁停下。巨大的直立板状岩体上呈现出一道道大小、长短不一的缝隙，在这些缝隙中，一根根粗细不等的小木叉矗立其间，好有趣的现象。同行的一位伙伴随手从路旁拾来一个小木叉也插在一块缝隙中，巨大的岩体和小小的木棍形成对比。同行的周老师笑着说：好啊，我们也来插上小木棍，让它把所有压力都顶住吧……当我们离开时，一根根小木叉排满了那个岩隙。后面的一位游客上前问我，那些木棍有什么讲究吗？我笑答道：只是个游戏。"小木棍"的游戏和后来的"流走的叶子"应该都是心理学中转移释放情绪的一种方法的运用吧。虽然我做了这个仪式般的动作，但当时的内心对着叶子说的不是带走我所有的压力吧，而是我知道生活中永远不会缺少压力啊，小叶子还是带给我勇气和解决的能力吧！内心在说这话时觉得这样更好。如同那句"向死而生"，或许成长到一定阶段，面对比回避更能获得释放。

接下来的"踏入溪水"我没有尝试，看来传统中医对我的影响深远啊。自觉是个体寒的妇人，不敢尝试。不过看到尝试的伙伴在溪水里"龇牙咧嘴"的笑脸想必是乐趣多多。老师说这是水疗。从人类在自然中几百万年的发展史来看，99.9999%的时间是与自然共处，只有0.0001%的时间才是在城市中度过，所以本性中带着亲近自然的基因，不论是踏入溪水还是岩石上赤足而行，抑或品尝酸酸的青杏，都是自然给予我们召唤和抚慰。

当我们行至一片杨树林时，老师们已经在这里为大家铺好了森林瑜伽与冥想的垫子。仰面倒在垫子上，天空里充满了高耸舒展的杨树枝叶，微风掠过，引起枝叶沙沙回应。透过缝隙，阳光洒在身上、脸上、暖暖的，软软的。一声清脆的碰铃响过，我便放松得还来不及内观冥想就沉沉睡去。再次被老师唤起时，感到身体与心灵都达到了这天中最好的释放。

回程前，再次测量了各项指标，唾液激素含量数值为54。追溯了一下这个数值的含义。唾液中的皮质醇是一种可以由人体自然产生叫做皮质类固醇激素的荷尔蒙，就是一般俗称的压力激素。当面临显著压力时，这种荷尔蒙就会增多，提高血压水平，降低骨密度，减少免疫反应和对葡萄糖血清水平的潜在影响。体验结束后的压力量表测评我得出了1分的好成绩。

感谢两位引导老师和碳汇办公室的树先生以及北京林业大学吴建平课题组的老师们细心准备的这次森林疗养体验活动。如你们所说，这只是个开始和尝试，更成熟的疗愈体系有待完善。不过，我还是体会到了来自各位老师及大自然的善意。

根据自身感受及搜罗的有关森林疗养的些许信息，总结了几点个人观

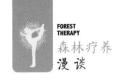

点，汇总如下：①森林疗养不应该是短时间的森林体验，单次疗养体验在两到三天为宜。疗程至少要持续一年以上时间，一年后再来评估森林疗养效果。②借助专业的方法，针对不同个体差异培养其运用五感感知环境的能力。能力的培养有助于提升疗养效果，体验者的状态不至于长时间游离于治疗之外。③五感的体验需要充足的时间，体验过程中每个环节的安排需避免出现赶时间的情况，所谓"随风潜入夜，润物细无声"的治疗。④给予体验者自我心灵内化的过程很重要，采用的方式如独处、冥想等，这些体验大多是体验者日常生活里缺失的方面。我认同同行的一位体验者的观点，体验疗养的过程中，人与人的连接似乎没有人与自然、人与自己的连接重要。

15.5　清风入林闻天籁：一篇迟到的森林疗养报告

亚京

2015 年 11 月 7 ~ 8 日，我们在共青林场开展了为期两天一夜的森林疗养活动。本次森林疗养活动针对 40 ~ 55 岁人群设计，疗养课程包括森林漫步、森林冥想、团体疏导、大地艺术等环节。实际森林疗养效果究竟怎样呢？一起来看看北京林业大学吴建平老师课题组提供的疗养报告吧。

（1）心理指标

招募参与者 11 人，男 5 人，女 6 人，平均年龄 42.09±11.07 岁。在森林疗养活动开始前，为收集城市非疗养环境的相关数据，在城市环境聚齐参与者进行 BPOMS 量表与复愈性环境量表的问卷填写，并佩戴、检测可穿戴式心率仪。在活动正式开展期间，为参与者准备了相同的单间和相同的食物，以控制背景环境条件。在森林疗养结束前，参与者在森林环境中填写 BPOMS、SD、复愈性环境量表。

BPOMS 问卷可以同时评估 6 项情绪指标：经过两天一夜的森林疗养，参与者们的情绪紊乱感直线下降，而紧张感、生气感、疲劳感、困惑—抑郁感也均有所下降，且降幅高达 80% ~ 93%。本次森林疗养的实验点，由于前一天的阴雨天气，7 ~ 8 日室外平均最高温度 7℃；空气湿度较大；人体舒适感略低，并且森林疗养课程伴随短程身体活动等原因，在疗养后活力感有所下降（如图 15-9）。与城市相比，当参与者在树林中度过一段时间后情绪更积极正面。虽然受到天气的影响，我们的参与者可都是个个精神饱满、谈笑风生，大家收获了满当当的正能量。

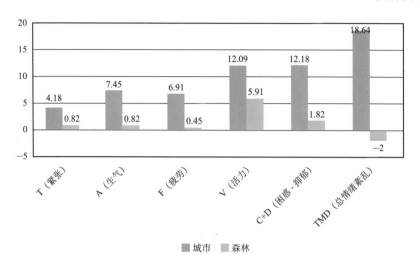

图15-9　森林疗养前后情绪体验变化

对于心理评估，我们同时使用了 SD 法（Osgood，1952），通过 25 对反义形容词的问卷，按照 7 分制打分，测试参与者对于森林空间的主观印象（例如安静—嘈杂，1 代表安静，7 代表嘈杂，2～6 的数字代表安静或嘈杂的不同程度，越接近 1 表示环境越安静）。8 日参与者完成大地艺术体验后，记录测试结果。此次活动中，共青林场的森林环境多被视为积极正面，也由于天气原因，"炎热—寒冷"的描述参与者呈现的心理评估偏向于寒冷，与实际身心感受相符合。图 15-10 显示了共青林场环境中疗养后，参与者的 SD 平均值轮廓折线。

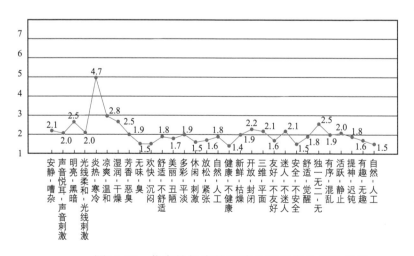

图15-10　共青林场森林环境心理反应的评价结果

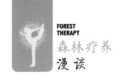

复愈性环境是指对人类不断消耗的身心资源和能力有恢复与更新效果的环境设置。我们使用叶柳红 2010 年编制的复愈性环境量表分为远离（让个体产生远离日常环境和纷扰的感觉）、吸引和兼容（环境中的物体能引起个体的自发注意）、丰富（身处环境的感受）三个维度。如图 15-11 共青林场森林环境在复愈性环境总分及各个维度"远离"、"吸引和兼容"、"丰富"均值得分均高于城市环境均分，显示了森林环境相比城市环境良好的复愈性。此次选取城市环境地点中出现的绿色主要为道旁树与街景绿植，而共青林场森林环境包含着绿色（植被与绿地景观等）、白色（雪景）、蓝色（水流景观）三大不可多得的空间要素，带给参与者身心的复愈和美的体验。

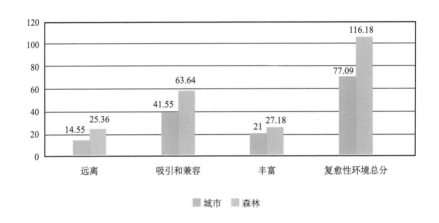

图15-11　城市与森林环境中环境复愈性均分比较

（2）生理指标

说完心理指标的测量，我们再来看看这次疗养活动的生理变化。这就不得不说到我们的先进仪器设备：唾液淀粉酶装置和可穿戴式心率仪，它们为得出夯实有效的数据立下了汗马功劳。唾液淀粉酶测量采用日本制造的便携式唾液测试装置（日本 NIPRO 公司生产）测定 SAA 活性。唾液淀粉酶作为检测精神压力的无创指标，反映自主神经系统在压力及压力相关刺激下的生理变化，还可以间接反映周围环境是否对人产生压力。同样我们在城市和森林环境下同一时间段对参与者的唾液进行采集测量，如图 15-12 所示，唾液淀粉酶在森林疗养后有明显的降低。

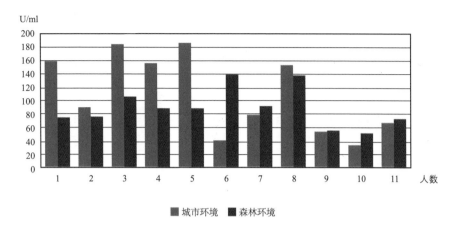

图15-12　唾液淀粉酶在森林疗养前后变化表

看过图大家发现为什么有些人的值没降反升呢？这是因为据研究唾液淀粉酶在一天起床时最低，早上九点后不断升高，在中午时间恢复到一天平均水平；同时男性的唾液淀粉酶活性变化相比女性更快更迅速。更重要的是唾液指标还与饮食、作息、体表温度等有一定关系，此次疗养活动的唾液测试时间正好在上午 9：00 ～ 10：00，正处于唾液淀粉酶值升高期间。

此次森林疗养，女性的前后数据变化相对平稳，一方面女性面对压力的唾液淀粉酶的活性反应较慢；另一方面森林疗养后的身体活动也会带来一定的良性压力，提升唾液淀粉酶测量值，属于正常可接受情况。男性的唾液淀粉酶在森林疗养后均降低，且前后差异显著。一方面在森林疗养过程中禁止烟酒，保证了口腔环境的测试要求；另一方面男性的唾液淀粉酶活性对于自主神经系统的变化更为敏锐，所以男性在森林疗养后不仅没有城市环境施测时反复出现的极值，而且森林疗养后的数值明显降低，样本整体数值更为平稳（如图 15-13）。

使用 POLAR 心率手表，对日常活动身体状态的实时监控，使得健康可视化。我们提取了森林与城市环境下运动前的静息心率数据，如图 15-14 显示，森林环境中大部分人达到理想心率（55 ～ 70 次 / 分钟），均比城市环境有所下降，并且有统计学上的显著差异。对于心率这种自发的压力感受器，它是我们身体状况的一扇窗，当然每个人对身体疲劳的反应也不同，应当尊重个体差异。森林疗养是一种舒缓而有节奏的活动，不仅仅调动五感（视听

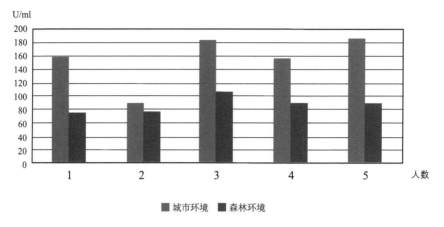

图15-13　男性森林疗养前后唾液淀粉酶变化

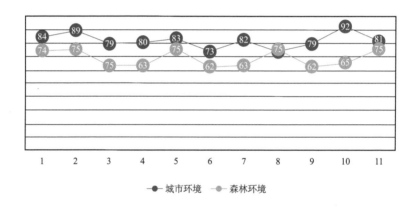

图15-14　森林疗养前后静息心率变化

嗅味触），同时是全身心全方位的沉浸在自然的怀抱，就像儿时母亲温暖的拥抱，慢慢贴近也便静心凝神。

　　经过两天一夜的森林疗养，所有参与者的血压值都有降低，DBP（舒张压）的降低达到统计学上的显著（p=0.035），进行事后检验发现，是出发前在城市环境下和到达森林环境中 12 小时后这两个时间点的 DBP 的降低有显著性差异（p=0.049）。男性的收缩压（SBP）比女性降低地更加明显。我们知道，最高血压（SBP）超过 140 毫米汞柱，最低血压 (DBP) 超过 90 毫米汞柱，就会被诊断为高血压。根据我们这次活动的数据，曾报告有高血压症状的一位男性参与者,在森林环境中体验与休息24小时后血压平均会下降25.6毫米汞柱。该疗养者出发前高压165毫米汞柱,疗养后下降为135毫米汞柱;出发前低压108毫米汞柱,疗养后下降为87毫米汞柱,这两个均降到了正常范围(图15-15、图15-16)。

另外对一些吸烟的人访谈发现,在森林疗养过程中,会很自然地延长间隔吸烟的时间,而且没有因不吸烟而产生的身体不舒服感,森林疗养很自然地减少了疗养者的吸烟行为。我们的这些研究结果证明,在森林中散步或休息可以提高人体的免疫活性、降低血压、缓解压力,具有预防生活习惯病的作用。

看图看累了吧。悄悄告诉你:还有呢!明年春暖花开时节,赶快来报名

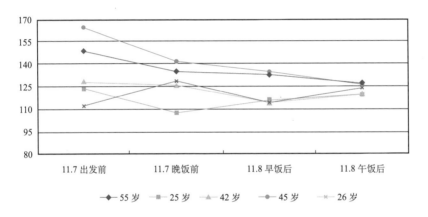

图15-15　男性参与者SBP的变化情况

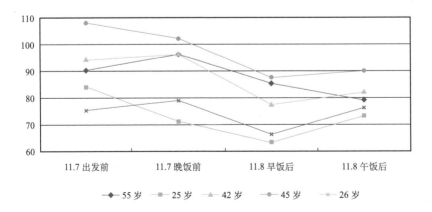

图15-16　男性参与者DBP的变化情况

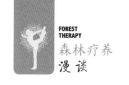

参加森林疗养的活动吧。再悄悄告诉你：全程免费呦！

15.6　一个外国人的森林疗养体验报告

树先生

鸟取县智头町是推广森林疗养的新秀。2014 年 5 月 11 日，一名志愿者在当地体验森林疗养后，把体验报告发到了网络上，相信会让你对森林疗养有更深入的认识。

11 点，我们在吊钟花广场集合，接受包含精神压力、血压等内容的健康调查。我唾液淀粉酶浓度值是 54，说明我面临一定压力；在血压方面，高压是 123，低压是 79，还在正常范围内。

健康调查时间有点长，趁着疗养师调查别人，我迫不及待地到吊钟花广场附近活动了下筋骨。再集合的时候，组织者简单地对活动进行说明，所有参加者做自我介绍。这次活动是面向森林疗养基地来访者的体验监测，组织者从神户和冈山等地召集了 10 名体验者。据说领队的森林疗养师也只有两次经验，工作起来还不太流畅，但是工作很认真，还为每个人准备了一瓶当地产的矿泉水。

汽车缓缓驶向森林疗养步道入口，疗养师说明本次疗养的流程后，我们开始做柔软体操，活动筋骨，然后静静地走进森林。树木还只是淡淡的绿色，这样的新绿正是芦津溪谷的魅力所在。疗养师介绍说，这条疗养步道本来是搬运木材用的，很多地方还留有木材搬运的痕迹。走到长椅前，疗养师请大家坐下，眺望眼前开阔的景色；然后闭上眼睛，倾听溪水流过和小鸟清鸣；疗养师刻意引导大家使用"五感"来体验自然。"面前景色中有几种颜色？"结果回答 6 ~ 12 种的人都有，没想到大家感受的差异如此之大。

我们在森林中悠闲地行走，触摸天然柳杉，感受它不同的温度和质感。枫树的根经历了严冬，忍耐着残雪，就这样无畏地伸张着，紧紧地抱着岩石，我们为树木顽强的生命力所感动。看到枫树顽强生长的样子，很多人在感慨，自己能够活着，何尝不是靠顽强的根！

来到瀑布旁边，发现水量比秋天时大很多。面向瀑布，总感觉能够冲洗掉自己内心的不安和嫌隙。疗养师也建议大家在这里多待一会，整理下自己的情绪。我们又走了一会，在溪流的高处，有一处森林广场，在这里能够做"森林呼吸"。以腹式呼吸的方式，把新鲜空气大口大口地吸入体内，感觉整个人更放松了。接下来，疗养师让大家去找一个自己喜欢的树，去摸摸大树，去和大树说说悄悄话。说实话，这种方式还真能够和树木产生共鸣，感觉受到了一种鼓励。

之后我们聚在一起，互相交流感受。"感觉被温柔包裹着，我想到了妈妈""感觉从没这么灵敏过，好像血液要从指尖流出来了""走在落满树叶的道路上很放松""我对植物感兴趣，所以很享受"。

休息时候，当地提供的小点心也很特别，是"五月田加工所"用当地素材制作的，吃起来味道特别醇正。3个小时的体验时间，感觉非常短暂。回到公路后，再次检查唾液和血压情况。我自己唾液淀粉酶浓度为30，血压值变为"100～69"，说明我的压力情况大幅改善。森林疗养能有这么大的效果，的确超出了我的想象。

15.7　怎么玩疗养效果最好

树先生

其实森林疗养很容易，只是在林中散步或是坐下来看风景，就能明显地改善情绪和降低压力。森林疗养的证实研究，也主要是针对上述两种活动；对更多样森林疗养活动的效果，现阶段研究还比较少。2006年，日本千叶大学和NPO法人"水、森林、人和IN神崎"合作，在千叶县神崎町的森林，开展了评价多种森林疗养课程心理效果的研究。研究历时一年，做了四次活动，每次活动都是通过公募来召集体验者，评估了6种森林疗养课程。

表15-2中，显示了体验者在森林疗养课程实施前后的情绪变化。从6种森林疗养课程的实施结果来看，人们更喜欢"森林午睡""森林劳作"和"找到自己喜欢的树"这3项森林疗养课程。在所有森林疗养课程中，体验者的情绪都是由紧张不安向镇静稳定方向转变，增加活力这一效果也得到确认。如果体验者喜欢某种森林疗养课程，活力增加得更为显著。但是，像森林午睡这种偏静态的森林疗养课程，并不适合在气温低或刮大风的时候实施。如果在冬季做森林疗养，建议开展一些森林劳作类疗养课程。

森林疗养的心理效果，根据森林疗养线路和体验者不同而有所不同。森林中哪些要素带来了哪些效果，接下来有必要积蓄更多的研究。但是有一点是明确的，森林经营得好、林相整齐的森林，情绪改善效果更为明显。

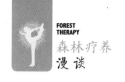

表15-2　体验者在森林疗养课程实施前后的情绪变化

实施日期	森林疗养课程	课程内容	心理效果						问卷调查
			紧张不安	镇静稳定	发怒敌意	活力	疲惫	混乱	回答"好"的人数比（%）
2006/7/1	找到喜欢的树	站在树旁，想象树木生长发育过程等	-8.5	-5.0	-5.4	5.6	-8.5	-6.1	61
2006/9/16	森林午睡	在寂静的森林中午睡，或远眺树木	-10.3	-10.9	-9.8	6.9	-11.1	-10.5	80
	发现个人喜好	通过五感观察森林，体验赤脚步行							40
2006/11/11	个人心理疏导	静听森林中各种各样的声音，并且给自己写一封信	-8.1	-6.4	-5.5	1.9	-7.5	-6.5	36
	森林寻宝	发现平常难得一见的森林宝物							43
2007/1/20	森林劳作	修建散步路，割除灌木	-7.7	-5.6	-3.5	4.0	-5.0	-7.0	74

15.8　用"五感"体察森林

蒲公英

　　对于人类来说，森林是陌生的也是熟悉的，人类有相当漫长的时光是在林中度过。即使生活在城市，人们仍隐隐记得林中的样子。当我们置身林中，轻松、平和、舒缓、欣喜、愉悦的情绪就会油然而生，注满身心。这种与自然链接的古老基因还未退化，一直刻在人类延续遗传的记忆里，流淌在血脉里。

　　森林疗养的科学考究也许有出入，但是感觉、感受会提醒我们，在林中所经历的一切是否是真实的。走进森林，如何打开"五感"呢？我们需要放下社会符号，平等融合地和自然对话，用最本能的方式和生命进行交流，用心去感受自然的变化和美妙，尝试用另一种方式认识自然。

　　■ 视觉。其实我们每天都要经历的就是看。看自己、看他人、看社会。人为的、自然的，浮光掠影般经历着。然而对于大多数人而言，每每提起能够回忆或者留下记忆的，却是儿时的自然童趣与嬉戏。今天的主角是绿，嫩嫩的绿、微黄的绿、淡淡的绿、浅浅的绿、青青的绿、碧碧的绿。还有那满载压力、忧虑与伤感随溪流而去的一叶扁舟。一叶一舟，叶与舟，是不是忽然有了一种奇妙的感觉：走进森林的我们是客人拜访还是寻找回家的路呢？

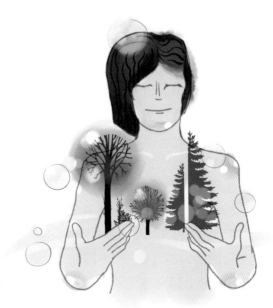

■ 听觉。当我们闭上眼睛时，听觉就会敏锐活跃起来。静静去聆听，一切都会逐渐清晰。你能感知水声的变化，哗哗、叮咚、涓涓、潺潺。鸟鸣，婉转、悠扬、欢快。花开的声音也能听到。

■ 触觉。闭上眼睛，关上耳朵，用最原始的方式去触碰。触碰是人类走出自然这片森林后最禁忌的举动。触摸一下苔藓，丝丝滑滑绒绒湿湿。还有滑滑的叶、绒绒的叶、涩涩的叶。

■ 嗅觉。空气的味道，树木淡雅的芬芳。挥发性物质奇妙的味道弥漫开来。似有似无、似远似近。似浓似淡、似聚似散。心静下来，气息平和舒缓。

■ 味觉。山楂的味道，酸、甘、面、青草味。吃的故事很多，吃的经历也最坎坷。吃的幸福时常挂在嘴上、记在心里、端上餐桌、活在眼中、植入记忆。

林中小憩，闭目感受风过耳，阳光温暖脸颊，睁眼林中天窗现，湛蓝云飘散，整个人都柔和了很多。

15.9 推广森林疗养，我们坚持用数据说话

世月

森林疗养体验活动回顾

2015 年 8 月 22 日上午，14 名参与者从北京市区出发，前往松山自然保护区（距离约 90 千米），经过森林漫步、森林冥想、腹式呼吸、与大自然对

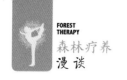

话、冷泉足浴等一系列疗养程序，8 月 23 日下午从松山自然保护区返回。

这次森林疗养有什么效果

为了评估北京松山森林公园的森林疗养效果，我们使用 POMS 量表分别在出发前和次日离开前对所有参与者进行了心理测试，以评估参与者们当时的紧张、生气、疲劳、活力、困惑—抑郁等具体的情绪状态和总体情绪紊乱程度；同时每人在休息状态下进行一分钟心率监测，以获得静息心率指标，评估压力敏感性反应。

经过两天一夜的森林疗养，参与者们的消极情绪体验似乎已经烟消云散，情绪紊乱感直线下降，而紧张感、生气感、疲劳感、困惑—抑郁感也均有所下降，且降幅高达 69% ~ 91%，唯一疗养后呈上升趋势的情绪则是代表"正能量"的活力感（如图 15-17）。

除了心理上切身感受到的变化，参与者们的生理状态也在森林疗养之后发生了改变，如图 15-18 所示，安静状态下大部分参与者静息心率均有所下降，只有第 8 号、12 号、13 号三人表现出了心率的上升，14 名参与者的平均心率由 75.1 下降到了 74.5，降幅 0.8%。事实上如果不算这位出发前心率低得不可思议的第 12 号志愿者（是树先生啦），平均降幅达到了 5.3%。这里我们测量的静息心率则是一个可评估生活／工作压力敏感性的重要指标，也就是说，不管"压力山大"，森林疗养令压力敏感性降低，使"泰山崩于前而不改色"。

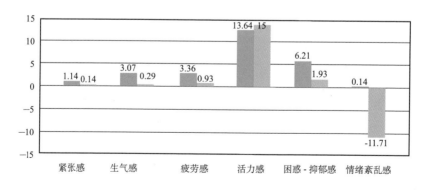

图 15-17　森林疗养前后情绪体验变化

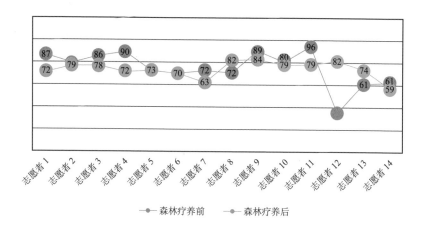

志愿者1　志愿者2　志愿者3　志愿者4　志愿者5　志愿者6　志愿者7　志愿者8　志愿者9　志愿者10　志愿者11　志愿者12　志愿者13　志愿者14

—●— 森林疗养前　　—●— 森林疗养后

图 15-18　森林疗养前后静息心率变化

　　上述心率主要体现了自主神经系统的活动，森林疗养的功能在中枢神经系统上也有所体现。我们以第 14 号志愿者为代表，在其出发前、森林疗养的过程中以及疗养结束返回前分别进行了数段脑电实时监测。对不同状态下脑电 α 波频谱能量的分析，可以提供意识状态的评估指标，例如，睁眼状态下的快速 α 波（11-14Hz）在一定程度上反映着警觉水平，在工程心理学研究中常用于监测工人的工作负荷，当快速 α 波强烈活动时，提示着警觉水平的下降。由图 15-19 可见，经过两天一夜的森林疗养，这名志愿者脑前额叶和

森林疗养前　　　　　　　　　　　　　　森林疗养后

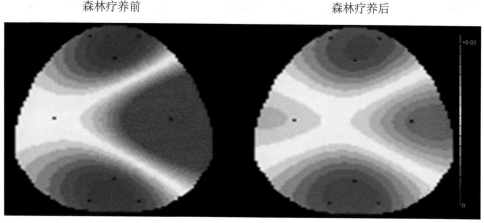

图 15-19　森林疗养前后14号志愿者的脑电快速α波地形图

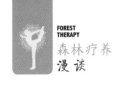
顶叶的 α 波活动减少，反映出其意识状态的警觉水平的提高。

上述这些变化真的是森林疗养带来的吗？还是说简单的在任何环境下从事步行、冥想也能有一样的效果呢？为了回答这个问题，我们请 14 号志愿者在森林疗养结束两天后在城市环境中按森林疗养的时间安排和运动强度进行了一次重复，实时监测其脑电和心率，并比较在其在森林和城市中闭眼进行冥想时的脑电 α 波（8 ~ 14Hz）活动和步行时的心率变异性。

冥想中的闭眼 α 波是一个可反映放松状态的指标，即 α 波活动越强，身心状态越放松。这个初步的实验结果似乎表明森林疗养确有其独特之处，同样进行 30 分钟冥想，森林环境中冥想更大范围或程度地放松了我们的大脑（如图 15-20）。

森林环境中冥想的脑电 α 波地形图　　　城市环境中冥想的脑电 α 波地形图

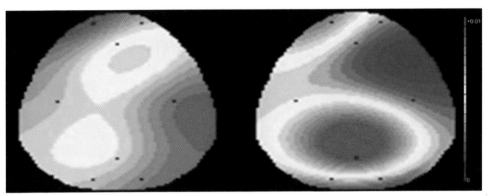

图15-20　森林与城市环境下14号志愿者的脑电快速α波地形图

不仅森林中冥想优于城市中冥想，森林环境中的步行似乎也获益更多。对 14 号志愿者实时心率数据进行频谱分析，以高低频比率 (LF/HF) 为指标，结果发现，森林行走 LF/HF 值：403.2%，城市行走 LH/HF 值：612.2%。LF/HF 值能反映交感神经活动，值越大表明交感神经活动越高，副交感神经活动越低。可见，森林活动比城市活动中的副交感神经有所提高，而人体的副交感神经活动具有保护机体、休整恢复、积蓄能量等作用。

总体来看，此次评估研究证明了森林疗养对于改善情绪体验、身心健康有着重要作用。同时，城市与森林环境下探索性的脑电指标和心率指标也表明，森林的疗养功能不仅依赖于疗养活动，也对环境有强烈的依赖性。不过，由于此次评估样本量有限，上述发现还有待扩大样本量、完善实验、重复检验之后进一步验证。

16
森林疗养相关案例研究

　　一路走来，北京地区的森林疗养发展也进入了实践出真知的阶段。从策划方案到招募人选，再到付诸行动，真实的案例成为了研究过程中的宝贵财富。虽然有进步也有不尽如人意之处，但只有不断的尝试才是通向成功的途径。

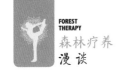
16.1　如何筹划一次森林疗养活动

树先生

2015 年年底，我们推出了双向招募计划，旨在创造森林疗养体验机会，鼓励森林疗养师学员进行实践，并提高公众的认知程度。微信推送后，很多人表示愿意体验森林疗养活动，但是我们一直没有收到活动策划书。眼看春天马上就到了，树先生不免有些着急。

从森林疗养师学员的角度考虑，第一次筹划森林疗养活动，难免觉得无从下手。其实对于森林疗养课程编制，我们也经验有限。我们一般是从选择和确定主题开始，一个好的主题才能吸引足够多的体验者。主题来源要有两个方面，一个是考虑服务特殊群体，比如，处于更年期女性、待产女性、超负荷工作的上班族、有自闭症倾向的儿童、自然缺失的儿童等；另一个是考虑森林疗养的治愈效果，比如肥胖、高血压、过度焦虑、失眠等等。

第一次编制森林疗养课程，森林疗养师学员要慎重地选择自己擅长的主题。有些主题，看似简单，并且能够取得很好的治愈效果，但是我们建议不要轻易尝试。比如说高血压，大量研究表明森林疗养对于缓解高血压效果明显。但如果没有医生指导，贸然将高血压患者带入森林，会给患者带来生命危险，森林疗养师也有可能涉嫌非法行医。

定好主题之后，需要选择一片能实现健康管理目标的森林。需要强调的是，没有一片森林是万能的。例如，如果是森林心理疏导，需要选择明亮一些的森林；如果是做森林冥想，光线略暗一些，放松效果可能更好。当然，什么样的森林有什么样治愈效果，还有待于大家一起探索。

定好地点之后，需要进行多次详细踏查，确定森林疗养路线，并根据当地森林疗养资源情况，编制有针对性的森林疗养课程。详细森林疗养课程不需要给体验者看，但是课程的时间刻度需要以"10 分钟"为单位，对任何时间刻度内的活动，森林疗养师学员都要很好地掌握。

16.2　森林疗养工作笔记

蒲公英

免费森林疗养体验活动，我们已经做了 5 期。之前和大家分享过体验者的感受，现在一起来听听森林疗养师学员的心得。

两天一夜的北京松山森林疗养实践活动结束了，一个字——"累"。同样的森林疗养活动，因为角色的不同，得出截然相反的感受，看来心态因素对疗养效果有至关重要的影响。

本次实践的实施情况与计划之间还是存在很大出入的，意外情况和临机调整对计划的实施具有不可低估的影响，比如，交通拥堵、游客过于密集等，都导致课程时间拖延，有时还被迫调整实施方案。

本次实践主题是中年夫妻危机的化解。首先在目标确定后，在如何选择疗法，疗法和目标之间作用机理如何评估，还有待明确化和系统化。树先生和吴老师及时地提出在方案中增加健康目标管理一项，可以说是敏锐地觉察到了这一点。其次，森林疗养课程修订的时间紧迫，让我对课程计划疏离陌生，未能很好地对"手法和目标"之间的联系进行判断、评估和设计。

就本次实践主题而言，距离化解中年危机的实际效果还存在相当大的差距。危机来源于物质层面和精神层面，森林疗养靶向解决或缓解的是精神心理层面，然而这次设计在心理群体疏导和个体自我疏导方面运用太少，没能满足受众体验者对倾诉释压的心理需求。在实施环节上，对考虑过的夫妻对视、相互倾诉等满足夫妻交流的环节重视不足。另外，五感体察作为森林疗养的重要环节，实施的具体手法方面还需要加强研讨。

体验过程中注意到有几个环节大家情绪的变化。好的方面是，品自酿的酸梅汤、观察摆放不同颜色变化的同一种树叶、林中感受秋千和摇椅、冰泉热疗、冥想和瑜伽呼吸体验。不足之处是，温泉水有点凉、森林教室休憩时环节过于嘈杂，对林中实施夫妻相互按摩准备不足，未能有效地完整实施。森林瑜伽和冰泉热疗普遍感受较好，可以系统研究和完善保留。

森林疗养的路还很长，总结提升服务质量，离不开每一位体验者的参与。

16.3　首都圈的森林疗养基地

树先生

与中国的京津冀协同发展战略一样，日本也有类似的首都圈整备规划。这种跨区域协作机制，为诸多产业发展铺平了道路，森林疗养便是受益者之一。在日本，受益于首都圈的市场需求，大约1/5的森林疗养基地集中在首都圈。而这些森林疗养基地大部分不在东京，真正在东京的森林疗养基地，

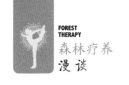

只有奥多摩和桧原。

桧原是东京为数不多被称为"村"的地方，面积197公顷，海拔1000～1500米，优势树种是柳杉和扁柏。在开展森林疗养之前，当地人主要以制材和采石为生。经过10年的发展，当地的森林疗养产业已经初具规模。

森林疗养步道

准确地说，桧原并不是森林疗养基地，而是一条被认证的森林疗养步道。日本森林疗养场所的认证，有森林疗养基地认证和森林疗养步道认证之分。一个森林疗养基地可以有多条森林疗养步道，而森林疗养步道认证要比基地认证简单一些。桧原的这条森林疗养步道被称为"大滝の路"，被认证于2007年，应该是日本最早的森林疗养步道之一。这条森林疗养步道长1千米，路面平缓，全程海拔变化不超过35米，乘坐电动轮椅也可以使用。步道路面用扁柏刨花做铺装，感觉非常自然和安心。当然，森林疗养步道只是桧原慢行系统的一环，更多的散步路并没有认证为森林疗养步道。

森林疗养设施

桧原森林被分为偶遇之森、生活之森、冒险之森、野鸟之森和水青冈之森等五个区域，森林馆、木材工艺馆、炭烧小屋、野鸟观察小屋等场馆设施点缀在不同区域之中。在桧原村口附近，还设有"桧原村地域交流中心"，访客不仅能够获得旅游资讯，还可以体验当地的传统文化，比如，做荞麦面、做魔芋粉、腌菜、做酱汤和草木染等。桧原的温泉也小有名气，有按摩浴、注注浴、露天浴、药浴等，种类非常丰富。

森林疗养便当

当地食宿经营者与营养师合作，对具有当地特色的传统食物进行开发，制作了森林疗养便当。虽然众口难调，但是有几款食物是受到体验者一致好评的，比如，土豆野蒜汤、糖醋莲藕、红烧竹笋，鸭汁魔芋粉、发芽玄米饭等。

森林疗养课程

桧原每年4月开门迎客，但是第一批客人并不是来森林疗养的。每年的四、五月份是赏春花的最佳时机，访客多，室外温度低，森林疗养体验者根本静不下来。桧原人认为每年的6～11月是体验森林疗养的最佳时机，在这个时间段基本上不接受其他需求的访客。为了确保体验者获得最大的心理和生理改善，在反复实践的基础上，当地森林疗养师编制了日归型和两天一夜型两种森林疗养课程，体验者可以根据自身需求和时间进行选择。

16.4　和医生一起散步

树先生

为了保持心理健康和预防生活习惯病，很多人开始关注森林疗养。过去人们只是感觉森林浴能够增进健康，现在森林浴的效果已被科学证实，并基于医学证据来解决健康问题。日本的森林疗养基地，大多有医生常驻。"和医生一起散步"，亦是最受欢迎的森林疗养活动之一。在长野县志贺高原森林疗养基地，东京医疗中心落合博子女士是该基地的常驻医生之一，同时她也是国际自然医学研究会的主要成员。2015年11月，落合博子女士主持了一期"和医生一起散步"活动。

"根据目前的研究结果，森林疗养具有增强人体抗癌能力、改善抑郁状态、调整精神压力、降低血压和血糖、预防生活习惯病、保持大脑冷静等作用。虽说森林有这么多健康功效，如果不能正确走进森林，我认为是很难取得疗养效果的。进入森林后，大家要特别注意五感体验，香气、声音和触感是要特别注意的。如果走累了，我们就休息一会，不用勉强自己，我们不以登上山顶为目标"。听到落合博子这么说，体验者就放松了很多。

在森林疗养步道入口处，落合博子指导体验者做伸展运动，然后一起到森林中漫步。秋天的森林，脚下是一层软软的落叶，感觉像走在席梦思床上。穿着鞋走和光着脚，感觉是完全不一样的。光脚走10分钟，感觉内心更加融入自然了。漫步途中，落合博子提议"发现自己喜欢的树，体验拥抱大树"，体验者纷纷尝试。"一开始感觉又冷又硬，渐渐地发现和树木有了相同呼吸，然后一点一点温暖起来"，这感觉确实有些不可思议。然后在树下铺一张垫子，仰面躺下。闭上眼睛，感受树叶飘落，呼吸泥土的气息，让身体和大地融为一体。"最近是赏红叶的最佳时期，但是森林疗养效果最好的时期，实际上是从初夏到盛夏"，落合博子这样告诉体验者。体验者有任何健康问题，也可以趁机咨询落合医生。

同行的还有一位森林向导，这位森林向导不仅掌握丰富的植物学知识，也了解一些森林疗养的常见效果。她一边介绍志贺高原的森林和植物，一边缓慢前行。向导有时拾起两片树叶教大家区分方法，有时会捡起橡树种子让大家观赏。"树叶形状相似，但树种不同，叶脉数也不同"，对于外行来说，这些讲解还是很有吸引力的。这次向导在路上发现了蘑菇，情不自禁地叫了

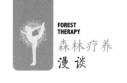

起来，"现在还能看见蘑菇，大家真是幸运"。

这次活动所走步道全程 3.7 千米，大约用 2 小时。在离开森林之前，落合博子依旧指导体验者做伸展运动。最后，和进入森林前一样，体验者要测量血压和唾液皮质醇。"血压下降了！""压力值降低了！"大多数初次体验者都有这样的惊叹。虽然每个人情况都不同，但是通过 2 小时森林疗养，能够改善身体状况，这就是一件快乐的事。

16.5　从如何缓解心理压力说起

树先生

之前，听说我们要策划一期减压类森林疗养课程，有人提意见说，把体验者生活中所面临的问题解决掉，才是最治本的解压。"没钱给钱？没房子给房子？不能够啊"。对我这样一个心理学外行来说，这样的意见让我一阵阵"蒙圈"。其实我们所说的压力，是一种心理紧张状态，也许表述成"焦虑"更为准确。打个比方，如果你想生二胎，需要将二居室换为四居室，而短期内财力不足，再拖几年的话，媳妇就是高龄产妇了。你是否会感到一些焦虑呢？这种焦虑来自压力。我们没能力给你提供房子，我们只是通过森林疗养，缓解你面临的心理压力，并预防心理压力演变为抑郁甚至是生理病变。

压力是普遍存在的，不同的人都面临着不同压力。没有压力的状态对很多人来说就是"空虚"，而空虚本身也是一种压力。所以正确对待压力，换个角度看待问题，才是避免过度焦虑的治本之道。2015 年 11 月 7～8 日，在共青林场做的那期减压类森林疗养实践中，我们总结出一些经验，供大家参考。

（1）让体验者明显感觉到生活模式的切换。我们借鉴森林体验教育活动的组织方法，让体验者为自己起一个自然名，整个活动中大家均以自然名相称，这对于摆脱现生活中的状态有明显作用。另外，我们让体验者将手机调成静音，并提示疗养期间尽量不要接打电话。还有就是让体验者忘掉时间，重要的时间节点均有人提醒，体验者不用担心错过时间。

（2）选择有感染力的森林疗养师。对于体验者来说，疗养师的行为、态度和表情非常重要，如果疗养师总是板着脸，体验者也很难放松；如果疗养师很急躁，焦躁的情绪也会很快传递给体验者。在大地艺术环节，处于压力状态的体验者是很难创作出满意的作品的，倒是志愿者的作品感染了体验者，让大家感触颇多。

（3）减压类体验者需要更大的空间。从行为上来看，在一些课程环节，减压类体验者会不自觉地远离团队。如果带多位体验者，像共青林场那样平坦而开阔的森林是最适合的，所有体验者都能在森林疗养师的视野范围之内。

16.6 森林调养？台湾的做法值得借鉴

树先生

台湾社会非常注重森林对人体健康的作用，但这件事不叫森林疗养，而叫森林调养。台湾早在"全民绿阶段"就提出推广森林调养，政府希望使市民真切感受到森林和自然的好处。如果能发自内心热爱自然，必能主动参与到全面绿化中来。说实话，这种"多一分疏导，少一分强制"的施政方式，可能比森林调养更值得借鉴。

为推动森林调养工作，台湾各地景观好、容易到达的森林，大部分都开放为森林浴场。同时为配合森林调养，森林浴场开展了一些必要的改造，总结起来大致有以下几点。

● 力求保护天然景观和自然百态，人工构造物和环境保持和谐。

● 建设系统化林间步道，步道以土路为原则；宽度能两人并行；沿途力求变化（经过不同林相、溪流、瀑布、草地、巨木和奇石等）；路线一般采用环线，避免同一路段往返；步道的长度及坡度，大多是根据游客年龄而规划设计的。

图16-1　步道根据游客年龄设计

年龄段	步道长度	步道坡度
青年人	10～15千米	平均坡度可大于10°
中年人	5～8千米	平均坡度5～7°
老年人和城市妇孺	2～5千米	平均坡度不超过3°

● 有活动广场、休息站和解说服务。活动广场一般都有枝条浴、手部浴、脚部浴、健身场、儿童沙场等设施。休息站有避雨亭、坐凳、厕所、垃圾箱等设施。

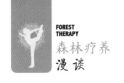
● 在入口处分发森林调养说明单、指引图和相关书刊等；步道沿途设有路标和解说牌等，文字简明而有趣，一般以图形示意文字。

● 开展森林景观调整和管理，路旁15米范围内，林分透视性好（每公顷不超过500株，枝下高3.5米以上，草高40厘米以下，有毒或带刺灌草都连根拔除了）；同时有计划地对林相进行改造，逐步调整为四季变化、情趣盎然的森林，确保能吸引回头客。

16.7 感谢"磨刀石"

月明

"磨刀石不能切东西，但能让铁器更锋利"。共青林场的那次森林疗养体验活动，已经过去快一个月了。我们陆续收到了很多意见反馈，表扬让我们增加自信，但真正有价值的是批评，这些意见让我们头脑清醒。我们把这些意见呈现给大家，希望诸位在实施森林疗养过程中多一份参考。

图16-2　体验者的意见和建议

序号	缺点	建议
1	酒店人多，嘈杂拥挤，影响情绪	选择游人相对较少的住宿地，或独立住宿区
2	室外温度过低，不适宜长时间活动	针对突发情况（如降温、降雪等）应提前准备预案，更换场地开展活动
3	行前仪器测试时间过长，测量结果误差较大	测量过程在相对宽敞舒适的室内进行，注意事项（测量前、中、后）应提前通知大家，主要指标应打印出来现场给大家看；几项指标顺序测量，先到的人先测，测完的人可在一旁休息等待
4	组织略松散	疗养方案中应有明确人员分工，可建立几人筹备小组，组织者主要负责把控全局，没有必要亲力亲为，有些工作可以分配下去
5	疗养餐过于丰盛和油腻	建议根据营养学和相关医学，参考国外案例，制作简单、健康的疗养餐
6	经验不足	感觉此次活动更像森林体验，相比小野老师丰富的经验和充沛的情感，组织者显得经验不足
7	整体感觉有些散漫	虽说森林疗养也放松为主，也应"形散而神聚"

16.8　正视个体差异问题

树先生

文字有些枯燥，但是真相你应该知道。

从一个大样本实验说起

2014 年，日本森林疗法协会做过这样一个实验，他们安排受试者在全日本 57 个森林疗养基地和与之相邻近城市中接受疗养，通过持续的心率监测，统计了 625 位受试者的生理反应。结果发现，80% 的受试者副交感神经活动增强，说明身体得到了放松；64% 的受试者交感神经活动减弱，说明紧张状态得到缓解。但是，剩下的那些受试者呢？他们的生理变化刚好相反，森林疗养对他们并没有效果。

个体差异是个问题

对大部分人有效，对少数人没有效果，我们把出现这种现象的原因称之为"个体差异"。个体差异是辅助替代治疗方法所面临的共性问题，针灸也好、水疗也好，都不能确保百分之百有效。之前提起过，森林疗养有"森林—心理"、"森林—生理"、"森林—心理—生理"3 条作用机制，与心理相关作用机制的治愈效果，个体差异尤为明显。这也许刚好能够说明，其实我们人类的内心是最为复杂的。

能不能有效果，那得分人

千叶大学的宫崎良文教授从森林疗养的角度出发，把人群简单地分为两种类型。其中一种类型人群的特征是，期待得到别人更高评价、做事积极甚至有些偏激、不知疲倦、不轻易感到压力。那些看起来事业有成的人，多半可以归为这种类型。外人来看，这样的人更需要疗养，但遗憾的是，森林疗养好像对这样的人没有多大作用。而另一种类型人群刚好相反，他们不太注意别人的评价，生活中容易觉得疲惫，而森林疗养对这种类型人群的效果更明显。我曾经向宫崎先生请教其中原因，得到的答复是，"有关森林对人类健康的影响，我们人类目前只是了解一点皮毛，更多的答案可能需要几代人研究才能解明"。

16.9　分享我们不成功的尝试

树先生

我们曾有过一次不成功的尝试，希望能给你一点启示。

之前提起过，一个森林疗养师最多带 8 名访客。那么，这 8 名访客是怎

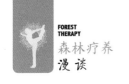
么组织在一起呢？答案是，不同类课程有不同组织方法。

心理减压课程

访客最好彼此认识。大多数人融入陌生团队，都需要一个过程。在陌生团队中，很多人难以获得高质量的放松。但是，彼此熟悉的访客会因为过多人与人交流，而忽略了人与自然的交流，疗养师需要及时提醒。对于心理疏导型课程，疗养师和访客应该是一对一的。

预防保健类课程

访客是可以随机组成的。森林疗养活动开始前，应该有自我介绍或团队游戏活动，使团队关系融洽。另外，森林疗养虽然区别于登山，但是还是有一定运动量，按年龄段招募访客可能比较明智。

理论讲得简单，实践中却有更多难题。坦率地说，8月7日的森林疗养免费体验活动不太成功。在有效报名时间内，只有张小娜女士成功组织起了10人的团队。我想原因是多方面的，30～40岁阶段关注个人保健的人较分散，难以形成团队，应该是主要原因。考虑孩子，开发以家庭为单位的森林疗养课程，是今后重要课题。

16.10 与自然共处是一种康复方式

树先生

工作压力和私生活问题极容易累积，很多人由于这种原因生病而不能工作。

国外曾做过一个有趣的实验，在4周时间内，让38名志愿者每天做运动和自然体验，同时开展心理疏导和改变不良生活方式。运动和自然体验的形式很简单，包括在森林中散步、游泳、做体操和舞蹈。研究者用非正式访谈形式，定期了解志愿者的实验效果，并描述疾病发生的社会过程。研究者发现，有4个因素对促进志愿者康复发挥了作用。

运动和自然体验 Forest-therapy

在森林中漫步，或健步走与冥想结合，或安静地欣赏乡村景色，这些活动对提高志愿者主观幸福感作用很大。运动和自然体验对自尊等自我感念具有积极影响，很多志愿者反映，每天运动和自然体验感觉很不错，让人充满活力，不会轻易感到沮丧。

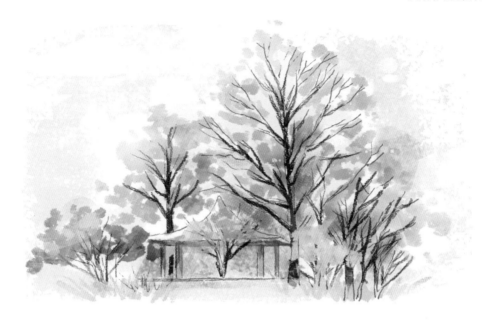

交流互动 Forest-therapy

通过交流互动，赋予了志愿者热情，社会认同感明显增强。交流互动改变了生活困境或不利生活环境，随着自我调整深入，负面情绪被转化成积极情绪。通过交流互动，很多志愿者重新思考了生活方式，开始改变自身行为，并筹划从此过上不同的生活。

学习 Forest-therapy

通过学习，志愿者对运动和自然体验有了更深的理解，获得了生活技巧，转变了生活方式，健康状况得以提高。

环境 Forest-therapy

志愿者每天到森林中参与不同的活动，这产生了直接的生理和心理效应。良好的环境因素有助于缓解紧张情绪，进而对康复过程产生积极影响。

16.11　世界那么大，我想去"看看"

蝴蝶

厚着脸皮跟树先生要了一次发文的机会，因为这实在是一篇没有任何技术含量的文章，但请你相信，这里的每一个文字都是真诚的。笔者是一个热爱生活的人，自家养了4条活蹦乱跳的狗，热爱一切富有生机的东西，在这里，只想以一种更轻松的方式给你讲述森林与我的故事，也希望这个故事同

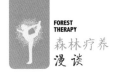
样能走进你的心里。

走进森林，才相见恨晚

在参与林业工作之前，笔者曾是个金融小妹，每天穿着职业装，蹬着高跟鞋穿梭于写字楼之间，自小在城市长大，没去过农村，更没想过这辈子能有机会钻到林子里去。说句不怕人笑的话，两年前，城郊的小树林跟赤道附近的热带雨林在我眼里是同样的神秘莫测与不可接近，那时也绝不会想到，曾经高的统称叫树，矮的统称叫草的人竟有一天能分清这么多种植物，原来远远望去的一片绿是如此精彩，原来这20多年在不经意间竟错失了如此多的美丽。

感受森林，是一种本我的超脱

古话有"读万卷书，行万里路"，今话也有"世界那么大，我想去看看"，我大中国泱泱大国，地大物博，从古至今，游山玩水都是人们所喜爱、所追求的，可世界那么大，你们又看到了什么呢？匆匆来匆匆走，就算看过结果也只能是"看过"，入了眼，难入心。你们知道山林给人的感觉吗？别说你爬过山，在人工铺好的路上走可不算数。蝉噪林愈静，鸟鸣山更幽。真正的看不是看，是停驻下来，去亲近、去感受，那是一种本我的超脱，是一种感到生命从未如此真实的体验。

树上蝉蜕下的壳，树下松鼠啃过的松果，那一个很浅的土坑，有经验的护林人说是野鸡曾来过。如果你读到这里，请闭上眼睛，脑中浮现出了什么？开着紫花的是荆条，原来荆条是没刺的，平白为廉颇操了20多年的心；小小的灯笼一样的是地黄，毛茸茸的非常讨喜……笔者的同事说，你身上有一个优点，虽然从小在城市长大却不娇气，跟你说什么东西能吃都敢擦擦就往嘴里扔。细数一下，山杏、山枣、山楂、山核桃还有一些实在忘了名的，我还真吃过不老少，单单果实还不算，我还啃过植物的根茎。其实，这无关娇气，在上帝所创造的万物面前，人要满怀感恩，那些果实并不脏，如果你有走入林中的勇气，却这也不行那也不要，那就未免下作了，要知道阳春白雪和下里巴人从来都只有一线之隔。顺便提一下，森林中的蚊子并没有想象中那么多，比公园里可少多了，倒是有一种小飞虫很调皮，总在眼前转来转去，赶走了又回来，跟笔者家的狗一样，非要腻乎着跟你玩，常常让人哭笑不得。

森林，让我摆脱失眠

曾经，笔者是有失眠的毛病的，从高中开始脑神经轻度痉挛，经常整宿睡不着觉，天麻素吃过，脑灵液喝过，效果都不明显，可是近一年，再也没有辗转反侧不能眠过。森林是能治病的，不管是精神上还是身体上，我不想提芬多精云云，这些都太专业了，正如我开篇所说，这是一篇没有任何技术含量的文章，唯一的目的，就是希望能唤醒大家深埋心底对自然的爱。当你走入林间，为一棵不起眼儿的小草停住脚步，仔细观察它叶片的形状及叶面的绒毛，那种愉悦，就已是一次完美的治愈。

16.12 森林疗养实践中的几点体会

树先生

开展森林疗养体验活动以来，虽然好评声一片，但应该清醒地认识到，现阶段森林疗养的"服务还不到位，品质还不够好"，和国外相比还有很大差距。几次实践下来，我们有三点体会和大家分享。

（1）设施很重要。过去我们一直没把森林疗养基地建设作为重点，总觉得森林疗养主要是靠森林资源、疗养课程和森林疗养师，总觉得几条软质铺装步道加上现有体验教育设施就能满足疗养要求。但是几次实践下来，逐渐发现不是这么回事。缺少必要设施，有些森林疗养课程没法实施，有些森林疗养课程虽然能够勉强实施，但需要增加很多人手支援，难以实现一名森林疗养师服务 6 ~ 8 名体验者的目标。在人力成本不断攀升的背景下，如果没有必要设施，商业化实施森林疗养难以盈利。

（2）支撑产业很重要。森林疗养涉及多个行业，需要有很多"产品模块"的支撑。例如，如果在森林中吃午餐，就需要有人开发既符合中国人饮食特点、又能体现当地食材特色的健康美味便当。如果开展类似"压花"的作业疗法，就需要有人开发种类丰富的压花原料包。住在森林之中，想获得干净整洁的床上用品，肯定也需要酒店业的支撑。森林疗养过程中，需要很多类似成品或是半成品的产品模块，感兴趣的朋友请尽快参与进来。

（3）顺势而为很重要。开展森林疗养，最重要的是"时刻把握疗养者的需求"，做到顺势而为。举个例子，陌生的体验者刚刚集合，疗养师便安排合影留念，这肯定没体现时刻把握需求。刚见面，体验者没有合影留念的需求；而快分别时，每个人都依依不舍，自然有人会提议合影。再比如，体验者肚子已经在咕咕叫，而某个重要的森林疗养课程还没有做，该怎么办？如果不能提供一些点心的话，请果断地停下来去吃饭。我们通常会制订详细的森林疗养计划，但机械地实施计划，对森林疗养工作并不适合。

17
森林疗养基地的企业经营与行业动态

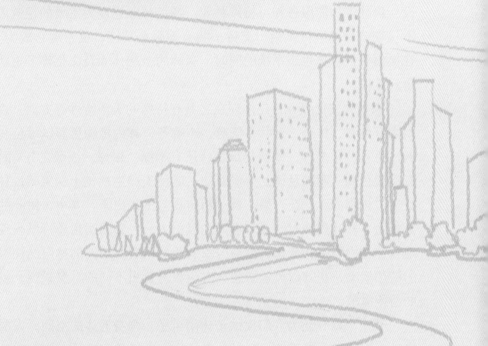

　　为了使森林疗养更好地为公众提供服务，除了雄厚科研实力的支持，还需要产业的转型来刺激其发展与进步。链条上各个环节的联和，才能造就一个成熟而具有吸引力的产业。森林疗养潜力无限，前景广阔。

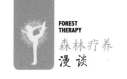
17.1　现代林业的融合空间

张玉钧

　　现代林业不再代表传统的部门利益，林业主要服务于社会公众，公益建设、森林多功能服务和可持续林业、特色林业已成为主要的经营内容。人们不仅期望森林发挥供给、支持、调节等服务功能，更希望它成为文化资源。在提倡保护森林生态系统的同时，森林的游憩休养及文化等多重功能也逐渐得到重视。

　　森林的文化服务首先体现在它具有特殊的美学特性等方面。森林的景观要素有色彩、体态、形状、气味、声响等，林内植物色彩以绿色和青色为基调，色彩多种多样，即便是绿色，还有嫩绿、翠绿、墨绿之分；同时森林还有冷暖色调、明暗色调的协调对比，能使人产生视觉上的美感。林内的色彩是通过植物的叶、花、果、枝条和树皮等呈现出来，其中，树叶的色彩起主导作用，彩叶景观对游人有极大的吸引力，色彩的运用还可以表现在有意识地营建林内的季相变化，创造四季变化的景观。不同的林层结构对应着不同的游憩活动，在营建风景游憩林时应该营造出不同的林层景观，以满足人们的游憩需求。

　　其次，森林还为人们提供了休闲游憩、强身健体的空间。人类都有回归自然、返璞归真的天性，良好的森林生态环境并配有适宜的游憩设施满足了人们的这种需求，提供了一个可以亲近自然的娱乐休憩场所。森林也是人们健身的理想场所。①人类基因：进化过程中，人类的身体大部分时间是在自然中度过的，可以说天生"适应自然型"的。②林之色：绿色是对人的眼睛最友好的颜色，同时也可以使人心境安宁。树叶的绿色和它们随风摇曳的波动，可以使观看者心平气和。而且，游憩林随四季而变化的景观，也非常悦目。③林之音：林间并不是寂静的，如果侧耳倾听，会有千百种声音。野鸟的啼鸣、昆虫的呢喃、风扶树木的摇曳，可以消除人们的紧张和压力。④林之香：林内的树木里含有一种名为植物杀菌素的物质，这种物质有消除人们疲劳的功效。⑤林之浴：在林中漫步，人的听、视、嗅、触、味等"五感"会受到各种刺激，可以降低血压和调节脉搏，解除疲劳。

　　森林以其独有的魅力，吸引着越来越多的人到森林里从事游憩、观光、野营、野餐、避暑、度假、疗养、登山、森林浴、狩猎、滑雪、垂钓、摄影、考察、观赏野生动植物等旅游活动。这些活动是对孕育人类文明的大自然的回归，是生活在现当代文明社会中的人们对山林野趣的寻觅。相关产业的快速发展既体现了森林本身的价值，也提高了人们对现代林业的整体认识水平。

（本文节选自《论旅游产业与现代林业的融合空间》）

17.2　森林附加功能的横向协作开发

蒲公英

产业链以纵向居多，因为可以互为原料和产品。例如，在农业领域，作物育种、种子经营、粮食生产、食品加工已形成了一个产业链。产业链协作经营可以最大限度地降低经营成本和经营风险。那么在森林附加功能开发上，是否可以形成全产业链横向协作开发呢？

横向协作的必要性和可行性

森林不仅具有经济价值和生态价值，而且具有体验休闲教育和健康理疗价值，笔者把后者界定为森林附加功能价值。目前林业附加功能业态有森林体验教育（户外自然教育范畴）、无痕山林生态永续教育（环境维持范畴）、休闲康养（旅游范畴）、森林运动和探险（户外体育运动范畴）、森林保健预防康复（森林医学范畴）、林下食材食品药品保健品开发（林下经济范畴）等，森林产品和服务开发多有重叠交叉，但是可以相互支撑。

在国家生态文明战略框架内，林业的侧重点面临转换。近日，国家林业局发布了推进森林体验、森林养生发展的通知，国家旅游局提出了康养旅游发展方向，卫生部提出了大健康产业发展思路。相关政策如此密集，这使得横向全产业链开发协作具有了可能性。

横向协作的核心

自然教育范畴、环境维持范畴和旅游范畴的业态可以在森林中开展，但不是必须。三者之间无法完全涵盖，而林下经济范畴的业态更是与前三者没有直接交集。唯独以健康理疗为特征的森林疗养，要求必须在特定林区内开展，可以和上述范畴业态均发生交集。森林疗养以林间行走、林中休憩、五感体察为基础，辅以自然生态导赏、林中餐饮体察、园艺、作业、芬芳、心理等自然疗法运用，追求心情轻松愉悦，调节理疗心理、生理健康。所以能够以"森林疗养"为核心和交集点，实现森林附加功能的全产业链横向协作开发。

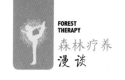
以森林疗养协会或学会为平台，集合森林康养旅游规划设计、自然教育培训、无痕山林理念宣讲、林业生态经济研究、医疗康复保健预防、林业产权经营权管理、森林有机食品、森林生物植物药品研发等企事业单位或相关从业人员，共同协作进行森林附加功能的全产业链产学研资源整合，进行跨行业研究与开发。通过体验项目设计，开发带动林区旅游规划设计和投资；通过生物药品食品开发，支持森林疗养研究和体验项目开发；通过开展医疗康养保健体验，推动林业食品药品生产；通过休闲旅游带动自然教育、无痕山林环保理念的传播；通过推广自然教育、无痕山林、森林疗养理念，推动休闲康养深度体验产业发展。最终形成可持续性闭环，良性互动循环发展的产业生态。

17.3　自然休养林的运营管理

树先生

菊池溪谷自然休养林开办于 1969 年，它位于熊本县北部，原本是水源保护区内的国有林。有一位有心的学者在 1973 ~ 1987 年间对菊池溪谷自然休养林的运营管理情况进行了跟踪调研。对于关心运营管理的朋友来说，这份调研报告弥足珍贵。

谁是运营管理主体

菊池溪谷的管理主体当然是林地所有者，熊本森林经营局的菊池营林署。自然休养林内的步道、露营地等设施，均由营林署出资设置。但是 1975 年以后，由于财政预算缩减，营林署很难独自支撑管理工作，开始与菊池溪谷保护管理协议会、菊池溪谷清洁会合作，开展设施维护和清扫美化工作。自然休养林是免费向公众开放的，但菊池溪谷清洁会向每位体验者收取 100 日元清扫费，如果开车的话，还需要缴纳 100 日元的停车费。以 1976 年为例，清洁会全年收费约 250 万日元，其中 57% 用于清扫服务，32% 用于设施维护，11% 用于事务管理。

哪些人会来体验

每年到访菊池溪谷自然休养林的体验者超过 50 万人次。从地域来看，熊本县当地的体验者约占 53.36%，临近菊池的福冈县体验者约占 37.07%，其他地域的体验者不足 10%，自然休养林主要服务周边城市。从职业来看，公司职员和公务员约占 71%，学生和家庭主妇不足 10%，自然休养林主要用于职场人放松。从利用形态来看，与家人一同体验的约占 62.9%，与朋友一同体验的约占 34.3%，独自前往的不足 1%，自然休养林主要以休憩保健为主，基本不触及治疗康复利用。从交通工具来看，79.6% 的体验者乘坐私家车，乘坐公共交通工具和步行的体验者只有 14.7%，自然休养林主要面对富裕阶层。

体验者喜欢做什么

体验者主要集中在七八月份，其次是十月红叶期和五月新绿期。体验目的依季节不同而有所变化，如果将体验目的区分为登山、露营、骑单车、赏风景、兜风、垂钓、散心、没目的、其他等 9 个选项，传统的赏风景依然最高，约为 37.1%；兜风、散心和登山单项均超过 10%，总计约为 42.6%；而看起来有新意的项目，如露营、垂钓和骑单车均不足 5%。当然这是 1987 年以前的数据，也许是因为民众对刚设置的自然休养林缺乏了解，也可能是休闲消费观念尚未转变。从平均滞留时间上看，滞留时间少于 4.5 小时的体验者占 83.7%，超过一天的体验者不足 1%，大多数人依然是"看了就走"，这也从侧面印证了体验目的。

17.4 森林疗养的市场认可度

树先生

2009 年，在浙江林学院旅游与健康学院，薛群慧课题组开展了"森林疗法"市场认可度的调查，调查成果发表在当年的《旅游研究》上。我们把重要数据重新梳理出来，供大家参考。

（1）森林中最吸引人的是什么（图 17-1）

【断章取义】一半人选择空气，说明公众的健康需求很大。

（2）多少人了解森林疗养功能（图 17-2）

【断章取义】居然有 1/3 的人不太清楚，说明宣传工作有待加强，但公众对森林疗养的认可度已经很高。

（3）多少人了解"森林疗法"（图 17-3）

【断章取义】公众不了解森林疗养的实施方法，说明森林疗养师这个"中间人"必不可少。

（4）多少人愿意去体验森林疗养（图 17-4）

【断章取义】有 67% 愿意参加就足够了，但估计 22% 非常愿意参加的人肯自己掏腰包。

需要指出的是，薛群慧课题组采用的是网络调查方式，并且在有效调查对象中，学生约占 44%。接下来，我们会组织有关森林疗养社会需求和市场认可度的大样本调查。

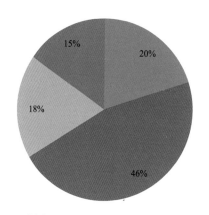

■ 树木
■ 空气
■ 水
■ 花鸟鱼虫

图17-1 森林中最吸引人的是什么

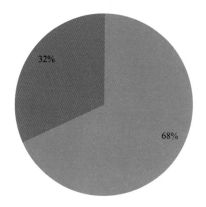

■ 了解森林具有疗养功能
■ 不太清楚

图17-2 多少人了解森林疗养功能

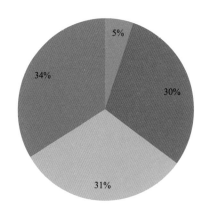

■ 很了解
■ 有所了解
■ 只是听说过，不太清楚
■ 从未听说过

图17-3 多少人了解"森林疗法"

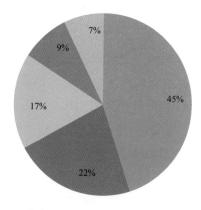

■ 非常愿意参加
■ 愿意参加
■ 不知道
■ 不愿意参加
■ 非常不愿意参加

图17-4 多少人愿意去体验森林疗养

17.5 谈谈森林疗养的业态和市场

树先生

(1) 森林疗养的业态特征

最近，听说浙江农林大学旅游与健康学院的俞益武先生正在筹办"森林医院"，我们着实兴奋了好一阵子。虽然现在还不太清楚德国森林疗养的经营情况，但是从目前掌握情况来看，纯粹的经营森林疗养，日韩两国成功的案例并不多。一方面，森林疗养主要是作业疗法、芳香疗法等一系列替代疗法与森林的结合，自身业态就比较复杂；另一方面，森林疗养过程中，每天真正走在疗养步道上的时间只需 3 ~ 4 个小时，剩余时间或是选择水疗、泥疗等辅助疗法，或是体验当地传统文化，这就进一步增加了业态的复杂性。

森林疗养的业态虽然复杂，但基本上是以"静"为主，并不是所有活动都能和森林疗养打包。发展森林疗养，我们需要准确地把握疗养人群心态。选择森林疗养的人，往往是想躲避城市的嘈杂，追求心灵的放逐。从这一点上来看，森林疗养和森林教育是存在冲突的，孩子们高兴了就难免大喊大叫。所以经营者决不能贪多求大，如果能以静为主，并且有明确的目标人群，也许这就是一种经营特色。

(2) 森林疗养市场究竟有多大

如果你认同上述业态特征，我们接下来再探究下这个市场有多大。森林疗养需求和经济发展水平密切相关，在完全市场化运作的前提下，体验者一定是既有钱又有闲的人士，这种定位决定了森林疗养的小众属性；但是如果政府能够及时介入，将森林疗养纳入社会保险，以社会福祉的形式提供给普通市民，这个市场就会大得多。2014 年，中国森林旅游人数达 9.1 亿人次，创造社会综合产值 6500 亿元。如果未来能有 10% 的游客能够接受森林疗养，市场规模也将超过 650 亿元。

17.6 森林疗养如何才能盈利

树先生

企业关心森林疗养能不能赚到钱，政府关心森林疗养能不能形成产业，如何盈利一直都是大家共同关心和疑惑的问题。现阶段，无论是国内还是国外，森林疗养都还不够成熟。反应在经营方面，就是单纯依靠森林疗养，不

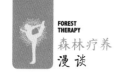
容易实现盈利目标。为了实现盈利，目前有两种策略，一种是将森林疗养与水疗、泥疗等替代治疗方法横向结合，发展异地替代医疗，德国的疗养地医疗大约就是这种模式；另一种是将森林疗养和森林旅游、森林体验纵向结合，这可能就是以四川和湖南为代表的"森林康养"策略；不同的是疗养地医疗是成功模式，而森林康养策略尚在探索之中。

最近森林康养工作很红火，我们也参与了部分地区森林康养产业发展规划的编制工作。有时我们会反思，"是不是森林疗养概念太小了，将来会制约产业化发展空间"。但是转念一想应该不会，以我们的实践经验，森林疗养的概念不是太小了，而是太大了。我们所提倡的森林疗养，包含了保健、预防、康复和治疗四大医学领域，任何一个领域都有做不完的工作和挖掘不尽的盈利潜力。如果建立一套针对胎儿、婴幼儿、青少年、成年人、老年人等不同目标群体的森林疗养课程，明确每种课程的手法和效果，同时区分预防保健和康复治疗目标来建设森林疗养基地，森林疗养会很快地完善和成熟起来。

我们接触过很多准备发展森林疗养的企业经营者，据我观察，大部分人只是做好了赚钱准备，至于如何开展工作却丝毫没有准备。一些朋友明明只有很小的一块林地，却希望打造成为集森林体验、森林教育和森林疗养于一体的综合体。实际上，大家都在有意无意地向"森林康养"方向走。这就是缺乏清晰的定位，这种贪多求大的做法对后续经营管理是致命的。简单不一定就不能盈利，以台湾的食养山房为例，这只是一家以森林为依托的禅文化主题餐厅，但需要提前3个月才能预约成功，又何愁不能盈利呢？森林疗养也是一样，现阶段亟须往深度做，而不是向面上摊。

路是走出来的，不是说出来的。领导经常批评我是"空想社会主义"，不过森林疗养如何产业化发展，这确实需要大家一起来探索和实践。

17.7　创新森林疗养基地盈利模式

树先生

推广森林疗养，我们给自己制定了两个似乎冲突的目标。一方面，我们希望作为替代治疗方法，森林疗养能够获得公众的普遍认可，体验森林疗养能够适用医疗保险，森林疗养作为产业而存在，就像德国一样；另一方面，我们又希望森林疗养能够作为社会福利提供给普通市民，政府承担投资和运营主体责任，就像韩国一样。这两个目标实际上是两种模式，针对国内不同的运营管理主体，这两种模式应该都有借鉴价值。但是无论哪种模式，维持森林疗养基地的平稳运营，都是首要问题。

政府主导的运营模式

日本森林疗养工作是由林野厅主导的，但大多数森林疗养基地是地方旅游主管部门或观光协会筹建和申请认证的。大部分森林疗养基地不收取门票，基地相关设施依靠森林疗养师收入提成来维持，并没有实现盈利。但是由于森林疗养基地的存在，有效带动了民宿、体验农业和保健品销售等相关产业。也就是说，森林疗养的盈利点在森林之外，地方政府是从发展地域经济角度在推广森林疗养。国内大部分森林受到土地利用规划限制，并不能像韩国那样大规模开发森林疗养设施，食宿等环节需要充分利用现有条件。如果是政府主导，日本推广森林疗法的模式，应该是不错选择。

企业主导的运营模式

如果以企业为主体，所有盈利点应该尽量放在森林疗养基地之内。我们认为森林疗养基地应该同时参考"医院"和"风景区"两种盈利方式。一方面要提高森林疗养师的服务水平，让森林疗养师收费水平与普通医生持平。日本大部分森林疗养师半天的服务价格为 10000 日元（约合 600 元人民币），而森林疗养师收入的 10% ~ 20% 要作为森林抚育基金；另一方面要实行预约入园，访客在享受良好森林疗养环境时，要缴纳预约费用。当然，食宿、体验不同森林疗养课程、特产专卖等也能够成为很好的盈利点，经营者需要根据森林疗养基地整体收费水平进行再平衡。

17.8　森林疗养基地联盟，让每个成员更强

树先生

国内森林疗养工作尚属于起步阶段，业主的投资热情很高，却不知森林疗养基地该如何规划设计，没有运营管理经验，也没有森林疗养师。前几天，云南丽江的李添禄先生打来电话，提议建立森林疗养基地联盟，寻求跨地区的合作。这种不谋而合的提议，让我们的工作热情瞬间高涨。长期以来我们一直认为，只有自觉打破"自家一亩三分地"的思维定式，把各省份有森林疗养基地认证前景的林场联合起来，才能推动森林疗养工作。那么，"森林疗养基地联盟"能提供哪些服务？又能带来哪些实惠呢？

（1）森林疗养基地联盟是一个交流经验平台。我们会每年定期组织森林

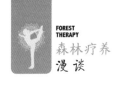
疗养基地联盟成员召开一次研讨会，邀请国外森林疗养基地业主分享基地规划设计和运营管理经验，鼓励联盟成员之间充分交流经验，共同探讨森林疗养推广中面临的问题。

（2）森林疗养基地联盟是一个广告策划方案。我们会为联盟成员制定统一标志，打包开展广告和宣传服务，同时在每个联盟成员基地内设置"相互宣传系统"，为喜欢森林疗养的访客推荐更多目的地和特色服务。

（3）森林疗养基地联盟是一个职业管理策略。我们会为有需要的森林疗养基地提供森林疗养师派遣服务，也会帮助联盟成员培养本地的森林疗养师；另一方面，也许有些森林疗养师会推销保健品或违背森林医学理论开展迷信活动，我们希望联盟成员协助管理森林疗养师，对违反职业伦理的森林疗养师实施终身禁入。

森林疗养基地联盟在森林疗养专业委员会框架下活动，我们秉持"业主自愿加入、成员互惠合作、联盟公益运作"三原则，如果你所管理的森林具有森林疗养基地建设和认证潜力，可以与我们联系，登记基地相关信息，申请加入联盟。

17.9　推广森林疗养需要"合作"

树先生

2015 年底召开的全国林业厅局长会上，"森林疗养"被定位为战略新兴产业，各级林业部门都在跃跃欲试。发展森林疗养需要跨产业融合，林业人难以独自完成，"合作"是必不可少的。我们简单梳理出几点意见，供大家参考。

（1）与其他部门合作。发展森林疗养，不只是林业部门的工作，还涉及卫生、民政、教育、环境和旅游等多个部门。为了把森林、游憩步道、医院、福利设施、住宿设施、林业生产合作社、环保组织等相关要素整合在一起，为了确保森林疗养基础设施建设，为了能够提供有效的森林疗养课程，必须把相关部门的积极性充分调动起来。

（2）与企业合作。发展森林疗养，不仅是用好森林资源，而且还要用好周边的温泉、文化和传统饮食等资源。这些资源的经营企业能否有热度，也是影响推广成效的重要因素。还有一些大企业对投资森林疗养产业非常感兴趣，所以要做好市场需求分析和相关规划，回应企业对利润的关注。

（3）与当地老百姓合作。发展森林疗养，就是用森林来联结政府和民众。要用活居民区周边森林，编制适合当地人的森林疗养课程，始终把当地老百姓的健康管理放在首要位置。要让当地人发现本地传统生活方式的优势，让当地老百姓找到自豪感，和老百姓一起打造"健康自信"社区。

（4）与媒体合作。发展森林疗养，离不开媒体宣传。公众接受森林疗养需要一个过程，项目地的森林疗养效果、森林疗养基础设施、森林疗养课程等信息也要简明易懂地投放出去。与媒体合作要有"靶向"意识，不仅需要报纸、电视、广播、杂志、网络等大众媒体，更需要养生、户外、旅游等相关专业媒体。

17.10 做好森林疗养规划的几点建议

树先生

从国外森林疗养推广经验来看，编制森林疗养规划是做好推广工作的关键之一。一方面，疗养用途的森林，确实应该尽早区分出来加并以保护；另一方面，通过编制规划可以协调各方利益，统筹考虑森林经营定位问题，做到针对需求开展工作。对于做好森林疗养规划，我们有以下几点建议。

（1）率先编制国有林场森林疗养规划。国有林场约占全国森林面积的23%，是森林资源培育、保护和经营的主体。国有森林集中连片，森林疗养资源丰富，产权纠纷少，容易先行先试。所以森林疗养工作应该从国有林场开始，针对国有林场编制森林疗养规划，以国有森林带动其他所有制森林。同时，要编制地区级森林疗养规划，协调国有林场之间的经营定位，并以此强化对其他所有制森林的行政指导，避免一哄而上。

（2）从多功能经营角度编制规划。作为林业人，我们推广森林疗养的初衷是发展森林多功能经营。在传统森林经营理念下，哪些森林用于水源涵养、哪些森林用于生产木材都是明确的。在森林多功能经营理念下，有些森林有主导功能，但有些森林的主导功能并不明确。多功能性是森林的本质，我们反对只看重经济功能而忽视生态和社会服务功能，也不赞成只看到生态和社会服务功能而忽视经济功能。所以在编制森林疗养规划时，森林的疗养功能并不一定要"用满"，要为其他森林功能的正常发挥预留"出口"。

（3）统筹考虑森林的"放松"功能。现阶段国内有放松功能的林种还只是"风景游憩林"，但是相信不久的将来，自然休养林、观察教育林、运动体

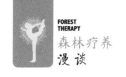
验林、治疗康复林等一批新的林种会出现在公众面前。森林疗养规划应该界定清楚现有的和即将出现的林种概念，统筹考虑"疗"和"养"两方面工作，在森林"放松"功能范畴内编制规划。

（4）将和"人"有关的工作纳入规划。发展森林疗养工作不仅要靠森林资源，更要靠人，这是 5 年来我们的最突出感受。所以有必要将和"人"有关的工作都纳入规划，一是要加强公众环境伦理和自然保护教育，提高体验者的素养；二是要培训足够多的"自然讲解员"和"森林疗养师"，提高森林疗养从业人员的服务水平。

17.11　如何与康复产业对接

树先生

康复医学是"二战"后逐渐发展起来的一门新兴学科，它和预防医学、保健医学、临床医学并称为"四大医学"。康复医学以消除人体功能障碍、弥补人体功能缺失为主要研究方向。现代康复医学理念是 20 世纪 90 年代引入我国的，目前国内"二甲"级以上医院都设有康复科。

随着对康复医学接触的增多，才知道在康复医生眼中，作业疗法、物理因子疗法和运动疗法是最被认可的三大康复治疗技术。而我们一直想让森林疗养在人体康复领域有所作为，三种康复治疗技术与森林疗养之间应该怎么衔接呢？

作业疗法是通过手工、劳作等方式，来恢复患者的行动及社会适应能力。目前作业疗法主要适用于神经系统损伤、运动系统损伤或手术后、烧伤、心肺疾病、儿童发育迟缓和学习障碍、老年痴呆。在森林中，采伐、修枝、栽植、采蘑菇、压花、叶拓、木工、根雕等均可以成为作业活动。但是在开展作业疗法时，需要对患者作业活动能力进行评估，对各种环境因素进行综合评价，发现患者日常活动受影响的原因，并提出针对性的治疗计划。

物理因子疗法是应用声、光、电、磁等物理因子作用于人体以治疗疾病方法的总称，简称为理疗。在森林中，可以发挥作用的物理因子包括光线的强弱变化、高山紫外线、各种森林声响、芬多精、负氧离子、冷泉、湿冷空气、弱电磁辐射等。但是仅依靠森林中单个物理因子，治愈效果是有限的，在实践中通常组合应用物理因子，并增加按摩、瑜伽等一些特殊手法。

运动疗法主要适用于骨骼、肌肉和神经系统疾病导致的运动障碍，还适用于疼痛、关节挛缩、软组织损伤以及循环系统和内脏器官功能低下。一般情况下，患者入院后，需要医生进行全面细致的检查，按照诊断结果，以处方的形式，下发到有关康复专业的科室。如果与运动疗法进行衔接，森林疗养基地需要增加一些必要设施，比如，采光良好的训练室、考虑轮椅使用者的通道、防滑防跌撞的木质铺装、不同运动强度的步道，还要设置一些阶梯、平衡杠、矫形镜、功率自行车等公用设备。

17.12 森林理疗附加功能的行业与产业界定

蒲公英

森林具有经济功能、生态涵养功能、休闲理疗功能和体验教育功能，笔者认为后两个属于森林的附加功能。从理念引入到实验性落地，再到制定产业发展规划，森林附加功能的开发与利用需要进行行业与产业界定。

什么样的森林适合附加功能开发

首先，不是所有的森林都可以进行附加功能的开发利用，例如，原始森林主要肩负的是保护生物多样性、维持野生动植物资源库等生态功能。在保持森林生态系统完整性和稳定性的前提下，对于森林的保护与开发需要进行明确规范。其次，用于附加功能开发的次生林或人工林必须是健康的，而健康存在两层含义，一方面从林木角度，林木生长状态、生态环境是健康的；另一方面从人的角度，林中是否存在有毒有害物质，环境安全状态是否符合人的健康需求，这些都需要制定标准进行规范。

如何对森林附加功能做性质界定

森林附加功能的开发利用首先要解决的是功能性质界定。森林体验教育作为自然教育的一部分，因其特有的环境、生态、物种资源，更有有助于体验教育的开展。这种功能的核心是生态体验教育，在业内基本达成共识。休闲理疗是利用森林特有资源对人的生理进行疗愈，对心理进行调节，从而达到治疗或舒缓特定病理，舒缓缓释特定心理状态的目的。这种功能的核心是什么？目前有多种提法，包括森林疗法、森林疗养、森林康养、森林养生、森林休养、森林医疗等，但上述概念的源头均为"森林浴"。

"森林浴"的概念为国人所熟知，即在森林中沐浴新鲜空气。上述森林休闲理疗附加功能和森林浴的区别在于前者需要第三方有针对性地设计安排并介入辅助指导，辅以效果测评及适时调整预设的项目、节奏、时间或频率

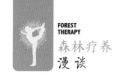

等，达到身心放松舒缓、生理指标和心理状态得到调理改善。这个第三方包括专业的森林疗养师、自然导赏员和特定固态的设施、设备、环境资源等辅助业态。

上述关于森林理疗辅助功能性质的界定，基本可以归为三类，且相互交叉又各有侧重。第一类、治疗类，侧重于医疗层面。例如，森林疗法、森林医疗。日本、韩国对森林的理疗功效界定为辅助医疗。其从业人员叫森林治疗师，相关组织为森林疗法协会。第二类、保养类，例如，森林养生、森林康养、森林休养，侧重于休闲体验旅游、度假、养生保健层面。例如四川省称之为森林康养、其从业人员叫森林康养师；河南省称之为森林养生。第三类、理疗类，例如森林疗养，侧重于预防、保健、康复。例如北京市称之为森林疗养，其从业人员称为森林疗养师。

行业是产业的基础，产业是行业的产品，是服务的商品化。界定一个新兴行业以其特性为基础，界定一个产业则要以其业态商业推广价值为原则。

从业态层面上看，森林诊疗的面最窄，目前森林疗效科学实证以及疗效的关联因果印证，还需要大量的科学手段进行实验，搜集有关实证数据。在目前情况下特别容易出现夸大实际疗效和治愈的病理范围，也容易被受众群体质疑其实际功效。森林康养在业态层面上最宽。涵盖了医疗、体验旅游、保健养生、休闲度假、林业开发各个关联产业。符合目前行业跨界组合打造新业态的趋势。将体验旅游、医疗保健、传统养生、餐饮、中医药、休闲度假均涵盖其中，突出是大健康产业概念，易于商业推广和宣传传播，其侧重于产业组合和业态叠加。森林疗养则更强调和突出理疗功效。引入的是心理疏导、疗法疏导、美学五感体察导赏等。涵盖的是林学、心理学、教育学、医学、艺术、美学、运动、营养学等，更侧重于技法的学科组合。

17.13 乡村旅游是怎么升级的

树先生

森林疗养是个大产业，带动发展的不只是林业，对乡村旅游转型升级也是很好的契机。长野县信浓町的一些做法，或许值得我们借鉴。

森林疗养食宿环境的认证

为了给疗养客提供高品质的食宿环境，长野县信浓町创设了"治愈之家"

制度。当地的"森林治愈事业推进委员会"对食宿经营者进行业务指导，定期开展"治愈之家"认证，选拔合乎标准的，同时也惩戒经营不善的。我们调查过日本多个森林疗养基地，这项制度应该是信浓町所独创。"治愈之家"能够安排疗养客在森林韵律中舒适地度过疗养时光，能够为疗养客提供当地果蔬、地方菜、药膳等健康食品，还能够为疗养客提供香草、药茶等常见保健品。"治愈之家"了解每种产品的特性，出售之前会详细地询问客人，所以不用担心过敏等问题。另外，森林疗养过程中通常需要带一份盒饭，"治愈之家"提供了一系列称为"治愈森林盒饭"的产品供疗养客选择。这种森林疗养盒饭，后来为日本各地森林疗养基地所借鉴。

听听疗养客怎么说吧

"治愈之家"不仅为疗养客提供食宿，还做了很多延伸性的工作。例如，经营者们会联合举办"香气公演"，去除治愈之家周围广播、电视等人工声音，让疗养客尽情享受自然氛围。经营者需要定期参加有关森林疗养的培训，很多店员本身就是森林疗养师或森林向导。在治愈之家，每个疗养客的需求和疗养情况等数据都做成了档案，以备编制下次疗养课程时参考。我们曾经询问过一位手术之后在信浓町治愈之家住了两周的疗养客，她是这样回答的，"在这里很舒服，我的要求基本都会得到满足。我不能去森林时，老板建议我在旅馆学习手工，并提供了各种有意思的选项。在这里，我的身体状况逐渐好转，现在基本上完全康复了"。

17.14 从观光到疗养，还有多少路要走

树先生

我一直把森林疗养定位是替代治疗方法，不想把它和旅游相提并论，但实际上森林养生旅游和森林疗养的业态十分相似。在森林旅游行业中，单纯观光似乎已经过时，森林体验正方兴未艾，而养生旅游才刚刚起步。从观光到体验，从体验到疗养，这是社会认知的进步，反映了市场需求变化，是森林旅游的发展趋势。从观光到疗养，产品内涵已经发生了很大变化，经营者应该准确把握。

疗养更注重体验性

旅游本身就是一种体验，以往旅游目的无非是求新、求异和求知，而养生旅游是以身心健康为主要诉求的。疗养不重在"看"，而在"养"，追求的

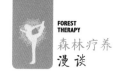

是生活方式的转换。因此，森林疗养需要根据游客的健康需求，来选择森林环境、安排体验课程和控制体验节奏，在增强体验性上多做文章。

疗养更依赖于回头客

对于"旅游胜地"，很多人都有这样的经验，不去一次的话，就感觉人生不完整；真去了的话，又后悔得要死。扪心自问，每个人想再去观光的"旅游胜地"都不会太多。作为深度游产品，森林疗养的消费群体人数不会太多，但消费群体组成会保持稳定，有些人会定期定点地参加森林疗养，相信一些人会把森林疗养看作个人地位的标志。

疗养对从业者能力有更高要求

最近导游这个行业饱受社会诟病，不只是强买强卖，有时你会惊叹导游能把稻草说成黄金，有时你又会发现身后和身边两位导游的解说词惊人一致。而森林疗养师绝对是要厚积薄发，需要掌握生态学、心理学、保健学、医学等内容，从不喋喋不休，当你需要时，又能给你最完美的解决方案。

17.15 看过这篇文章，希望你能看到蕴藏的商机

树先生

推动森林疗养的意义，我觉得大致有这 3 个方面。

（1）增进公众健康，纾解老龄化引发医疗赤字问题。亚健康是现代人的常态，保持健康已成为重大社会问题。公众对健康服务的需求不断增加，发达国家医疗支出占 GDP 的 13% ~ 15%，高额医疗支出已成为巨大的财政负担。在人口老龄化日益严重的日本，2013 年全国医疗支出创纪录地达到 39.3 万亿日元，人均 31 万日元。通过森林疗养可以实现疗养者心理与生理的双重改善，满足公众健康需求，从而有效减少医疗支出。据韩国的一项调查，全面普及森林疗养，能够使医疗支出降低 10% ~ 20%，推广森林疗养前景广阔。

（2）提高森林经营水平，创新驱动林业发展。1990 年以来，日本、德国等发达国家纷纷调整森林经营目标，重视森林多功能经营模式，寻求森林发挥生态、经济和社会效益的平衡点。森林疗养不仅能为国民带来巨大福祉，而且产业前景也相当可观，因此备受青睐，逐渐成为国际林业发展新趋势。另外，森林疗养是经济发展达到一定水平的产物，2014 年北京人均 GDP 达到 16278 美元，在满足衣食住行之后，市民必然考虑更高层次物质与精神需

求，传统森林旅游逐渐回归理性，森林疗养这一高端休闲方式契合时代需求。还有，开展森林疗养需要良好的森林环境，对森林经营管理提出了更高要求，实施森林疗养课程也可以促进森林资源保护和增长。

（3）振兴偏远地域经济，促进农民绿岗就业增收。森林疗养是振兴地域经济的一剂良药，尤其是对人口流失严重的林业社区。森林疗养可以带动旅游、餐饮、住宿等第三产业的发展，吸纳农业人口就业，改善民生。在德国的巴特·威利斯赫恩镇，人口仅有 1.5 万，却拥有 70 名专业医生和 280 名森林疗养师，每年接纳 7 万客人，约 60% 当地居民的工作与森林疗养有关。在日本长野县信浓町，被认证为森林疗养基地后，不仅创造了大量就业机会，而且让年轻人找到了当地传统生活方式的自豪感，改变了人口向大城市单向流动的趋势。

17.16 森林疗养的发展方向

树先生

之前我们提起过，森林疗养需要有被认证的森林环境、被证实的森林疗养课程以及合格的森林疗养师。但是刚接触森林疗养的朋友，还是不能区分森林疗养和森林浴。对于音乐疗法和园艺疗法，大家并不陌生。但是没有目的的演奏和园艺劳作，是不能称为疗法的，演奏和园艺劳作只是音乐疗法和园艺疗法的手段。回到森林疗养，森林浴也只是森林疗养的手段之一，只有考虑体验者需求并制定健康管理目标，才能称之为森林疗养。

举出上面例子的人，是东京农业大学的上原严先生。上原严是最先将森林疗养理念从德国引入日本的人，他帮助相关从业者从森林浴升级到森林疗养。如果谈论森林疗养今后将如何发展，有着 20 年实践经验的上原严，也许最有发言权。

依托森林疗养，发展节约型医疗

由于老龄化加剧，日本医疗保险缺口不断扩大，担心现有医疗体制崩溃的呼声此起彼伏。北海道中顿别町引入森林疗养之后，每年居民人均医药费减少 1 万日元。静冈的天龙病院，将医院周边的森林公园改建成森林疗养基地；北海道的植苗病院，重新经营了周围无人管理的森林；医生们开始尝试用森林疗养来应对慢性疾病，有关治疗效果的报告也一直就没有中断过。所以将森林疗养用于增进居民的健康，并依托森林疗养发展节约型医疗，这应

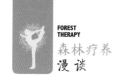

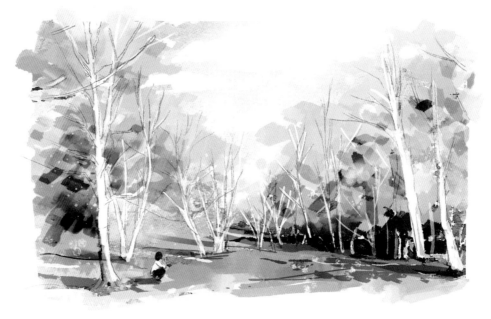

该是未来森林疗养发展的主要方向之一。

用活身边森林，增加社会福祉

日本各地森林疗养的推动者，大多数是从发展旅游业和提振地方经济的角度出发的，希望借此能够吸引足够多的外乡人。上原严却坚持认为，森林疗养最应该用于增进原住民的健康，居民健康才是魅力村镇所应该追求的目标。森林疗养不应该是短时间的森林体验，至少要持续一年以上时间，一年后再来评估森林疗养效果和医疗费削减目标。所以，针对需要关怀的老人、残障人士、儿童、需要身心休养的公司职员、教师、主妇、逃学孩子等群体，将身边森林作为安静的心理疏导场和能量补充地，这才是发展森林疗养的根本。

17.17　推进森林疗养事业的几点建议

树先生

很多时候，我们有"想法"没"做法"；这一次，希望我们的"想法"能够变为你的"做法"。

建立畅通的跨部门合作机制

森林疗养需要园林绿化和卫生部门的共同努力，如果不能调动起医疗机构的积极性，就不会有合适人群走进森林体验疗养。此外，森林疗养课程证实研究、森林疗养基地认证和培养合格的森林疗养师，均需要医生的参与。为协调部门利益，日本林野厅成立了森林疗养协会，而韩国山林厅在体制内设有联合工作办公室，相关经验值得借鉴。

培育健康的森林疗养市场

一是加强宣传工作，多途径、多层次宣传森林疗养知识，使公众对森林疗养有正确认识，还要确保森林疗养效果不被夸大、森林疗养的推广工作始终在正确的轨道上；二是让企业参与进来，让森林疗养基地建设与旅游、养老、培训等其他产业结合起来，坚持"谁开发、谁受益"原则，促进森林疗养产业化发展。

抓示范、抓研究、出台标准

一是以森林疗养基地建设为抓手，推进森林疗养基地认证示范，提出适合中国森林特点的推广模式；二是结合森林疗养基地建设，针对亟待解决的技术问题，联合卫生部门开展联合技术攻关；三是总结研究和示范成果，尽早出台森林疗养基地建设和森林疗养服务质量的相关标准。

培养多层次的从业人员

国外森林疗养的快速发展得益于具有熟悉森林疗养的医生、森林疗养师和森林向导等从业人员。推广森林疗养，必须加强从业人员能力建设，首先要培训医生，鼓励医生使用森林疗养等替代疗法；其次是以森林疗养师为目标，培训心理咨询师、瑜伽等个人健身顾问，鼓励在森林中开展业务；还有就是将熟悉当地道路、了解当地森林的村民，培养成为能够开展森林讲解的森林向导。

18
大咖面对面

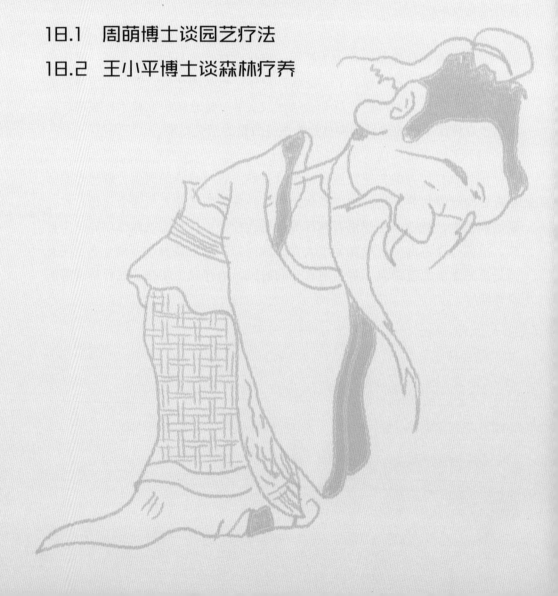

新视野的开拓需要术业专攻，需要高瞻远瞩。在本书的结尾，有想法、有作为的先锋人士将把启发留给每一位读者，指点迷津、开拓思维。思想的碰撞，是森林疗养事业发展的不竭动力。

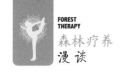
18.1　周萌博士谈园艺疗法

树先生

园艺疗法和森林疗养有几分相似之处，但是园艺疗法起步早，相对比较成熟。在操作手法方面，园艺疗法有很多成熟经验，可供森林疗养借鉴。本周，由袁红老师牵线，我们有幸结识了中国园艺疗法的领军人物、中国社工联合会园艺治疗专业学部副主任委员、沈阳优创和合心理咨询服务有限公司首席执行官周萌博士。周萌博士的社会头衔还有很多，她原本是电台晚间谈话节目主播，1992 年开始学习心理学，并由此而转攻园艺疗法。交流中，周萌博士提出了很多让我耳目一新的观点，暂且梳理出两个主题，和大家分享。

"园艺疗法和积极心理学"

中考和高考是孩子们人生中的两次"大考"，考前焦虑是大多数孩子所面临的问题，而缓解考前焦虑是园艺疗法的拿手好戏。过去我们招募考前学生参加园艺疗法，招募公告上直白地写着"缓解考前焦虑"，结果很少有家长允许孩子参加。大部分家长觉得，没察觉孩子焦虑，每天复习还来不及，哪有时间参加园艺活动？如果招募公告换种说法，"通过园艺活动提高孩子考试成绩"，很多家长就争着抢着送孩子来参加活动。这就是积极心理学的一个实践，人们都关注好的一面，不希望与"疾病"联系在一起。积极心理学是心理学发展的一次革命，过去心理学总是关注人类的疾病和弱点，而积极心理学转向关注人类的优秀品质，比如说人们的生活满意度和主观幸福感等。

"园艺疗法和养老"

很多老年朋友自嘲是"三等人"，每天都是等吃、等睡和等死，找不到自身价值；有些老年朋友受到慢性疾病困扰，身体状况大不如前，心中难免担心和焦虑；另外，如果子女不能常在身边，老年朋友心中的孤独感也是年轻人无法体会的。园艺疗法与养老的结合，主要是围绕这三方面需求进行的。沈阳曾经做过一个针对老年人的园艺疗法项目，主要是组织老年朋友一起管理小菜园，比赛看谁种出的蔬菜好，其间还会组织摄影比赛等活动。通过这样的园艺活动，很多老年人认识了新朋友，排遣了孤独感；种出的蔬菜一时吃不完，便拿到食堂与大家分享，因而有了价值感；适当的作业强度锻炼了身体，在互动环节重新认识了生死问题，因此也没那么焦虑了。其实森林疗养也能够作为一种福利，提供给老年人，丰富晚年生活。国外有一个"祖孙计划"，让大学生和空巢老人结对子，一起去森林中植树，定期去给小树苗浇水，可以到森林中参加各种活动。北京市的高校社团非常多，应该有很多志愿者愿意从事"照顾老人"和"森林疗养"相关的主题活动。

18.2　王小平博士谈森林疗养

王小平

王小平先生是中国森林疗养工作的奠基人之一。2015 年，他接受了《中国生态旅游》杂志的专访。我们将采访内容重新整理出来，希望能给你带来思想火花。

森林疗养与森林旅游有何区别和联系

传统森林旅游以观光为主要目的，追求视觉冲击，在森林利用角度，传统森林旅游利用的是森林景观。随着环境问题日益凸显，人对健康的关注和需求也日益增加。而以自然为背景的养生文化本来就是中国传统文化的重要组成部分，森林的预防保健功能被社会广泛认可。森林养生旅游就是把人的健康需求和森林的预防保健功能结合在一起，我们称之为森林疗养。森林疗养是对森林功能的拓展，是森林旅游的更高层次，也是未来森林旅游的发展方向。目前我们国家森林覆盖率已经达到 22%，这么多的森林，除了发挥生态效益，如何为国民健康服务是重要课题。林业部门正在大力推进"生态林业、民生林业"发展，森林疗养是民生林业的积极实践。发展森林疗养既可以推动林区经济创新发展、惠及当地百姓，也可以改善人们的健康状况、惠及体验者，因此潜力非常大。

从观光到疗养，这是社会认识的进步，也反映了市场需求变化，对传统森林旅游转型升级具有重要意义。这种转型涉及基础设施的完善、涉及从业人员能力的提高，涉及森林疗养课程的开发，涉及相关法规政策的调整，它是一种脱胎换骨的转换。从国外的经验来看，这种转型升级和经济社会发展密切相关，急不得，也慢不了。

现阶段中国森林疗养工作存在哪些问题

森林疗养理念刚刚引入我国，目前处于理论探索阶段，还面临诸多问题。一是森林疗养基础设施不完善，不论是生长状况，还是树种结构，大部分森林还不能满足疗养需求；二是特殊林种和树种对人体影响研究还比较少，不能为实践提供有力支撑；三是缺乏森林讲解员、森林疗养师等专业服务人

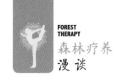
员。不过，很多地方已经开始了森林养生旅游的尝试，但是这些尝试还有浓厚的观光痕迹，距离森林疗养有较大差距。比如，在四川省，玉屏山、峨眉半山等养生旅游目的地已初具规模，但是在基地规划建设方面还有待进一步规范，森林疗养菜单也有待进一步丰富。

发展森林疗养，在政策环境上需要做哪些工作

首先，社会和决策层对森林疗养的认识需要提高，要把预防保健定位为森林主要功能之一。在森林经营上，不仅要注重林木的抚育，更要注重林道和游憩等基础设施建设。

其次，森林疗养需要与住宿相结合，"来去匆匆"对健康水平的提升并没有太大作用。德国人的森林疗养是用"周"来计算时间的；日本研究表明至少三天两夜，森林疗养才会有显著效果。现阶段，很多林场森林资源都不错，但是在土地利用总体规划中，基本上是林业用地，缺少住宿设施建设的用地指标。

还有，要把发展森林疗养和增加老百姓收入结合在一起。要积极探索与当地社区合作，改造现有农家乐等旅游服务设施，注入森林体验、森林疗养内容，促进农民绿岗就业增收。

森林疗养在业态选择上应把握怎样的原则

我国传统养生文化中本来就具有"天人合一、道法自然"的理念，在森林疗养业态选择上，要因地制宜，因林制宜，以"安静"和"非对抗"性业态为主。打造的森林疗养产品要具有唯一性和特色性，并能够形成完整的产业链。通过不同疗养产品的科学组合，游客不仅欣赏到美丽景色，还能找回熟悉的味道，感受不一样的生活，获得不一样的体验，最终实现身心的治愈。

把养生旅游与环境健康教育融合一起，是个不错的建议。市民如果真切感受到森林和自然的好处，就能够发自内心热爱自然，也就能主动参与到生态建设中来，这对全社会来说都是"双赢"。现在，很多工作还处于尝试阶段，未来一定会有成熟的"疗养+教育"模式，体验者可以在疗养过程中接触到更多环境知识，而森林也在保护的前提下实现多功能利用。

推广森林疗养，政府部门需要做哪些工作

森林疗养是未来产业，是社会经济发展必然趋势，是林业发展的更高阶段。政府需要从社会发展和民生福祉的角度出发，对森林疗养产业做必要的引导和投入，前期基础设施建设应该以政府投入为主，后期企业逐渐介入，

最终形成完整的产业链。发展森林疗养，森林资源是基础，人才资源是关键。从政府层面来讲，要做好人才培训、科普宣传和科研支撑平台建设。目前，北京市园林绿化部门正在面向社会免费开展森林讲解员和森林疗养师培训，森林讲解员培训已开展了 2 年多，填补了森林讲解员的空白；北京市首届森林疗养师有望 2016 年 10 月份正式毕业。同时，我们还推出了"Forest-therapy"微信公众号，搭建了科普宣传平台，未来这个平台将面向市民提供森林疗养信息。作为园林绿化科技主管部门，我们也加大了对森林疗养的科研支持力度，近几年围绕森林疗养安排了多项科技攻关项目。